PHYSIOLOGIE

DU

SYSTÈME NERVEUX.

MALADIES NERVEUSES.

DE
LA PHYSIOLOGIE
DU SYSTEME NERVEUX,
ET
SPÉCIALEMENT DU CERVEAU.

RECHERCHES
SUR LES MALADIES NERVEUSES
EN GÉNÉRAL,

ET EN PARTICULIER SUR LE SIÉGE, LA NATURE ET LE TRAITEMENT DE L'HYSTÉRIE, DE L'HYPOCHONDRIE, DE L'ÉPILEPSIE ET DE L'ASTHME CONVULSIF.

PAR M. GEORGET,
Docteur en Médecine de la Faculté de Paris, ancien Interne de première classe de la Division des Aliénées de l'Hospice de la Salpêtrière.

TOME PREMIER.

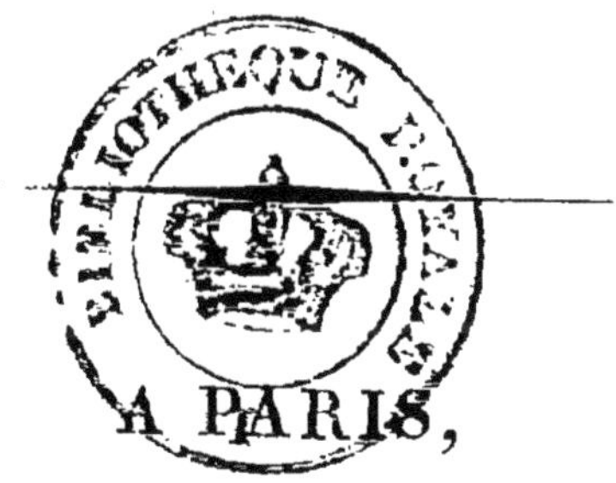

A PARIS,
CHEZ J. B. BAILLIÈRE, LIBRAIRE, RUE DE L'ÉCOLE DE MÉDECINE, N° 16.

1821.

A

MONSIEUR ESQUIROL,

Médecin et Professeur de Clinique sur les Maladies mentales, à l'Hospice de la Salpêtrière, Membre de l'Académie royale de Médecine, Chevalier de la Légion d'Honneur, etc.

MON MAITRE ET MON AMI.

GEORGET.

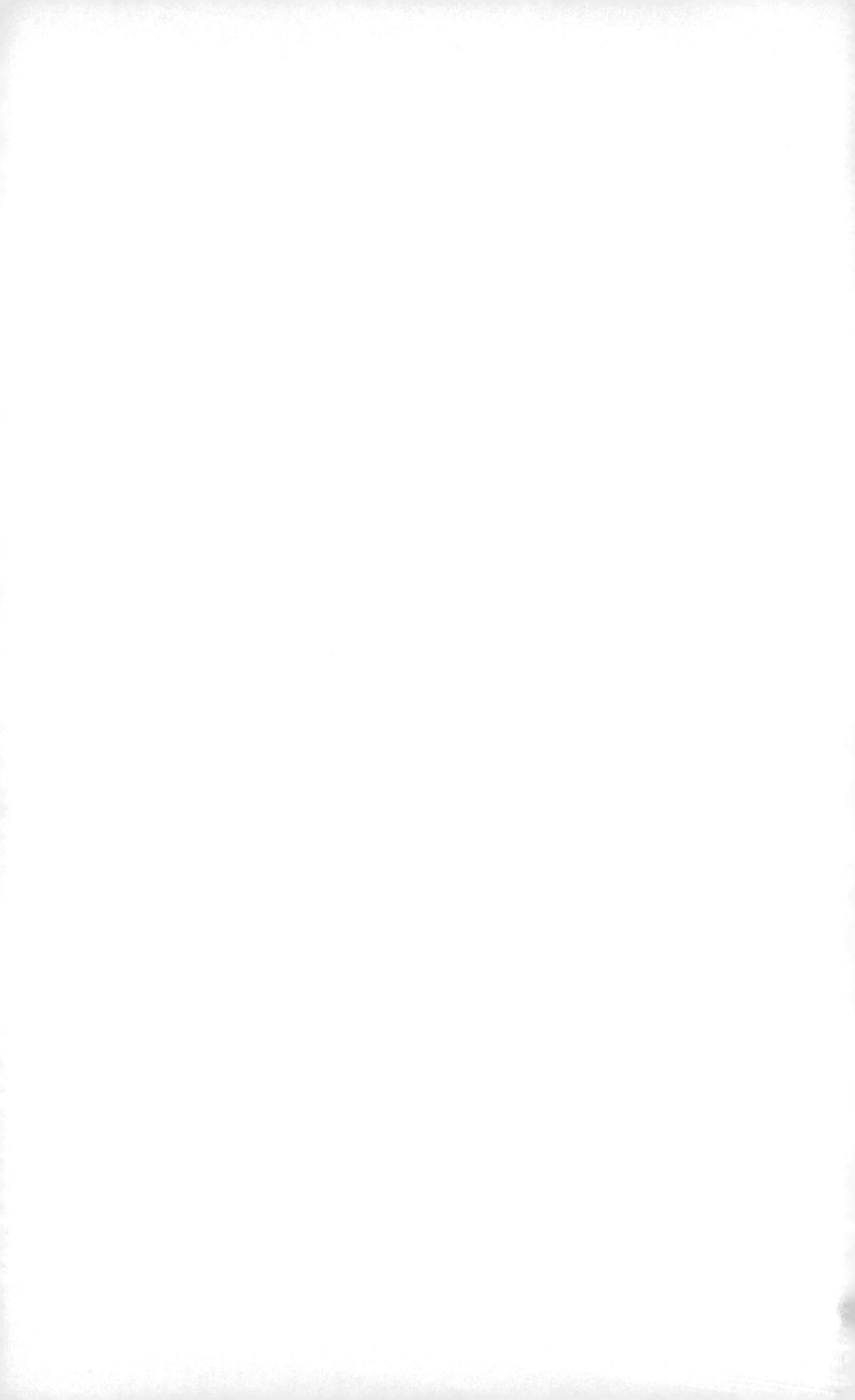

INTRODUCTION.

ÉTUDE DE LA PHYSIOLOGIE.

L'ÉTUDE et la connaissance de l'action des fonctions des organes, chez tous les êtres et dans tous les états de la vie, compose le domaine de la *physiologie ;* de là la physiologie *animale et végétale, humaine et comparée, pathologique*, etc. C'est par une déviation abusive du langage que l'on a séparé de cette science, sous le nom de *pathologie*, la connaissance de l'homme malade. Cette séparation, qui vient sans doute de ce que, dans les premiers âges de la médecine, et même encore long-temps après, l'on s'en tint à l'observation des maladies, a eu les plus fâcheux résultats sur l'avancement de la physiologie ; outre qu'il s'en est suivi un déplacement vicieux dans les méthodes, puisqu'on a d'abord étudié les choses les plus compliquées, les moins ordinaires, l'on s'est accoutumé à considérer trop isolément les deux faces d'un même objet, deux ordres de phénomènes partant de la même source, déterminés par les mêmes causes, et dont l'observation comparée doit vivement éclairer la production des uns et des autres. De nos jours l'alliance qui promet un plus heureux avenir à la physiologie et à la pathologie, se consolide et est appuyée et proclamée par les praticiens les plus recommandables, par les savans les plus célèbres. Espérons que la science n'aura plus à déplorer un divorce si préjudiciable à l'étude de l'homme sain et malade.

Une science est une collection réunie en système régulier, méthodique, de faits particuliers, d'observations, de notions, d'expériences, de vérités particulières, et de faits, de principes, de résultats généraux, de conséquences, de notions, de vérités générales, légitimement déduits de ces faits particuliers, de ces observations, de ces notions, de ces expériences particulières.

Si les faits particuliers sont le fondement de l'édifice, les vérités générales en sont le couronnement : les premiers, isolés, épars, quelque nombreux qu'ils soient, quelle que soit leur importance, n'ont jamais aucun but d'utilité générale ; les principes généraux qui ne sont pas la déduction immédiate de ceux-ci, ne sont que des probabilités, des suppositions qui ne peuvent que conduire dans le vaste champ des hypothèses et des spéculations de l'imagination. C'est donc toujours pour arriver aux vérités générales qu'on étudie les vérités particulières ; mais toujours ces vérités générales doivent être déduites des vérités particulières ; elles n'en sont que l'expression.

Ces deux élémens d'une science comportent deux genres principaux d'étude, deux ordres de travaux de l'entendement : l'observation et l'expérience, le raisonnement et l'induction.

Observer, c'est appliquer l'action de ses sens à la connaissance d'un fait. Tout fait est relatif soit aux propriétés générales des corps encore dites physiques, telles que la pesanteur, la forme, l'étendue, la couleur, la densité, la texture, la divisibilité, etc.; soit à l'action réciproque des corps, et dans ce cas il est *physique*, si c'est une action de masse; *chimique*, si c'est une action moléculaire des corps appelés bruts; *physiologique*, si c'est une action de l'organisme vivant; *intellectuel et moral*, s'il a trait à l'existence intellectuelle et morale, individuelle ou peu étendue de l'homme; *politique*, enfin, lorsqu'il se rapporte à l'existence de l'homme en société, aux événemens des gouvernemens, des peuples et des nations.

Pour connaître un fait il faut en apprécier toutes les circonstances, lesquelles sont actuelles, essentielles, inhérentes au fait en lui-même, ou bien environnantes, plus ou moins éloignées, indiquent ou éclairent son origine, ses causes, ses relations, etc. Ainsi dans une combinaison chimique, un acte moral, un événement politique, nous remarquons d'abord les phénomènes présens de la combinaison, de l'acte et de l'événement, et nous recherchons ensuite la nature, l'état des corps qui entrent dans la première, les motifs cachés ou apparens, le but, du second, les causes éloignées ou prochaines, forcées ou accidentelles, légitimes ou prétextées, le moyen, la fin, l'intention, du dernier. Ces deux sortes de circonstances sont également importantes, également caractéristiques, surtout pour les faits chimiques, moraux, et encore plus pour les faits politiques.

Si un fait nouveau paraît extraordinaire, dans une apparente contradiction avec les lois de la nature reconnues par l'expérience des siècles permanentes et immuables, commencez par douter; s'il est rapporté par autrui, doutez encore jusqu'à de nouveaux éclaircissemens; cherchez à faire des rapprochemens lumineux, à voir si l'on a bien tenu compte de toutes les circonstances; observez vous-mêmes. Soyez toujours bien persuadé que la nature ne se contredit pas, que nous seuls ne savons pas l'étudier dans ses secrets cachés. N'oubliez pas non plus que si l'ignorance et la crédulité sont souvent la source des faux miracles, plus souvent l'ambition s'en est servie pour corrompre et dominer l'espèce humaine. Ne soyez ni d'une confiance aveugle, ni d'une incrédulité présomptueuse à l'apparition d'un fait prétendu miraculeux; mais armez-vous d'un scepticisme sage, d'un doute philosophique, en attendant que de nouvelles observations, venant à rectifier quelques unes des circonstances de ceux avec lesquels il a le plus de rapports, lui assignent une place dans le cadre naturel, ou le fassent rejeter comme faux et controuvé, comme l'effet de l'inattention, de la précipitation, ou de l'imposture. Combien de phénomènes physiques et chimiques sont pour nous très simples et très faciles à expliquer dans leurs causes et leur mode de formation, et qui passaient jadis pour miraculeux, ou tout au moins pour extraordinaires !

Pour bien observer, trois conditions sont nécessaires. Elles consistent : la première, en des dispositions de l'esprit, en un génie observateur, comme l'appelle Zimmermann ; la seconde, en une instruction préliminaire convenable ; et la troisième, dans l'absence de toute idée préconçue ou arrêtée d'avance. Sans la première, le médecin aura beau vanter sa longue expérience, malgré ses cheveux blanchis sous le harnois, il ne sera toujours, suivant le grand homme que je viens de citer, qu'un routinier qui aura vu beaucoup de malades et pas une maladie. Sans la seconde, le meilleur observateur ne peut qu'errer : toutes les sciences sont sœurs ; vouloir en cultiver une sans consulter les autres, c'est se priver des plus grands secours. D'autre part il existe une gradation de difficultés, qu'il est ordinairement besoin de parcourir pour les surmonter sans peine ; il faut procéder du simple au composé, du connu à ce qui l'est moins ou à ce qui ne l'est pas du tout. Enfin, si l'on commence des recherches avec des idées plus ou moins arrêtées, il est immanquable que l'on ne voie les choses non comme elles sont, mais comme elles se trouvent dans l'esprit ; un prisme trompeur colore les faits, les défigure, au point qu'ils deviennent méconnaissables.

L'*expérience* est l'observation de soi, d'autrui ou des siècles, répétée sur un même ordre de faits.

Pour juger de l'utilité de l'expérience, il faut distinguer les connaissances humaines en celles qui sont relatives à ce qu'on qualifie *productions de l'imagination*, telles que la poésie, la musique, la peinture, l'architecture; et en celles qui appartiennent aux sciences proprement dites, ou qualifiées *sciences exactes, d'observation, expérimentales*, desquelles je ne sépare ni la morale, ni la politique.

Dans les productions de l'imagination, l'expérience d'autrui ou des siècles n'est presque d'aucune utilité; elle ne transmet que des règles et des exemples, mais aucun fait qu'on puisse encadrer, s'approprier, pour ainsi dire; chaque individu qui cultive ces arts est obligé de recommencer sur de nouveaux frais. Aussi est-il positif qu'elles n'ont fait aucuns progrès, et même on peut se demander si beaucoup de poètes ont égalé Homère et Virgile, Pindare et Horace, Eschyle, Sophocle et Euripide; si nos sculpteurs valent ceux de l'antiquité, etc.

Il n'en est pas de même des sciences d'observation. Ici chaque observateur consigne le résultat de ses travaux, fraye une route à ses successeurs, concourt à débrouiller le chaos; il ajoute à ce qu'ont fait ses prédécesseurs, rectifie leurs erreurs, les prend pour modèles, pour guides, ou les signale pour s'être engagés dans de fausses routes. La découverte d'une vérité change quelquefois la face d'une science, ou lui fait faire un pas immense d'avancement et de perfection. « La lumière que nous fournit chaque vérité découverte, dit Zimmermann(1), est une espèce de crépuscule qui nous éclaire déjà dans le lointain, relativement à la vérité qui doit la suivre ». Stalh, et tous les chimistes et alchimistes qui l'ont précédé, ne reconnaîtraient certainement pas beaucoup d'analogie entre la chimie actuelle et celle de leur temps. La même chose est arrivée, d'une manière moins soudaine, moins frappante peut-être, dans toutes les autres branches des connaissances humaines. Comment serait-il possible qu'une science restât longtemps en arrière des autres, lorsqu'elle est cultivée par les mêmes hommes, étudiée par des méthodes semblables, etc.? L'esprit humain marche, étend ses conquêtes sans s'arrêter sur un point.

Si les choses se passent ainsi, se pourrait-il, comme le prétendent de soi-disant moralistes, des politiques hypocrites et intéressés, de faux savans, que c'est en remontant les siècles que se trouvent la sagesse, le bonheur et la vérité en tout? Nos pères, s'écrient les uns, valaient mieux que nous, avaient les vertus de l'innocence, étaient bien plus sages et plus heureux, avaient pourtant ces croyances et vivaient sous ce régime que vous repoussez, etc. Mais ce n'est plus par des déclamations qu'on abusera les hommes; ils savent, l'histoire à la main, apprécier à leur juste valeur ces ridicules assertions; et les générations présentes penseront toujours fermement que, être ignorant sur la

(1) *Traité de l'Expérience*, tom. II, p. 168.

manifestation des phénomènes les plus simples, croire aux diables et aux sorciers, être brûlé vif pour des opinions, vivre dans la servitude et sous des Néron, des Tibère, des Séjan, des Caligula, des rois Goths ou Visigoths, des Frédegonde, des Louis XI, se faire égorger pour une cause étrangère, ne sont nullement des signes de sagesse ou des élémens de bonheur. Les anciens, s'écrient les autres, ont dit cela, ont pensé ainsi; pourquoi n'auraient-ils pas vu cela si cela existait? ils avaient des yeux comme nous, et ils étaient, sans contredit, meilleurs observateurs que nous : tout a été dit, tout a été fait. « Je ne crains pas de le dire, assure un médecin (1), on ne fera aucune découverte majeure dans la science, qu'on ne retrouve sans effort et sans subtilité dans les ouvrages du divin vieillard. On peut comparer l'esprit de ce grand homme à une sorte de glace qui a réfléchi le système *complet* de la nature vivante; il a *tout représenté*, *tout reproduit*, etc. » Le même auteur est si dévoué aux anciens qu'il ajoute un peu plus loin (2): « C'est ainsi que la théorie des quatre humeurs, de leur altération, de leurs effets *vrais ou supposés* sur l'économie, de leur coction ou de leur évacuation par diverses crises, a été *très utile à la médecine pratique* et a été *la source de ses plus beaux dogmes.* » Quelle aveugle admi-

---

(1) M. Bérard, *Journal de la Doctrine médicale de l'École de Montpellier*, tom. II, p. 286.

(2) *Id* p. 287.

ration et quelle servilité ! Comment est-il possible, avec de telles idées, d'avoir la moindre confiance dans ses moyens naturels ou acquis ! Après tout, et certes fort heureusement pour la cause de la vérité, la raison est au-dessus de toute autorité despotique, en dehors du sot empire des préjugés ; la nature nous a donné, comme à nos prédécesseurs, le droit et les moyens de scruter ses œuvres, et, de plus, nous avons la faculté de vérifier les observations faites avant nous, d'en profiter si elles sont exactes, de relever les fautes et de combattre les erreurs qui s'y rencontrent. L'esprit de justice fera reconnaître dans l'immensité des écrits des médecins anciens, des ouvrages utiles, beaucoup d'autres insignifians, d'énormes et indigestes *in-folio* où l'on retrouvera, si l'on a le courage de les y chercher, un très petit nombre de vérités bien embrouillées, bien délayées dans des explications, des hypothèses sans nombre comme sans vraisemblance. Qu'on cesse de nous vanter, *dans un sens absolu*, des siècles moins éclairés que le notre, les travaux d'hommes à qui l'on doit tenir compte de leurs efforts, dont le mérite pouvait être très grand, mais qui n'ont pas fait ce que nous sommes capables de faire aujourd'hui.

Parmi les causes qui ont retardé les progrès des sciences, Bacon signale « l'excessive admiration pour les écrits et les inventions d'autrui, et une vénération outrée pour l'antiquité ; ce préjugé, qu'il est impossible de faire de vraies découvertes; que tout est dit, etc. (1) » M. le professeur Hallé a exprimé avec force ces mêmes idées lorsqu'il a dit : « Ce reproche qui fait tant d'impression sur les sots, le reproche d'*innovation ;* l'appel aux usages reçus, ce moyen si victorieux auprès des âmes paresseuses, ce respect prétendu, ce respect oisif pour l'antiquité, si peu digne d'elle, si funeste aux progrès des sciences, tout fut réuni pour anéantir les observations d'un homme (Sanctorius) qui avait voulu ajoûter quelque chose aux travaux des anciens. (2) »

L'expérience est une source intarissable de lumières; elle est surtout essentielle à l'avancement des sciences difficiles et compliquées, comme l'est la physiologie. Pour faire usage de celle d'autrui, il est des précautions à prendre sans lesquelles on courrait risque de se laisser abuser souvent; elles consistent, ces précautions : 1°. à s'informer, autant que possible, avant de consulter un auteur, de son talent d'observation, de sa véracité, de ses opinions particulières sur la matière qu'il traite, des idées, des systèmes dominans de son temps, etc. pour savoir à quoi s'en tenir sur la probabilité, la fidélité, le mode d'exposition des faits; il arrive quelquefois qu'on se met l'esprit à la torture pour expliquer des rapports, des circon-

---

(1) *Novum organum*, traduct. de Lasalle, tom. IV, p. 29.

(2) *Encyclopédie*, article *Hygiène*.

stances de faits tronqués ou inventés par des motifs divers; 2°. à ne jamais croire, sans examen, sans faire usage de sa raison, aux narrations, aux histoires, etc.: une foi aveugle est, dans les sciences, la source d'erreurs sans nombre; 3°. enfin, à connaître, dès le commencement de l'étude d'un objet, s'il est préférable de s'instruire en premier lieu des résultats des travaux d'autrui, ou s'il ne convient pas mieux de soumettre immédiatement cet objet à une observation neuve, sans aucune influence étrangère. Il est certain que si des recherches ont été bien conduites, le meilleur parti est de les étudier et de les continuer; mais si l'on a suivi de fausses routes, si l'on a marché constamment à côté de la vérité, il est plus simple et à la fois plus profitable d'abandonner les routes battues, de négliger et même d'oublier, s'il est possible, les idées des autres. Lorsque je voulus consulter les ouvrages modernes qui traitent des maladies nerveuses ou vaporeuses, de l'hystérie et de l'hypochondrie, n'y voyant que contradiction, décousu, invraisemblance dans l'exposition des faits comme dans les conséquences déduites, je les fermai, et je m'adressai sans intermédiaire au grand livre de la nature; j'observai. De cette manière j'acquis des idées plus nettes sur le siége véritable, la nature de ces maladies, le mobile de tous leurs symptômes, le mode d'action de leurs causes, etc.; alors, seulement, je fus à même de retirer quelque fruit des observations consignées dans les livres.

Le raisonnement et *l'induction* sont les plus sublimes opérations de l'organe intellectuel, celles qui, appuyées sur le genie observateur, etendent le domaine de l'esprit par l'élévation et la généralisation de ses conceptions.

Raisonner, c'est comparer les faits et les choses, comparer leurs preuves et leurs circonstances, juger de leurs rapports, de leur analogie ou de leur dissemblance, saisir ce qu'ils ont de commun, et s'élever ainsi aux principes généraux de leur existence, aux résultats de classement, aux vérités premières, aux lois de formation. *L'induction* est un acte du raisonnement qui s'applique plus particulièrement à un ordre de connaissances encore plus difficile et non moins important; induire, c'est juger d'une chose par une autre chose, de ce qui ne se voit pas par ce qui est apparent, d'une cause par son effet, ou d'un effet par sa cause, établir les relations des effets aux causes; c'est procéder du connu à l'inconnu, du simple au composé, remonter aux centres d'actions et de déterminations, aux premiers mobiles des mouvemens. Il est bon d'expliquer ce qu'on entend par cause et effet.

L'organisme est en petit ce que l'univers est en grand; c'est le monde en miniature. Dans l'un comme dans l'autre, la première condition d'impulsion, l'arrangement des molécules de la matière qui détermine le mouvement, nous échappent; nos sens ne peuvent apprécier que les propriétés et non la nature intime des corps. Ce n'est que par la succession, l'enchaînement des actions, des phénomènes, des mouvemens, que nous établissons des rapports de cause et d'effet. Un mouvement, un changement en précède un autre, *lequel n'existerait pas sans lui*; nous sommes convenus de regarder le premier comme la cause, et le second comme l'effet. En sorte que dans une longue chaîne de changemens qui se succèdent, sous cette condition de la nécessité du précédent à la manifestation du suivant, l'un est la cause et l'autre l'effet; chacun est cause et effet en même temps; le premier de tous est ce que nous appelons la cause première des autres, quoique dans la réalité il ne soit lui-même qu'un effet d'une cause qui nous échappe. Mais cette cause étant hors de la portée de nos moyens d'investigation, n'est plus du domaine des sciences positives, ou simplement des sciences; car tout ce qui n'est pas positif doit être relégué dans la méthaphysique, espèce de refuge ténébreux réservé aux rêveries des imaginations qui prennent des abstractions pour des réalités, personnifient les actes de la nature, et font des êtres particuliers des phénomènes, des changemens, qui surviennent dans les combinaisons et les mouvemens des corps.

Je ne transcrirai point ici les règles sévères de l'art du raisonnement et de l'induction; je ne m'arrêterai pas davantage aux signes qui caractérisent le *sophisme* ou raisonnement qui repose sur des suppositions plus ou moins gratuites, l'*hypothèse* ou explication plus ou moins démontrée dans ses fondemens, *la probabilité, la proposition vraie ou fausse, la certitude mathématique*, etc. Je dirai seulement que la recherche des causes est extrêmement difficile dans les cas où une foule de rouages divers, de causes motrices, d'élémens d'action, sont perpétuellement en mouvement et donnent naissance à des effets compliqués, simultanés, variables presque à l'infini, comme il arrive pour l'organisme vivant, par exemple. Aussi aurons-nous l'occasion, fréquemment renouvelée, de redresser des erreurs provenant de ce que les physiologistes ont pris des effets pour des causes, *et vice versâ*. Il y aurait un volume très intéressant à faire sur ce seul sujet. Parmi les observateurs superficiels qui commettent des fautes de cette nature, les uns ne font attention qu'à l'état actuel, qu'aux circonstances du moment; ce qui leur semble le plus apparent, le plus affecté, s'il s'agit d'une maladie, est considéré comme le mobile du reste; les autres regardent comme cause d'un mouvement, le mouvement qui a précédé celui-ci immédiatement, sans réfléchir que tous deux peuvent dépendre d'une même cause plus éloignée; un troisième se tire d'embarras en se rejetant sur l'action de causes occultes ou hypothétiques, etc.

Cet art admirable, qui élève tellement l'homme au-dessus des autres êtres, trouve cependant, dans son application aux sciences, de puissans contradicteurs. D'un côté, de zélés observateurs, justement effrayés de l'abus qu'on en a fait dès l'enfance des sciences pour tout expliquer sans preuves, des rêveries et des hypothèses qui ont arrêté la marche de la stricte observation ; de l'autre, de petits esprits, qui ne savent qu'entasser faits sur faits, compiler tous les auteurs anciens et modernes, faire des remarques isolées et puériles, qui ne s'inquiètent jamais de suivre le fil des événemens, la filière des phénomènes, de signaler le point central des détails minutieux dont ils farcissent leurs ouvrages, s'efforcent également d'en méconnaître, d'en dénigrer même les heureux résultats. L'abus n'est pas l'usage, dirons-nous aux uns ; c'est le propre de l'ignorance et de la présomption de généraliser et d'expliquer sans preuves suffisantes ; ceci arrive à peu près toujours à l'aurore d'une science, et à l'esprit de celui qui, sans guide, entre dans la carrière de l'observation : moins on connaît, et plus la nature paraît simple ; plus au contraire on voit, et plus aussi l'on rencontre de faits nouveaux qui contrarient les spéculations qu'on s'était souvent trop hâté de faire. A mesure donc que l'expérience vient ainsi éclairer l'observateur, le raisonnement et l'induction devront être plus sévères, moins précipités, et suffisamment motivés. Du reste, leur dirons-nous encore, vos travaux ne seront pas infructueux ; des moissonneurs plus habiles ou plus confians sauront y puiser d'utiles leçons, y découvrir les matériaux destinés à construire l'édifice. Quant aux autres, ils ne seront jamais que de tristes compilateurs, de froids narrateurs, de pauvres auteurs ; je les compare à ces historiens qui, fastidieux chronologistes, ennuyeux conteurs d'anecdotes, surchargent leurs tableaux de portraits sans intérêt, de détails arides, de faits étrangers, exposent les actions et les événemens sans en indiquer les causes prochaines ou éloignées, secrètes ou publiques, les desseins, les suites, les ressorts, etc.; à ce physicien qui croirait connaître tous les phénomènes de la gravitation des corps, ignorant le fait général de l'attraction; à ce chimiste qui nous détaillerait ces milliers de corps composés sans remonter aux premières combinaisons de leurs élémens; à ce médecin enfin, qui voyant autant de maladies de nature différente que d'organes malades, que d'actions organiques pathologiques, et ne s'apercevant pas que ces différences ne sont relatives qu'à des circonstances de localité, d'individualité, ne sont que des modalités d'un petit nombre de causes primitives, s'encombre l'esprit de descriptions isolées, de faits peu utiles, de détails d'un intérêt tout-à-fait secondaire, et non d'une application aux cas généraux.

Maintenant, pour tirer quelque profit de ces considérations générales, tâchons d'en déduire des conséquences plus directement applicables à la connaissance d'un objet spécial, d'un tout individuel, des systèmes organiques, et surtout de l'un d'eux en particulier.

Nous distinguerons d'abord dans un objet son étude de son histoire, non comme deux choses qui n'ont pas d'analogie, mais seulement comme deux manières de procéder pour arriver à un résultat analogue. Dans un cas le sujet n'est pas sensé connu, et dans l'autre il doit l'être, afin de l'exposer le plus convenablement pour qu'il soit compris.

I. *Étude d'un objet, d'un système organique.* En étudiant un objet on se propose de connaître ses caractères principaux et distinctifs, les conditions, les circonstances variées de son existence, les faits qui s'y rapportent. Pour arriver à cette connaissance, il faut le considérer sous quatre rapports: 1°. dans ce qu'il est actuellement; 2°. dans ce qu'il est à diverses époques et dans différens modes de son existence; 3°. dans ses rapports de ressemblance et d'analogie avec les autres objets; 4°. enfin dans ses relations d'action.

L'état actuel de l'objet comprend toutes les circonstances qu'il présente à la simple observation, et indépendamment d'aucun examen comparatif, ou d'aucune expérience. Telles sont, si c'est un corps, ses propriétés générales de forme, de couleur, etc.; si c'est un phénomène, un acte, un événement, leur nature en même temps que leurs motifs, leurs causes, leur production, leur résultat, etc.; s'il s'agit d'un système organique, sa condition matérielle, les dispositions de l'organe, ce qui forme le domaine de l'anatomie, son action, sa fonction, ce qui est du domaine de la physiologie. Il est sans doute nécessaire de connaître la partie de cette dernière science relative aux détails de l'exercice des fonctions; mais je crois qu'en y attachant une importance trop grande et trop exclusive, les physiologistes négligent beaucoup trop, presque entièrement même, une autre partie que nous examinerons dans l'instant, et qui est bien plus utile à la pathologie ; je veux parler des relations sympathiques des organes. Ce vice de la science est la cause que la plupart des praticiens traitent encore la physiologie de *roman de la vie*, où l'on apprend ce qu'il y a de curieux dans la machine humaine, et non ce qui doit conduire à une connaissance mieux entendue des maladies et de leur traitement ; où ce qui n'est pas *fait*, *résultat d'observation*, n'est qu'hypothèse, fruit de l'imagination, etc. A quoi sert, en effet, auprès du lit du malade, de bien se souvenir comment on prend, on mâche, on avale les alimens ; comment on les rend ; ce qui se passe dans la charpente thoracique dans l'inspiration et l'expiration ; les règles de la marche, du saut, de la danse ; la description matérielle la plus minutieuse de l'organe affecté, etc. ? Il est bien certain que la médecine ne ferait pas de progrès si la physiologie conservait cette fausse direction, ne se composait pas de vues plus élevées et plus philosophiques.

La comparaison de l'objet avec lui-même consiste à l'observer, à l'étudier dans les différentes occasions, situations naturelles, où son existence est modifiée en quelque chose. C'est là un excellent, un puissant moyen d'investigation ; le physiologiste en retire les plus grands avantages. Ainsi, pour ne point sortir de notre sujet, je suppose que nous ayons à étudier les fonctions du cerveau, nous les comparerons dans les sexes, les âges, l'état sain et l'état malade; nous ferons plus, nous les irons observer dans les animaux; nous découvrirons, pour ainsi dire, leur origine; nous suivrons leur complication successive et leur perfectionnement depuis l'être où elles existent à peine, jusqu'à l'homme où elles sont le plus étendues. Chez celui-ci, tous les rouages de la machine s'enchaînent tellement, sont si nombreux et si compliqués, qu'il est souvent difficile de bien saisir le mécanisme de leur action, leurs usages; au lieu que chez les animaux, si l'on parvient à découvrir la constante liaison d'un phénomène avec une certaine disposition organique, chez eux plus simple; si l'on s'assure du contraire, ces lumières convertiront des probabilités en certitude, mettront sur la voie de recherches et de découvertes plus faciles dans la physiologie humaine. De même, pour les autres points de comparaison: si, à l'aide de la connaissance de l'état de santé, du siége des phénomènes organiques, l'on parvient à remonter à la cause, au siége des maladies, les altérations pathologiques peuvent fournir des preuves évidentes de l'usage des parties où elles résident. Le cerveau est le siége de la pensée; donc si la pensée est lésée, le cerveau doit l'être: d'un autre côté le cerveau est altéré, la pensée l'est également; tout démontre que ces deux faits sont liés l'un à l'autre; donc le cerveau est l'organe de la pensée.

La physiologie comparée n'est point non plus assez cultivée. L'on se prive, par cet abandon, de secours précieux ; l'on franchit, l'on traverse, sans s'y arrêter, cette foule de degrés qui graduent d'une manière presque insensible la vie, l'intelligence, dans la longue chaîne animale, et concourent à diminuer, souvent à remplir, le vide immense qui éloigne si honorablement la première créature du commun des êtres. Nous l'invoquerons fréquemment dans le cours de nos recherches, et toujours nous en retirerons les plus heureux résultats.

Ce serait ici le lieu de parler des expériences faites sur les animaux ; nous n'en dirons qu'un mot : ces expériences sont utiles, procurent les moyens de s'assurer positivement de certains faits, de certains usages de parties, modes d'action, etc. Cependant, en somme, elles n'offrent pas, comparativement aux autres sources d'observation, de bien grands avantages. En les faisant, pour n'en pas déduire de fausses conséquences, il est nécessaire de tenir soigneusement compte de l'état de souffrance, de trouble, qui les accompagne, de ne point oublier surtout que ce sont des animaux et non des hommes que l'on examine ; qu'enfin le mécanisme intérieur des actions organiques ne peut souvent être saisi par les opérations sensoriales.

La comparaison de l'objet avec les autres objets ne laisse pas que d'offrir des applications très utiles. Dans toutes les sciences, quelles qu'elles soient, physiques ou morales, politiques ou autres, l'esprit humain procède de la même manière, suit la même marche, observe des rapports de même nature, tend à faire les mêmes progrès, et cela souvent aux mêmes époques; rarement l'une reste long-temps en avant ou en arrière des autres; tout se tient, se lie; rien n'est complétement isolé dans le monde soumis à notre observation; partout nous voyons des effets et des causes, des corps et des phénomènes, de la matière et du mouvement, de l'organisation et la vie, des organes et des actions, un cerveau et des actes intellectuels, moraux, religieux, politiques, etc.; toujours ce sont les mêmes lois générales et les mêmes conséquences : d'où il suit que plus on étendra l'objet de ses observations et de ses méditations, plus on comparera de faits divers, d'effets différens dans leurs causes, leur mode de production, leurs résultats, de corps et de propriétés, etc., mieux l'on concevra les faits particuliers, plus facilement l'on s'élèvera à la généralisation des conceptions, à la centralisation des idées. On ne saurait se le dissimuler: dans le dix-huitième siècle, les sciences morales et politiques, la physique, la chimie, l'histoire naturelle, ont fait d'immenses progrès, des progrès qui leur ont fait franchir un espace incalculable, parce qu'elles se sont prêté de mutuels secours, tandis que la médecine, plus isolée, livrée à la fureur des systèmes hypothétiques, aux doctrines de l'humorisme, menaçait de faire des pas en arrière plutôt que d'avancer; il n'y a pas trente ans que cette science, qui devrait être, par son importance, la première de toutes, a reçu l'impulsion d'un perfectionnement qui doit la replacer au rang de celles qui l'ont tant devancée sous tous les rapports. Sa révolution, quoique tardive, marche avec rapidité; elle est actuellement dans toute sa force, et fait les plus nobles conquêtes sur les préjugés et la routine : la raison, n'en doutons pas, sortira victorieuse de la lutte, et sera dorénavant l'unique boussole de quiconque ambitionnera de concourir aux progrès de la médecine, au soulagement de l'humanité infirme. Mais pour que ces succès se soutiennent et se prolongent, que le médecin ne reste étranger à aucune science, qu'il cultive surtout celles qui s'occupent d'objets philosophiques, de vérités générales.

J'appellerai *relations d'action*, celles dans lesquelles les objets, placés dans certaines conditions de rapports, s'influencent les uns les autres, réciproquement ou non, de manière à déterminer des changemens, des modifications, des phénomènes nouveaux dans plusieurs circonstances de leur existence. Ces changemens, ces modifications, ces phénomènes, sont, pour le physicien, des déplacemens, des mouvemens de masse; pour le chimiste, des combinaisons; pour le moraliste et le politique, des actes, des actions, des événemens; pour le physiologiste, des *phénomènes sympathiques*.

Les physiologistes appellent donc *sympathie* l'influence et l'action qu'exercent les organes les uns sur les autres. Nous verrons dans la suite que cette partie de la science, la plus essentielle à connaître pour le médecin praticien, n'a été que très peu étudiée, quoique les meilleurs esprits en aient indiqué toute l'importance et sa supériorité sur la partie qui s'occupe des menus détails de l'exercice des fonctions. « Nous nous assurerons, dit à ce sujet très justement M. Berard, parlant de Bordeu, qu'il a très bien saisi que la physiologie médicinale, celle qui est plus immédiatement applicable à la clinique, devait moins se perdre dans l'étude des détails d'une fonction particulière, que s'élever à des considérations générales sur les rapports des organes dans l'exercice de leurs fonctions respectives, sur leurs concours et leur harmonie (1). » Les auteurs parlent sans cesse de sympathies, de liens sympathiques, de *consensus unus*, etc.; mais ils ne descendent jamais à l'explication physiologique des choses qu'ils veulent exprimer par ces mots; ce sont des mots magiques qui leur servent souvent à merveille pour masquer leur ignorance sur le mode de production des phénomènes, la nature des rapports organiques, les effets de la solidarité générale de la société organique. Ce sujet nous a paru mériter une attention toute particulière : aussi ne craindrons-nous pas de franchir quelquefois les limites de notre plan, pour l'éclairer, autant qu'il nous sera possible, des lumières d'une saine observation et d'une induction sé-

---

(1) Ouvrage cité, tom. I, p. 56.

vère. Ainsi nous ne parlerons pas seulement des relations sympathiques du système nerveux avec tous les autres organes ; mais nous étudierons de même ceux-ci dans leurs rapports particuliers. De la sorte nous embrasserons le système entier des sympathies.

Telles sont les quatre sources où l'on doit puiser les faits relatifs à la connaissance d'un objet. Il reste à présent à savoir comment l'esprit procède dans les recherches qu'il entreprend à cet égard. Il a deux voies à suivre, il employe deux méthodes ; par l'une il arrive au fait principal par les faits particuliers, il pénètre l'intérieur par l'extérieur, il atteint le haut de l'édifice en parcourant les degrés inférieurs. Par l'autre, au contraire, il descend du fait principal aux faits particuliers, il procède du dedans au dehors, du centre à la circonférence, du haut en bas. La première méthode est *l'analyse*, et la seconde *la synthèse*. Toutes deux doivent conduire aux mêmes résultats, aux mêmes vérités, aux mêmes conséquences, à la connaissance la plus intime possible de l'objet étudié ; ce sont deux voies qui tendent à gagner le même but. Mais elles ne sont pas également applicables à tous les cas ; souvent il faut commencer par mettre en usage l'une plutôt que l'autre, puis les employer ensemble, etc.

Analyser un objet composé, c'est séparer, l'un après l'autre, ses divers élémens, et classer ses parties, les faits qui le constituent, d'après leur nature. Par nature, j'entends ici la ressemblance, l'analogie des choses composantes ; ainsi, pour ce qui concerne les composés chimiques, ce sont les corps élémentaires qu'il faut extraire successivement; et, pour ce qui concerne les phénomènes organiques, l'opération consiste à groupper ces phénomènes d'après la cause immédiate qui les produit, d'après l'organe où ils prennent naissance, de rattacher à l'estomac, au cerveau, etc. les changemens qui se manifestent dans l'action gastrique, ou cérébrale. Analyser, ce n'est donc pas simplement diviser un tout, l'atténuer par couche, pour ainsi dire; c'est le décomposer méthodiquement dans ses parties élémentaires et constituantes. Il est nécessaire de bien se pénétrer de cette distinction; car, en médecine, on a très souvent pris pour une application analytique ce qui n'était réellement qu'un classement arbitraire. Voyez, en effet, toutes les descriptions de maladies, vous trouverez ce qu'on appelle leurs symptômes, ordinairement rangés par ordre topique; quelquefois même ils sont placés pêle-mêle, un phénomène cérébral après un phénomène gastrique, puis un cutané, ensuite un cérébral, etc. Ce vice d'observation et de description est certainement une des causes qui n'a pas le moins contribué à faire des maladies des êtres tantôt sans siége positif, tantôt existant primitivement partout, à apporter la confusion dans la recherche des causes et des effets dans les relations sympathiques des organes. Qu'on ne perde donc point de vue qu'analyser une maladie, ou tout autre ensemble de phénomènes de l'économie, c'est rapporter chaque phénomène à sa cause organique. Après une pareille *dissection* l'on complète l'analyse en comparant la part que chaque organe a dû prendre au mouvement plus ou moins général soumis à l'observation, et par là on fait un pas vers la découverte du mobile principal qui a été la première cause de ce mouvement.

L'analyse est la première méthode qu'a nécessairement employée l'esprit humain dans ses recherches. Observer d'abord les signes extérieurs des choses, enregistrer, noter chaque résultat observé, rapprocher les faits semblables, les corps qui jouissent de propriétés analogues, telle est la tendance naturelle et inévitable de l'observateur non encore éclairé; si le chimiste rencontre une pierre qu'il ne connaisse pas, il la soumet à divers réactifs, il tâtonne, exclut ou admet, selon les indices, la présence de tel ou tel corps; peu à peu il finit par en séparer les élémens constitutifs. La conduite du naturaliste est la même lorsqu'il découvre un nouvel être. Le médecin-physiologiste ne doit pas se comporter autrement.

La synthèse est une méthode supérieure, plus prompte dans ses résultats, plus lumineuse, que l'analyse. L'analyste est obligé de se tenir en dehors de l'édifice, d'observer séparément, péniblement chaque détail sans savoir où il arrivera; le synthétiste, du centre ou du faîte de l'édifice qu'il domine, considère sans peine le petit nombre de causes et de ressorts premiers qui mettent en jeu une machine compliquée, étend d'un coup d'œil sa vue sur tout l'horizon qu'il désire apercevoir. L'un ressemble, pour me servir d'une belle comparaison de l'illustre Bacon, à celui qui, voulant connaître un temple obscur, le parcourt une lampe à la main, tandis que l'autre place au haut de la voûte un lustre brillant qui en éclaire toutes les parties à la fois. Cependant la synthèse est plus périlleuse, exige plus de connaissances préliminaires, un esprit plus vaste, plus capable d'embrasser à la fois toute l'étendue d'un principe fécond en détails infinis et en conséquences variées. En outre, les formes synthétiques doivent suivre les formes analytiques; car pour étudier un objet par son point capital, il faut ou connaître déjà ce point, ou bien se conduire d'après de fortes analogies. Le chimiste vient d'extraire de l'eau deux volumes d'hydrogène et un volume d'oxigène; il reprend cette même quantité de gaz, ou mieux, il se sert de ces corps extraits par d'autres procédés, et il trouve le moyen de les combiner de manière à reproduire de l'eau; voilà certainement l'expérience la plus décisive, la plus claire, contre laquelle aucun doute ne peut être élevé. Après avoir étudié plusieurs ou la plupart des phénomènes du froid et de la chaleur, de l'électricité ou de la lumière, le physicien est porté à attribuer tous ces phénomènes à des principes particuliers, et dès lors il commence par étudier ces principes, il voit comment ils se comportent, comment ils donnent naissance à tous les faits qui résultent de leur action. Le naturaliste a divisé tous les êtres en classes; s'il en découvre un qui ne lui soit pas connu, par une analyse plus ou moins profonde, il le rapproche de ses semblables, puis le considère comme s'il était connu. L'analyste politique, après avoir décomposé les élémens des gouvernemens offerts par tous les pays et par tous les siècles, remonte à deux principes généraux, comme étant l'âme de tous ces gouvernemens, le pouvoir absolu, et le pouvoir tempéré : le synthétiste, partant de ces deux idées mères, parcourt le monde politique, se familiarise avec toutes les formes des sociétés, à beaucoup moins de frais, et avec beaucoup plus de succès. J'arrive au physiologiste, au médecin. L'observation démontre que les organes dont les conditions d'action sont susceptibles d'être appréciées, exercent leurs fonctions d'après telles règles, telles lois, sous certaines conditions constantes, toujours les mêmes ; au lieu de vérifier par une analyse plus ou moins difficile, si la chose se passe suivant ces lois, dans l'action jusque-là peu connue d'un autre organe, adoptez hardiment le principe général, et vérifiez ensuite si les faits particuliers s'y rapportent : l'analogie est trop forte pour que la route soit vicieuse ; d'ailleurs aussitôt que les faits ne seront plus concordans avec le principe, arrêtez-vous, et cherchez d'où viennent les obstacles. Telle est la méthode que nous suivrons souvent pour l'étude des fonctions du cerveau, et dont nous retirerons d'heureux résultats : nous poserons successivement en principe différentes lois de l'organisme, et nous en ferons l'application au mécanisme de l'action cérébrale. Si l'observation démontre au physiologiste qu'un petit nombre de lois président au mécanisme organique en santé, et que la diversité presque infinie des phénomènes tient à des circonstances de localité, elle démontre aussi au pathologiste que les maladies des organes présentent en général peu de variations bien essentielles dans leur nature, et que l'immense diversité des phénomènes qui les caractérisent vient du mode différent, du résultat différent de l'exercice des fonctions, des différences dans les relations sympathiques. La médecine pratique aura fait un grand pas vers la perfection, vers une simplicité bienfaisante, signe caractéristique de la perfection en tout, le jour où elle verra sortir de l'immensité des faits observés les lois générales, les premiers principes de la pathologie et de la thérapeutique.

Mais rarement emploie-t-on exclusivement l'une ou l'autre de ces méthodes; c'est le plus souvent en les combinant, en passant de l'une à l'autre selon qu'on est plus ou moins avancé, selon le degré de connaissance que l'on possède déjà. Aller tour à tour des faits aux principes et des principes aux faits, tel est le fondement de la méthode générale d'étudier avec fruit les sciences, dont l'immortel Bacon a développé les avantages sur les anciennes méthodes, et au moyen de laquelle l'esprit, placé pour toujours hors du vague des hypothèses, marchera d'un pas ferme et sûr dans le vaste champ des opérations de la nature.

II. *Histoire d'un objet.* Faire l'histoire d'un objet, c'est en exposer, par écrit, ou dans des leçons, les circonstances les plus propres à le caractériser; c'est raconter d'une manière convenable au sujet et à l'esprit du lecteur ou de l'auditeur, les faits généraux et particuliers qui sont jugés dignes d'être connus, et nécessaires à la connaissance de l'objet.

Ce n'est pas une chose aussi facile qu'on pourrait le penser au premier abord, que d'apprendre à d'autres ce que soi-même l'on a appris; et c'est, par exemple, une erreur grave que de croire qu'il suffit de bien savoir pour bien dire, si par bien dire l'on entend être intelligible, instruire, donner une leçon toute profitable. Pour cela il faut non seulement bien savoir les choses, mais encore, ce qui est peut-être plus essentiel, il faut posséder l'art d'en faire une exposition méthodique, de se mettre à la portée de son auditoire ou de ses lecteurs.

Je crois devoir me dispenser d'essayer de donner des préceptes, d'établir des règles, que, peut-être, je serais le premier à oublier ou à violer. Dans une conjoncture pareille, le plus sage parti est d'essayer de donner le précepte et de poser la règle par l'exemple même; tel sera le but de mes efforts. D'ailleurs ce qui précède touchant les méthodes à suivre dans l'étude, est aussi en grande partie applicable à la rédaction de l'histoire, sauf pourtant en quelques points que je vais indiquer: je me bornerai à cette seule remarque.

L'on ne sait bien que ce que l'on apprend par sa propre expérience, l'on ne retient bien des choses que ce que l'on a bien conçu. D'où ce principe fondamental de toute bonne éducation : s'attacher bien plus à diriger, qu'à meubler l'esprit que l'on veut instruire, à lui montrer à apprendre, à observer, à chercher, à raisonner, bien plutôt que de lui présenter des observations, des recherches toutes faites, des démonstrations complètes, des raisonnemens et des théories toutes trouvées, autrement que pour servir d'exemples. Une leçon ou un livre ne doivent point remplacer le grand livre de la nature pour quiconque désire une instruction solide et durable, mais doivent seulement lui donner les meilleurs moyens de le consulter avec avantage. En général, l'on s'occupe beaucoup trop à exercer la mémoire aux dépens du jugement et de la raison : il en résulte une incohérence extrême dans les idées, une habitude de prendre des mots pour des choses, un défaut de raisonnement et d'induction, trop de confiance dans les jugemens d'autrui, etc. D'où cet autre principe, que ne doit jamais perdre de vue l'historien s'il veut être vraiment utile : ne plus s'astreindre à considérer l'objet que l'on connaît, et dont on veut rendre compte, comme on l'a fait en l'étudiant : ici, ne le connaissant pas, il était permis de tâtonner, d'analyser, de pénétrer les moindres détails, de s'y prendre dans tous les sens et de toutes les manières, de recueillir des faits, d'observer des circonstances, long-temps et en grand nombre, de ne rien négliger pour s'éclairer, etc. ; mais une fois la connaissance acquise (tant qu'elle ne l'est pas, relativement aux circonstances principales, il est nécessaire d'exposer tous les détails qui peuvent mettre sur la voie), l'historien doit concevoir d'une seule pensée l'ensemble et les parties de son sujet, et l'exposer tel qu'il le conçoit bien, dans ses faits caractéristiques, dépouillé de toutes les difficultés dont il l'a vu environné (à moins encore qu'il n'en résulte quelque utilité, comme lors d'une découverte importante, et qui peut en indiquer d'autres). Ainsi je dirai au médecin qui veut publier le résultat de son expérience: Ce sont des maladies plutôt que des malades que vous devez nous peindre; ce sont les corollaires généraux de votre pratique que je désire connaître; apprenez-moi comment vous avez vu, plutôt que ce que vous avez vu; il me faut des règles de conduite, des préceptes généraux applicables à tous les cas, et non pas seulement des règles et des préceptes de circonstance. En général, une histoire doit se distinguer par la généralisation des faits, l'évidence des principes; ce doit être une suite de propositions synthétiques prouvées, et au besoin développées, par les faits particuliers, par une analyse raisonnée, plutôt qu'une description aride de détails sans point d'appui, de minuties sans objet. Cette phrase de madame de Staël explique peut-être mieux ma pensée que tout ce que je viens de dire: « Schiller est à la tête des historiens philosophiques, c'est-à-dire de ceux qui considèrent les faits comme des raisonnemens à l'appui de leurs opinions. » (1)

(1) *De l'Allemagne*, tom. II, p. 322.

DE LA PHYSIOLOGIE

DU SYSTÈME NERVEUX,

ET

SPÉCIALEMENT DU CERVEAU.

Les considérations générales auxquelles nous venons de nous livrer, nous tracent assez clairement la marche que nous avons à suivre dans la succession des diverses parties de notre travail, nous montrent suffisamment le but que nous devons tâcher d'atteindre, et les moyens d'y parvenir, pour que nous puissions aborder immédiatement notre sujet. Étudier le système nerveux d'abord dans ses propres fonctions, puis dans ses relations sympathiques avec les autres systèmes, tel est le double point de vue sous lequel nous devons envisager l'objet de nos recherches pour arriver à la connaissance la plus méthodique de tous ses points, l'apercevoir sous tous ses aspects et dans tous ses rapports. Cette entreprise est grande et difficile, exige, indépendamment du savoir, un ardent amour de la vérité, qui donne le désir, le courage d'exposer ce qui existe ou ce que l'on croit exister, de combattre impitoyablement l'erreur, les préjugés, les opinions fausses, les suppositions, quels que soient ces erreurs, ces préjugés, ces opinions, ces suppositions, etc., quelle qu'en soit l'origine et la source. Aussi donnons-nous ce travail comme un simple résultat des efforts que nous avons tentés pour éclairer le sujet, et peut-être préparer à des mains plus habiles une voie plus libre, des matériaux moins épars et plus en état de servir à la construction de l'édifice physiologique du système nerveux. Nous pouvons garantir que si quelque chose nous manque, ce ne sera pas du moins l'esprit d'indépendance, l'amour de la vérité.

Le système nerveux faisant partie d'un ensemble de systèmes, jouissant de propriétés, vivant sous des lois qui lui sont communes avec ces systèmes ; l'ensemble lui-même n'étant qu'un infiniment petit d'un ensemble immense, nous dérogerions à une des règles essentielles de l'étude d'un objet, si nous ne commencions par fixer la place occupée par le système nerveux parmi les corps de la nature, parmi les systèmes avec lesquels il a des rapports, si nous ne prenions connaissance des propriétés et des lois qui lui sont communes avec ces corps et ces systèmes. Je ne pense pas que les détails dans lesquels je vais entrer soient déplacés, quoique, à vrai dire, ils conviendraient également en tête d'un traité général de physiologie.

Des Corps de la Nature.

L'homme qui applique ses sens à l'étude de ce qui l'environne, sans aucune connaissance préliminaire sur cette étude, est frappé de trois sortes d'attributs que lui présente l'immense variété des corps. Parmi ceux-ci les uns sont solides, ne changent point, ou ne changent qu'accidentellement de propriétés; ils obéissent à certains agens généraux, ou plutôt se comportent suivant certaines lois générales; il appelle ces corps *des minéraux*, *des pierres*, *des corps bruts ou inanimés*, etc. D'autres lui offrent une foule de transformations successives, naturelles, inévitables, prévues; ils germent, croissent, fleurissent, fructifient, puis se dessèchent et périssent; mais ils ne lui paraissent pas avoir conscience des impressions extérieures, jouir de la faculté de sentir, être susceptibles de se mouvoir, de se transporter d'un lieu dans un autre: il appelle ces corps *des végétaux.* Enfin il aperçoit une troisième classe de corps, qui, aux qualités modifiées des végétaux, joignent la locomotilité et la sensibilité: il les distingue sous le nom *d'animaux.* C'est en effet là la division, la première classification qui ait été faite des corps de la nature.

S'il étend ses recherches, il s'apercevra bientôt de deux choses: d'abord, que sa première classe n'embrasse pas tous les corps qui ont des propriétés analogues, les substances gazeuses et liquides s'en trouvant exclues. Ensuite, que les végétaux sont bien moins éloignés des animaux, ayant comme eux des instrumens ou organes chargés des actes relatifs à leur existence, que des minéraux qui n'ont rien de semblable. Il sera ainsi conduit à ne plus faire que deux classes de corps, les uns qui *vivent*, les autres qui *ne vivent pas*; les uns qui ont des instrumens ou organes pour modifier, et se soustraire plus ou moins à l'action d'agens généraux, à l'influence de lois générales; les autres qui en sont privés: les premiers seront des *êtres organisés*, *vivans*, rapprochés dans une même classe; tous les autres seront des *corps bruts ou inorganiques*.

Le philosophe qui jette ses regards sur ce vaste ensemble de causes et d'effets, sur cette immense variété de corps, sans vouloir en pénétrer les détails, ne tarde pas à reconnaître l'arbitraire et l'illusion de ces divisions. Pour lui, toutes les opérations de la nature sont *une*, en ce sens, que ses phénomènes se rapprochent, se ressemblent, se suivent, se lient, s'enchaînent, que rien n'est isolé. Lorsque la faiblesse de ses moyens ne lui permet point de déchirer le voile qui obscurcit ou qui couvre d'admirables chefs-d'œuvre soumis à son observation, lorsque encore la chaîne des êtres lui paraît interrompue; à ses yeux ce sont quelques points ténébreux, quelques chaînons qui lui échappent, mais ne dérangent en rien l'harmonie générale de *ce grand tout*. Il considère du même œil et comme soumis à d'égales lois, ces astres innombrables qui roulent dans l'espace, et ce grain de sable, cette plante qui végète immobile, et ce superbe coursier, cette fourmi, et cette intelligence qui se place fièrement en haut de l'échelle des êtres : c'est toujours de la matière en mouvement ; ce ne sont que des élémens divers réunis en des quantités diverses et de diverses manières, qui, en dernière analyse, donnent naissance à ces variations, à ces modifications, à ces différences des existences infinies qui peuplent l'univers. Il dira avec Charles Bonnet : « S'il est en cosmologie un principe aussi fécond que certain, c'est celui de la liaison universelle qui enchaîne toutes les parties de la nature ; plus on entre dans le détail, et plus on découvre de ces chaînons qui unissent tous les êtres. » (1)

Pour le physicien et le naturaliste, qui doivent prendre connaissance de la nature en détail, ils ne parviendraient point à ce but sans classer les corps, sans assigner à chacun la place qu'il doit occuper, relativement à la nature de ses qualités. Ils sont obligés de créer, d'adopter des systèmes, des méthodes de classement, de rapprocher, d'encadrer les êtres qui se ressemblent le plus, et ainsi, de séparer ceux qui diffèrent, de former autant de grandes divisions, de familles, de genres, d'espèces, de variétés et d'individus, que l'observation en découvre de distincts.

---

(1) *Palingénésie*, tom. I, p. 49.

1°. *Corps bruts, inorganiques.*

Ces corps sont impondérables ou pondérables : les premiers ne sont connus que par les phénomènes qu'ils déterminent dans les corps pondérables qui les contiennent. Leur existence n'est pas admise par tous les physiciens. Comme ils existent partout, et qu'on ne peut les soumettre à l'action des sens, l'on a pu attribuer les effets qu'ils produisent aux propriétés mêmes des corps où ces effets se manifestent ; ils sont donc invisibles, incoërcibles, etc. Ce sont le calorique, la lumière, l'électricité et le magnétisme.

Les seconds sont *simples* ou *élémentaires*, s'ils résistent à tous les moyens de l'analyse chimique ; *composés*, s'ils contiennent plusieurs élémens ; *solides*, si leurs molécules restent unies de manière à former des masses, des blocs, etc. ; *liquides*, si leurs molécules roulent facilement les unes sur les autres, de manière à ce que, contenus dans un réservoir, ils présentent une surface plane ; *gazeux*, s'ils forment un fluide élastique : les gaz sont vaporeux ou momentanés, et permanens.

Les corps pondérables jouissent des propriétés suivantes :

1°. Ils sont homogènes, les mêmes dans toutes leurs parties. Chaque portion d'un bloc de marbre, d'une tige de fer, d'un gaz, ne contient que des molécules de marbre, de fer ou de gaz.

2°. Leur naissance, leur accroissement, leur durée, leur fin, sont en partie l'œuvre du hasard, dépendans de circonstances extérieures, plus ou moins indépendantes de leur propre constitution. Ce bloc de marbre est résulté de la rencontre d'acide carbonique et d'oxide de calcium (chaux); il peut rester marbre pendant des siècles si rien ne tend à séparer ses principes, et perdre ce caractère s'il est soumis à l'action de la chaleur, d'un acide ou d'un oxide plus puissant que l'acide ou l'oxide qui le constituent.

3°. Leur accroissement se fait par superposition ou agrégation de molécules déjà de leur nature, et toujours par l'extérieur.

4°. Les mouvemens qu'ils présentent ont lieu d'après les lois générales de la *gravitation* et de l'*affinité*. De la gravitation, lorsqu'ils sont encore en masse; ils tendent toujours alors à se diriger vers le centre de la terre, sinon sur-le-champ, du moins peu de temps après leur projection; leur vitesse dans la chute est en raison directe de leur masse, et inverse du carré de la distance. De l'affinité, dans les rapprochemens, les combinaisons moléculaires; les lois particulières de ce genre de mouvement sont nombreuses et variées.

5°. Le calorique en les pénétrant les dilate, les fait augmenter de volume; il peut encore faire passer la plupart de ceux qui sont solides à l'état liquide, et de l'état liquide à l'état gazeux; tous seraient probablement dans ce cas si les fourneaux du chimiste étaient assez ardens. Par le refroidissement ils redeviennent liquides et solides, et prennent alors des formes régulières, ils *cristallisent.* L'eau nous offre naturellement ces trois modes d'existence, de corps solide (la glace), liquide (l'eau), et gazeux (la vapeur). Les gaz sont dilatés par le calorique, également et uniformément ; en sorte qu'il suffit de connaître la dilatation d'un seul, et à une certaine température, pour connaître celle de tous, à toutes les températures.

2°. *Corps vivans.*

Les corps vivans offrent pour caractères généraux les suivans :

1°. Ils ne sont jamais ni simples dans leur composition chimique, ni homogènes ou similaires dans toutes leurs parties. L'organisation implique une multiplicité d'élémens et la diversité de leurs combinaisons. Tous contiennent de l'oxigène, de l'hydrogène, du carbone, et un grand nombre de l'azote ; plus, beaucoup de matières salines ; chaque partie est formée de ces principes diversement alliés et combinés.

2°. Ils sont toujours composés de parties solides, contenantes, et de parties liquides contenues.

3°. Leur naissance, leur accroissement, leur durée, leur fin, sont déterminés, ont lieu d'après des lois fixes et immuables, à peu de chose près, égales pour tous. Ils naissent d'êtres semblables à eux, et dont ils ne sont, dans le principe, qu'une partie détachée après avoir reçu le mouvement de la vie et la puissance de le conserver, de le développer; ils se nourrissent et s'accroissent par *intussusception*, en élaborant et *liquéfiant* préalablement les matériaux d'accroissement; ils ont une durée toujours limitée, et une fin naturelle, inévitable. (1)

---

(1) La production de ces êtres se fait de deux manières principales: ou par bouture, marcotte, cayeux, etc., lorsque, séparant une partie d'eux-mêmes, et la plaçant dans des conditions favorables, elles devient un nouvel être tout aussi parfait que celui dont elle sort; c'est ainsi que peuvent se reproduire une foule de plantes, qu'on le pratique même pour des arbres fruitiers, des fleurs de parterre, et, qui plus est, que cela existe pour les animaux des classes inférieures, pour les polypes, par exemple, qu'il est facile de le faire accidentellement pour d'autres, tels que les vers, qui, coupés en portions, renaissent dans chacune. Ou par génération; ici une molécule organique spéciale reçoit la vie par un acte particulier résultant de l'action d'organes uniquement chargés de cette fonction. C'est le mode le plus ordinaire de reproduction; il est le seul pour les animaux des classes supérieures, et le plus naturel pour le plus grand nombre des végétaux. Les naturalistes ont beaucoup discuté la question de savoir si les germes sont préformés, préexistans, ou sécrétés par l'action des organes. Ceux qui ont admis la première opinion, la préexistence des germes, se sont encore divisés pour savoir s'ils sont *disséminés* ou *emboîtés*; dans le premier cas, ils seraient épars dans la matière et fortuitement fournis à l'acte générateur; dans le second, ils se trouveraient renfermés depuis le commencement du monde dans les individus de chaque espèce, et ne feraient que se *dérouler* dans la succession des êtres. Bonnet était un grand partisan de l'emboîtement;

4°. Leurs mouvemens de masses et leurs mouvemens partiels et moléculaires ne suivent point en tout les lois de la gravitation et des affinités chimiques ; les actes de l'organisme sont au contraire des violations continuelles de ces lois: les organes sont autant d'agens spéciaux agissant séparément et en commun, qui ont pour but d'apporter des modifications dans l'action des corps morts, de se mouvoir en vertu d'autres lois que la matière morte. Ainsi l'oiseau,

---

mais tous les faits, le bon sens, le raisonnement, militent en faveur de la seconde opinion, de la sécrétion des germes par la partie où ils se manifestent. En effet, où sont contenus les germes de ces millions de graines qui se forment dans le cours de la vie de certaines plantes, de ces millions d'œufs annuellement rendus par presque tous les poissons, de ces myriades d'animalcules qui naissent dans les matières végétales ou animales en putréfaction, de ces plantes des espèces inférieures qui croissent sur des rochers arides situés au milieu de la mer ? Un fait bien propre à nous éclairer, c'est la régénération bien prouvée de parties de certains animaux, telles que les pates de l'écrevisse, la tête du limaçon, la queue du têtard, etc. M. Kératry (Inductions physiologiques et morales) en rapporte un autre qui n'est pas moins curieux; il trouva une moitié de pomme de terre, dont la surface incisée présentait plusieurs petits tubercules semblables à ceux de la surface convexe, et qui allaient donner naissance comme eux à de nouvelles pommes de terre. D'où l'on est en droit de conclure que sans un germe préexistant, la génération, l'engendrement de parties ou d'individus est possible. Les transformations des insectes sont tout aussi singulières et tout aussi remarquables.

l'insecte, quoique plus pesans que l'air, se maintiennent dans ce fluide à l'aide d'instrumens particuliers; la séve d'un arbre, le sang et les humeurs de l'animal circulent dans les parties souvent contre les lois de l'hydraulique et de l'hydro-statique.

5°. Tandis que le calorique tend constamment à se mettre en équilibre dans tous les corps inorganiques, c'est-à-dire à les faire passer tous à la même température, en se réfugiant de ceux qui en contiennent plus dans ceux qui en contiennent moins, les êtres vivans résistent plus ou moins à cette action. L'homme conserve ses trente et quelques degrés de température, à 25° au-dessous de zéro, comme à 60 au-dessus. L'arbre, l'œuf fécondé, le poisson, jouissent de pareilles propriétés. Ce n'est qu'en perdant la vie qu'ils sont pénétrés par le calorique comme les premiers, qu'ils peuvent être congelés, liquéfiés ou vaporisés; la liquéfaction et la volatilisation ne s'opèrent que par la dissolution, la décomposition de leurs organes, par de nouvelles combinaisons de leurs principes élémentaires.

Malgré ces caractères différentiels, le philosophe n'en persistera pas moins à soutenir que la vie est *une*; que tous les corps vivent à leur manière, et que ce cristal qui, sous certaines conditions, revêt toujours les mêmes formes, et présente un même arrangement, un arrangement très régulier dans l'association de ses molécules intégrantes, a une naissance particulière, déterminée, fixe, ne croît point par une simple agrégation, etc.; qu'enfin les phénomènes de la vie, le mouvement spontané, les combinaisons moléculaires se montrent partout, et ne font que changer, varier, se multiplier, se compliquer, devenir plus apparentes, à mesure qu'on s'éloigne des pierres pour remonter l'échelle des êtres, depuis le lichen, la mousse, les fougères, les végétaux plus irritables, tels que les sensitives, les animaux plantes ou zoophytes, les polypes, les mollusques, les vers, les crustacés, les insectes, les poissons, les reptiles, les oiseaux, les mammifères, jusqu'à l'homme, l'être le plus compliqué, dont l'organisation manifeste les phénomènes les plus admirables. Quoi qu'il en soit, et sans nier la liaison et l'enchaînement de toutes les opérations de la nature, les rapports, les ressemblances de tous les objets qu'elle recèle, comme naturaliste, comme physiologiste, et pour l'étude de ces opérations et de ces objets, nous pensons, ce que personne ne conteste, que sans classes, sans familles, sans divisions nombreuses, la science ne présenterait que confusion dans le peu de connaissances qu'il serait déjà bien difficile de rassembler. Pour nous, la vie n'appartiendra qu'aux êtres organisés proprement dits.

Organisation. Organisme. Vie. Principe vital. Propriétés vitales.

Organisation est un terme abstrait, qui désigne la

matière organisée, la matière disposée en organes, formant les parties constitutives des végétaux et des animaux.

Organisme signifie l'ensemble des organes particuliers dont se compose chaque être animé.

La vie n'est que le jeu de ces organes, l'organisme en action. Chaque organe a sa vie propre ; l'ensemble de ces vies ou de ces actions spéciales constitue la vie générale de l'être.

Jusqu'ici la plupart des physiologistes sont tombés dans d'étranges erreurs. Considérant d'une manière abstraite la fonction de chaque organe, les propriétés étendues de quelques uns, le pouvoir ou le résultat de l'action de tous, ils ont fait de ces actions, de ces propriétés des êtres particuliers, des principes essentiels, indépendans, dont ils se sont ensuite servis pour expliquer la formation des phénomènes organiques. Ils ont placé ces principes, qu'ils ont appelés de noms divers, tantôt *principe vital, propriétés vitales*, ou bien *fonctions*, etc., au-dessus du pouvoir des organes qu'ils dirigent, font mouvoir ; quelques uns sont capables de produire d'eux-mêmes, et sans impressions extérieures, des phénomènes, de prendre des déterminations, etc.

Il serait facile de prouver que ces principes ne sont que la puissance ou l'action de l'organisation, et que depuis le végétal, et peut-être avant, tous les phénomènes sont liés, sont sous la dépendance immédiate, très probablement le résultat immédiat de conditions matérielles : contentons-nous, pour le moment, de l'indiquer.

Les fonctions ne sont que des organes agissant sur ou par l'effet de leurs excitans propres ; la chimification est *l'estomac digérant*, *la respiration*, *le poumon respirant*, *etc.*

Parmi *les propriétés vitales*, l'on range la *contractilité musculaire*, qui n'est que l'action musculaire excitée par l'influence cérébrale ; la *sensibilité cérébrale* ou *percevante*, qui n'est que l'action des nerfs recevant des impressions, et du cerveau les convertissant en sensations, etc.

Quant aux principes généraux, *l'énormon*, *le theion*, *l'impetum faciens*, *le pneuma*, *la nature intelligente et agissante*, *la force vitale*, *le principe vital*, *les esprits animaux*, *vitaux et naturels*, animant, selon Galien, le cerveau, le cœur et le foie, *l'archée de* Vanhelmont, *les forces épigastriques*, *de* Buffon, Lacase, Bordeu, *l'âme*, *l'autocratie de la nature*, qui, selon Stahl, président et dirigent la formation de leur enveloppe terrestre, *l'âme plastique des plantes*, *sensitive des animaux*, etc., ce sont autant d'abstractions des propriétés et des actions des organes, soit de tous, soit de quelques uns en particulier.

Que les physiologistes cessent d'invoquer la puissance de principes qu'ils ne connaissent point, pour expliquer des effets qui ne les embarrassent que parce que leurs yeux ne veulent pas voir ou veulent trop voir ; qu'ils imitent le physicien qui ne s'occupe que de rechercher les conditions productrices du mouvement, et ne cherche point à apprécier l'essence du mouvement, c'est-à-dire une chose abstraite et imaginaire. Qu'ils aient le courage, ou plutôt le bon sens d'observer de la sorte les phénomènes de la vie, qu'ils sachent se passer, pour se rendre compte du mécanisme vital, de l'intervention de causes occultes dont l'action sur l'organisme est encore bien plus mystérieuse et plus incompréhensible que la formation, la manifestation d'aucun phénomène. Qu'ils disent, avec Cabanis : « Les fonctions assignées au poumon, à l'estomac, aux organes génitaux, à ceux du mouvement progressif et volontaire, sont très différentes, sans doute : est-ce un motif de chercher dans le corps vivant autant de causes actives que d'actes ou d'opérations ? d'y multiplier les principes avec les phénomènes ? et si la pensée diffère essentiellement de la chaleur animale, comme la chaleur animale diffère du chyle et de la semence, faudra-t-il avoir recours à des forces inconnues et particulières pour mettre en jeu les organes pensans, et pour expliquer leur influence sur les autres parties du système animal ? Enfin pourquoi dédaignerait-on de rapporter cette influence aux autres phénomènes analogues, et même semblables ? à moins qu'on ne veuille répandre, comme à plaisir, d'épais nuages sur le tableau des impressions, des déterminations, des fonctions et des mouvemens vitaux, ou sur l'histoire de la vie, telle que la fournit l'observation directe des faits » (1). Combien, d'ailleurs, il est préférable d'avouer son ignorance sur les rapports, la nature des liaisons entre les choses, que de prétendre en imposer par des explications qui n'ont aucune consistance, qui ne sont appuyées sur aucun fait constaté par la puissance des sens! Un pareil aveu offre au moins l'immense avantage de ne point entraver, arrêter les recherches de l'observateur; d'exciter, au contraire, son zèle et son ardeur; de le résigner à la patience : son opinion, fût-elle fausse, ne peut avoir que d'heureux résultats, ne peut que conduire à des découvertes toujours précieuses pour l'avancement de la science; en cherchant plus qu'il n'existerait réellement, il serait du moins possible qu'il parvînt à connaître toute la puissance de l'organisation. Avec des opinions opposées, la paresse, si naturelle à l'esprit humain, arrêtera, au moindre obstacle, les recherches, les observations, les expériences de l'homme timide, lui fournira toujours des ressources pour se tirer d'embarras.

Outre que le spiritualisme est une cause puissante du retard des progrès de la physiologie, il engendre de funestes erreurs d'un autre côté. L'idée d'un principe unique et dominateur, tout puissant, l'idée de principes partiels, ont mis les médecins dans

(1) *Rapports du physique et du moral.*

l'habitude de considérer une foule de phénomènes pathologiques comme généraux, et une foule d'autres comme n'ayant aucun siége organique ; de là ces expressions, *les forces de la vie, le principe de la vie, sont profondément affectés ; adynamie générale ; faiblesse, forces générales ; maladies vitales ; les organes ne sont pas malades, ce sont leurs fonctions, leurs propriétés vitales, aussi ne trouve-t-on rien à l'ouverture du corps.* Rien n'est si commode qu'une telle doctrine ; elle met à même, à l'aide de mots indéterminés dans leur valeur, jetés à la place des faits, de rendre raison de la manifestation de phénomènes dont la source est plus ou moins obscure. Nous aurons bien souvent occasion de signaler cette source d'erreurs, de nous plaindre de cette manière de généraliser ce qu'on ne peut saisir dans son origine, dans ses causes, de négliger beaucoup trop de faire usage des méthodes analytiques. Nous ne craignons pas de le dire dès à présent, les disputes qui s'élèvent de nos jours sur la nature de certaines maladies auront bientôt cessé, et la vérité ne tardera pas à sortir victorieuse de la lutte, à l'avantage de l'humanité tout entière, aussitôt que le spiritualisme sera banni du domaine de la science, dès que le seul pouvoir de l'organisation sera invoqué comme cause des opérations des êtres vivans.

A toutes les objections des spiritualistes, je réponds :

1°. Les causes premières ou le comment des choses, les causes finales ou le pourquoi, nous sont inconnus. Nous n'avons affaire qu'à des effets dont nous devons étudier les rapports : c'est seulement en établissant l'ordre de succession des phénomènes, qu'il nous est donné de concevoir les relations des effets aux causes. Tout ce qui ne tombe pas sous nos sens, tout ce qui n'est pas fondé sur des faits bien observés, est supposé ou faux, et ne doit point entrer dans le corps d'une science, sous peine d'en dénaturer l'esprit et les conséquences.

2°. L'organisation est toujours nécessaire, même de votre aveu, à la manifestation de tous les phénomènes vitaux ; ils en dépendent tellement que leur régularité tient au bon état de leur cause organique.

3°. La diversité, l'étendue, la force des facultés des êtres, sont toujours en rapport direct avec la diversité, le volume, la bonne conformation des instrumens ou appareils auxquels elles sont attachées, ou, pour parler plus exactement, avec les instrumens ou appareils qui les constituent. Cette vérité incontestable est démontrée sans réplique par l'observation la plus simple ; il suffit de comparer ce végétal, ce zoophyte, ce polype, cette huître, avec cet oiseau, ce mammifère, cet homme, pour comprendre la différence des facultés et de l'organisation chez les uns et chez les autres. Il n'est aucun phénomène qui soit, et qu'on puisse même concevoir être indépendant d'une partie organique.

4°. Le grand argument en faveur du spiritualisme

est tiré de la nature singulière, surprenante, extraordinaire de tous, ou partie des phénomènes vitaux : ce cadavre, vous dit-on, respirait il n'y a qu'un instant; que lui manque-t-il donc dans ses organes qui ait pu fournir la cause d'un si grand changement ? Mais d'abord veuillez m'apprendre en vertu de quelle propriété intime les molécules de ce sel s'arrangent constamment de telle manière pour donner naissance à ce beau cristal; sachez me dire ce qui se passe dans l'intimité de ces deux corps si différens qui vont se combiner pour en former un mixte qui ne ressemblera plus ni à l'un ni à l'autre ; tâchez de m'expliquer les effets de l'électricité, du calorique, de l'aimant, et très probablement vous me mettrez sur la voie de découvertes relatives aux mouvemens, à la vie, un peu plus compliqués, des végétaux ; de ceux-ci nous passerons par une gradation presque insensible des animaux inférieurs jusqu'à l'homme. Vous me défiez de faire penser la matière ; moi, je vous défie de la faire digérer, sécréter, germer, cristalliser. Je vous dirai, avec Locke, qu'il n'est pas plus difficile de concevoir la faculté de penser donnée à la matière qu'à un principe immatériel; j'irai plus loin que ce grand philosophe, en remplaçant ce *plus difficile* par un *moins difficile* : car je conçois mieux, ou plutôt je conçois que quelque chose soit capable de quelque chose, et je ne conçois pas que rien puisse produire quelque chose.

5°. Soyez conséquens avec vous-mêmes, accordez, à l'exemple des anciens philosophes, des anti-cartésiens, un principe à tous les êtres pensans, à tous les êtres vivans, ou n'en accordez à aucun ; car il n'y a de différence entre eux que du moins au plus ; car, comme le remarque très judicieusement Georges Leroi, celui qui ne peut faire que vingt pas n'a pas moins la faculté de marcher que celui à qui il est donné de faire vingt lieues. (1)

6°. J'ajouterai, enfin, que les immenses progrès de la physique générale et spéciale, céleste et terrestre, datent seulement de l'instant où les physiciens ont banni de cette science, l'intervention de causes occultes, de puissances supérieures et incompréhensibles, dans l'explication des phénomènes.

La physiologie n'est pas seulement entachée de spiritualisme, enrayée, pour ainsi dire, par son influence ; trop souvent l'on s'est jeté dans des opinions contraires, l'on a assimilé les propriétés et l'action des organes à celles des corps inorganiques ; l'on a fait du corps une pièce de mécanique. Une foule d'explications, d'idées sur la nature et le mode de production des phénomènes de la vie, sont encore, de nos jours, appuyées sur des rapports purement mécaniques. Les physiologistes mécaniciens se divisent en deux sectes, les humoristes et les solidistes. Les premiers, qui sont assez rares aujourd'hui, reconnaissent Galien pour leur chef ; ils voyaient dans les quatre humeurs qu'ils

---

(1) *Lettres philosophiques sur l'intelligence des animaux*, page 258.

admettaient, le sang, la bile, l'atrabile et la lymphe, les causes de toutes les maladies, des phénomènes organiques les plus importans, des tempéramens, etc. Les seconds considèrent les solides comme les seuls moteurs immédiats de la vie ; et en cela ils ont raison. Mais ce en quoi ils ont tort, c'est de comparer, de confondre trop souvent les lois de l'organisation avec les lois de la matière brute, de la mécanique, les relations des organes avec les rapports des corps inorganiques, la production des phénomènes organiques avec la production des phénomènes chimiques. En preuve de ce que j'avance, je n'ai besoin que de dérouler la nomenclature physiologique, de citer quelques explications. Ainsi nous trouverons parmi les expressions usitées, celles-ci : *ébranlement nerveux*, *commotion*, *secousse cérébrale par suite d'une affection morale*, *crispation nerveuse*, *délicatesse*, *mollesse des nerfs de l'enfant et de la femme ; sécherese*, *tension*, *laxité*, *tension de la fibre*, *tension ou relâchement des solides*. Ainsi, Cabanis nous dit (1) : « Nous savons que son état humide (du cerveau) ou muqueux, sa mollesse, sa fluidité, se lient à des sensations lentes ou faibles ; que sa ténacité, sa fermeté, sa sécheresse, se lient au contraire à des sensations vives, impétueuses ou durables. » Ainsi encore nous voyons tous les jours employer des remèdes pour *adoucir*, *amollir*, *relâ-*

(1) *Rapports*, *etc.* tome I, page 413.

cher, *astreindre*, *tanner même* ; opposer de la gomme, de l'huile, du muqueux à des phlegmasies aiguës, comme si l'on voulait oindre la partie malade ; considérer le froid comme un corps astringent qui, refoulant le sang et les humeurs à l'intérieur, y détermine les phénomènes qui lui sont propres, etc. Les exemples de cette nature se multiplieront suffisamment dans la suite pour que je puisse me dispenser de m'y arrêter ici davantage.

Disons-le néanmoins : depuis le grand Haller jusqu'à nos jours, les meilleurs esprits ont fait des efforts constans pour débarrasser la science de la vie de ce monstrueux mélange des doctrines du spiritualisme et du mécanicisme ; les immenses travaux du vénérable et illustre professeur Chaussier, des Cabanis, des Bichat, des Legallois, des Richerand, des Magendie, en France, et de savans célèbres des autres pays, ont opéré une importante révolution dans la physiologie, en jetant les fondemens des doctrines de l'*organicisme*, c'est-à-dire en fondant l'étude de cette science sur l'observation des lois propres à l'organisation, de l'action des organes, de leurs fonctions, de leurs relations, etc. Aujourd'hui les faits sont nombreux, les méthodes plus sûres, les préjugés et la routine moins puissans ; tout enfin favorise l'avancement de la physiologie.

Organicisme. Forces organiques. Organes. Facultés. Fonctions.

Nous appellerons *forces* ou *systèmes organiques*,

l'ensemble des appareils, des instrumens destinés à l'exercice d'une grande fonction, de la respiration, de la circulation, par exemple. Ce mot force est une expression qui me semble plus physiologique que système, qui convient mieux aux dispositions anatomiques des organes; système, peut s'entendre de l'état vivant comme de l'état inanimé, tandis que force indique toujours une puissance actuellement existante. Nous nous servirons cependant de ces deux expressions, et même plus ordinairement de celle le plus généralement reçue.

L'*organe* est un instrument isolément chargé d'un acte spécial faisant toujours partie d'une série d'autres actes qui concourent à l'exercice des grandes fonctions. Ainsi le foie, l'estomac, etc. concourent à l'exercice de la digestion.

Faculté, signifie puissance, et n'est autre chose que le pouvoir, la propriété spéciale d'un organe ; ainsi le foie, le cerveau, un muscle, jouissent des facultés ou propriétés, le premier, de sécréter la bile, le second, de penser, le troisième, de se contracter.

Une fonction n'est que l'exercice d'un, ou d'une série d'organes; ainsi les sécrétions et la digestion sont le foie formant de la bile, les organes digestifs convertissant une portion des alimens en chyle.

Maintenant recherchons quelles sont les forces organiques, les grandes fonctions ou les systèmes qui composent les êtres animés, ou l'organisme.

Quatre de ces forces ou fonctions sont plus particulièrement destinées à la préhension, à la distribution, à l'élaboration des élémens nutritifs ; elles ont donc pour but l'accroissement ou la nutrition de l'individu ; ce sont :

1°. *L'absorption*. Elle se fait au moyen d'un grand nombre de suçoirs et de conduits qui se trouvent en rapport, en contact avec les matériaux nutritifs.

2°. *La circulation*. Une fois les fluides nutritifs introduits dans le corps, ils passent dans le torrent circulatoire, qui les fait parcourir toutes les parties, soit pour subir des changemens dans quelques unes, soit pour porter à toutes des excitans nutritifs ou fonctionnels.

3°. *La respiration*. Dans tous les êtres, les fluides circulatoires ont besoin de recevoir l'action de l'air extérieur; aucun être ne peut vivre sans air: si l'eau n'en contenait pas, les poissons périraient infailliblement: les anciens, convaincus de son utilité générale et indispensable, appelaient ce fluide, *pabulum vitæ*.

4°. *Les sécrétions*. Parmi les sécrétions, les unes *paraissent* servir uniquement à rejeter au dehors des parties qui ne conviennent point aux fluides circulatoires ; les autres, en plus grand nombre, ont des usages particuliers, relatifs à l'exercice d'autres fonctions, ou actions organiques.

Une cinquième grande fonction est relative à la reproduction des êtres ; c'est la génération.

5°. *Génération*. Si le mode de reproduction de

certains êtres est ignoré, si chez d'autres il a lieu par bouture, marcotte, etc. le plus souvent il est le résultat de l'action spéciale d'organes uniquement chargés de cet acte.

Ces cinq forces ou fonctions sont communes à tous les êtres animés. Elles se rencontrent chez tous ceux qui peuvent être soumis à l'observation. De plus, elles sont les seules qui entrent dans la composition de l'organisme des végétaux : c'est de ce fait que sort le principe des caractères qui distinguent ces êtres de ceux qui sont plus compliqués qu'eux, dans lesquels nous allons reconnaître de nouvelles forces, des animaux enfin.

6°. *Fonctions du système nervoso-musculaire.* Une force extrêmement importante, tant par ses fonctions propres, les effets et les conséquences qu'elle a sur tout le système de l'économie, que par son étendue, la complication de son mécanisme, ayant pour double objet de percevoir, d'avoir conscience des qualités des corps environnans, et de donner à l'être la faculté de se transporter vers les lieux qui lui plaisent, ou de fuir ceux qui lui déplaisent, de le mettre enfin en relation avec le monde extérieur, et en partie avec lui-même, constitue essentiellement l'animal, le caractérise, devient la cause première de toutes les modifications, de toutes les différences qu'il présente dans sa forme, son volume, dans la place qu'il occupe dans l'échelle du naturaliste, etc. C'est la force nerveuse, et secondairement, comme une dépendance immédiate de celle-ci, la force musculaire. Ces deux forces sont douées de ces deux facultés, encore dites propriétés vitales, qu'on appelle *sensibilité animale*, *percevante*, qui serait beaucoup mieux nommée *cérébrale*, ou simplement sensibilité, et *contractilité volontaire*.

7°. *Digestion*. Je viens de dire que la force nervoso-musculaire, sur-ajoutée aux autres forces pour faire d'un végétal un animal, modifie ces forces. La première de ces modifications est l'addition d'un septième force qui devient d'une absolue nécessité à l'animal. Le végétal, restant immobile dans un même lieu, puise, au moyen de ses absorbans plongés dans la terre, les élémens nutritifs dont il a besoin. L'animal, au contraire, mobile, se transportant d'un lieu dans un autre, n'ayant aucun rapport extérieur et direct avec la terre, devait avoir dans son intérieur un système particulier destiné à lui préparer ses matériaux de nutrition : c'est aussi ce qui arrive. Ce système se compose d'un canal ayant deux ouvertures, l'une pour l'entrée des alimens, l'autre pour la sortie des fèces, auquel aboutissent divers canaux d'organes, et tous les suçoirs absorbans. Chez quelques animaux il n'existe qu'une ouverture qui sert à l'entrée comme à la sortie des alimens. Les fonctions de ce système se nomment *digestives*.

Voilà les sept forces organiques, les sept grandes fonctions, les sept systèmes d'organes que nous offre l'observation des êtres animés. Ces fonctions ont, en dernière analyse, pour résultat, la *nutrition*, la *reproduction* et *les relations extérieures* des êtres. La nutrition et la reproduction, moins la digestion, se rencontrent seules chez les végétaux ; les animaux ont de plus les fonctions de relation, ou, ce qui est plus juste, une force nervoso-musculaire.

Bichat, frappé sans doute de l'étendue des attributions des fonctions de relation, de la différence de leur mécanisme et de celui des autres fonctions, sépare tous les phénomènes de la vie générale en deux vies, qu'il appelle, l'une, *vie de relation ou extérieure*, et l'autre, *vie intérieure*, *organique*, *etc.* Mais c'est une mauvaise division, de mauvaises dénominations. D'abord, comme le dit très justement M. le professeur Chaussier, il n'y a qu'une vie générale, nous n'avons pas deux vies : en outre, toutes les fonctions sont organiques, intérieures ; si les sensations sont excitées par les objets extérieurs, la digestion reçoit aussi les alimens de l'extérieur, etc. On ne doit donc parler que de fonctions nutritives, reproductrices, sensitives et motrices ou de relation. Nous dirons cependant quelquefois *vie cérébrale*, *gastrique*, etc., pour désigner l'ensemble des modes d'action du cerveau, de l'estomac, etc.

Les physiologistes spiritualistes veulent qu'à une pareille machine, pour qu'elle soit en état de marcher régulièrement et harmoniquement, à une telle complication de causes et d'effets, il faut un régulateur, un principe d'action, un centre d'unité, etc. Je réponds, d'une part, que je n'en vois pas la nécessité, car tout a dû être créé pour un but fixé, une fin déterminée d'avance ; entre deux choses faites pour exister unies, des rapports ont dû être établis ; ces milliers de ruisseaux qui se jettent les uns dans les autres pour former des rivières, des fleuves, des mers, n'ont jamais cessé de couler dans leurs lits, de conserver leurs rapports. De l'autre, que ce régulateur, cette unité vitale, ce principe d'action, se trouvent, chez les animaux, dans le système nerveux, comme nous le verrons dans la suite. Ce système est *l'âme*, *la cheville ouvrière*, *le grand ressort* de la machine animale ; c'est pour lui que tout semble fait, c'est par lui que tout paraît vivre et marcher. Très probablement les végétaux offrent quelque disposition analogue : l'on sait même que des naturalistes considèrent comme des organes nerveux certaines parties intérieures de ces êtres.

Caractères différentiels des végétaux et des animaux.

Tous les êtres animés forment une chaîne tellement suivie qu'il est impossible de les diviser en classes sans arbitraire, sans exceptions. Le principe de la distinction des animaux d'avec les végétaux, la possession par les premiers d'un système sensitif et locomoteur, paraît, au premier abord, un caractère rigoureux de séparation ; cependant lorsqu'on en vient à l'application, l'on rencontre des familles entières d'animaux qui ressemblent autant aux plantes qu'aux êtres de leur classe, d'autres chez lesquels on ne trouve pas de traces ni de nerfs, ni de muscles, etc. Aussi, pour parvenir à quelque chose de satisfaisant sous le rapport de la classification, les naturalistes sont-ils obligés de prendre pour modèles caractéristiques des classes les espèces plus ou moins éloignées les unes des autres, et de ne point omettre de faire connaître les cas exceptionnels des règles qu'il est utile d'établir. Après donc avoir indiqué les caractères les plus saillans des végétaux et des animaux, nous exposerons les cas intermédiaires aux uns et aux autres.

1°. *Caractères des végétaux.* Les végétaux offrent ce caractère essentiel, et qui provient au reste de ce fait, que, fixés au sol, ils attendent tout de l'influence du dehors, sans pouvoir se diriger beaucoup vers les objets à leur convenance; c'est que tous leurs organes, toutes leurs fonctions sont extérieures, se font par le dehors. Ainsi leurs suçoirs absorbans placés à l'extrémité de nombreux filamens s'enfoncent dans la terre; leurs organes respiratoires consistent en une multitude de vaisseaux appelés *trachées*, qui s'ouvrent à la surface des feuilles, de l'écorce, etc.; leurs sécrétions se font souvent vers les organes de la reproduction, ou bien sur l'écorce; la reproduction enfin, qui consiste dans la floraison, la fécondation, la fructification, n'est pas moins extérieure. Les végétaux sont donc immobiles, constamment fixés au sol qui les voit naître, insensibles, c'est-à-dire n'ayant point conscience des impressions extérieures, ou en d'autres termes, ils n'ont ni muscles, ni nerfs; ils n'ont point de système digestif, ou d'organes intérieurs destinés à extraire de substances étrangères, les élémens nutritifs : presque tous sont hermaphrodites, le même individu, la même fleur, réunissent les organes mâles et les organes femelles; ces organes sont annuels, ils ne servent qu'une fois; ils fournissent au botaniste les meilleurs caractères pour la classification des espèces du règne végétal.

2°. *Caractères des animaux.* Les animaux sont sensibles et locomotiles, ils ont des nerfs et des muscles; toutes les autres fonctions sont intérieures, cachées; leurs organes sont renfermés dans de grandes cavités. Ils ont des organes digestifs; *leurs racines sont à l'intérieur*, comme le dit Hippocrate; chez le plus grand nombre la respiration a lieu au moyen d'organes spéciaux, recevant d'un côté le sang, et de l'autre le fluide aérien; les sexes sont ordinairement séparés; les organes sexuels sont persistans, et ne fournissent presque aucun caractère de classification; ils sont, sous ce dernier rapport, remplacés par les systèmes nerveux et musculaire. Les plus parfaits ont un agent principal de circulation.

3°. *Exceptions.* Darwin (1) attribue aux plantes des sensations, quelques sentimens, et même un certain degré de puissance volontaire, un *sensorium*

---

(1) *Zoonomie.*

commune; il cherche à appuyer son opinion sur plusieurs faits très remarquables et généralement connus. Il cite ceux-ci : pour l'existence des sensations, la sensitive, dont les feuilles se ferment et se rapprochent de la tige dès qu'on les touche, la dionæa muscipula, dont les feuilles, garnies d'épines, se ferment, emprisonnent et tuent l'insecte qui vient les piquer; le drosera, dont les feuilles, l'épine vinette, la classe nombreuse de la syngénésie, dont les étamines sont de même sensibles aux impressions mécaniques; ces plantes possèdent, suivant lui, un sens du toucher; il ajoute qu'il est probable qu'elles ont un sens de l'odorat. Ce qu'il y a de vrai, c'est que les insectes ont ce sens, quoiqu'on ne lui trouve pas d'organe particulier; on le suppose à l'entrée de leurs trachées. Pour l'existence des sentimens : il est certain, dit-il, que les végétaux possèdent les sentimens du chaud et du froid, de la sécheresse et de l'humidité, de la lumière et de l'obscurité, car ils ferment quelquefois leurs pétales par la présence du froid, de l'humidité et de l'obscurité, et les ouvrent dans des circonstances contraires; ils savent aussi reconnaître les bonnes veines du terrain où ils vivent, etc. Pour l'existence de la puissance volontaire : la valisneria approche encore plus de l'animalité; les fleurs mâles, qui sont sous l'eau, se détachent au moment de la fécondation, viennent ensuite nager à sa surface pour rencontrer les fleurs femelles. Darwin trouve que cette puissance volontaire est très développée dans les mouvemens circulaires des cyrrhes de la vigne, et autres plantes grimpantes, ainsi que dans les efforts des plantes pour tourner la face supérieure de leurs feuilles ou de leurs fleurs vers la lumière, leurs racines vers les endroits les plus fournis d'élémens nutritifs. Enfin on peut ajouter, dit-il, que les végétaux ont un sommeil véritable, et que le sommeil est un acte des organes sensitifs et locomoteurs, c'est le repos de ces organes: aucun autre organe ne présente un pareil phénomène.

Certes, sans adopter les opinions de Darwin touchant ces facultés des végétaux, du moins ne doit-on pas négliger de les rapprocher en certains points de celles des animaux avec lesquelles elles ont quelque analogie. Les fauteurs de l'automatisme des animaux, qui prétendent tout attribuer, dans les déterminations de ces êtres, aux circonstances extérieures, et rien à une puissance appréciatrice des motifs, et volontaire, devraient en cela les assimiler aux végétaux. Cependant, dire que les phénomènes des végétaux dont nous venons de parler dépendent d'irritations extérieures, puisqu'on peut tromper les plantes par la lumière artificielle, faire pour eux, par ce moyen, du jour la nuit, et de la nuit le jour, comme l'a expérimenté M. Decandolle, puisqu'elles sont susceptibles de changer d'habitudes en changeant de climat, etc., ce n'est point en expliquer la cause véritable. Je demanderai, par exemple, si la série des actes qui découlent de la vie, ne consistent pas en irritations déterminées sur nos organes par des excitans extérieurs, si les animaux ne perdent point leurs habitudes en changeant de climat, si beaucoup de personnes ne font pas de la nuit le jour, et du jour la nuit, si les animaux ne sont jamais trompés par les circonstances extérieures, etc.

L'on demande où sont les organes des plantes qui remplacent, pour la production de ces phénomènes, les organes qui en sont chargés chez les animaux. Mais je demande, à mon tour, si nous les trouvons dans les animaux inférieurs. D'ailleurs j'aurai occasion de revenir sur ce point important de physiologie.

Si les végétaux jouissent de propriétés qui les rapprochent des animaux, des espèces de ceux-ci sont peut-être plutôt des végétaux que les plantes elles-mêmes. C'est ce qui a fait dire à des philosophes que la série des êtres animés forme deux grands cônes qui se touchent par leur sommet, et sont distincts par leur base. Ainsi il existe un grand nombre d'animaux qui n'ont point la faculté de se mouvoir pour changer de lieu, qui sont à peine sensibles : tous les zoophytes sont dans ce cas; ils sont fixés à des rochers, et l'eau leur apporte leurs alimens : quelques mollusques acéphales, tels que l'huître, vivent à peu près aussi de cette manière. Ces zoophytes n'ont point de canal alimentaire, ils se nourrissent par imbibition, comme on le voit pour les éponges, les méduses, etc.; ils se reproduisent par bouture, marcotte, etc.

Ce peu de considérations suffit sans doute pour démontrer l'illusion et l'arbitraire des divisions scolastiques, et le point de vue sous lequel on doit les envisager pour échapper au danger d'erreurs non moins graves que celles qui naîtraient de la confusion des espèces.

Je devrais peut-être placer ici quelques considérations sur la classification des animaux, pour déterminer la place qu'occupe l'homme dans l'échelle des êtres. Mais comme le principe de cette classification est fondé sur les dispositions des systèmes nerveux et musculaire, objet spécial de nos recherches, nous reviendrons sur ce sujet dans un autre lieu.

Propriétés organiques. Propriétés communes à tous les organes.

Toutes les forces organiques (chargées des fonctions générales), *tous les organes* (qui concourent à l'exercice de ces fonctions) *jouissent des mêmes propriétés générales, sont régis par de semblables lois, soit dans leurs actions relatives à l'exécution de leurs fonctions, soit dans les autres modes d'action qui leur sont propres: la différence des effets et des résultats observés dans chacun ne tient absolument qu'à la différence primitive d'organisation, à la destination différente de chacun.* Telle est une vérité incontestable de la science physiologique de la plus haute importance pour l'étude des phénomènes de l'homme, et qui sera démontrée jusqu'à l'évidence dans le cours de nos discussions sur les fonctions du système nerveux, et notamment du cerveau. C'est pour l'avoir méconnue, n'en avoir tenu aucun compte, que des physiologistes peu instruits des rapports de leur sujet, que d'ignorans et présomptueux théologiens, que des métaphysiciens subtils et étrangers à la connaissance des lois de l'organisme, ont tant retardé les progrès de la science de l'entendement humain, et n'ont laissé sur la route qu'ils ont péniblement parcourue, qu'erreur, indécision, obscurité profonde; d'où il est résulté les plus graves inconvéniens pour l'éducation, la législation, la morale universelle des peuples. C'est à développer, à mettre dans tout son jour cette science que doivent désormais tendre les efforts de l'observateur jaloux de prendre la nature pour guide, ami constant du vrai, bien pénétré de cette conviction que la vérité est préférable à l'erreur, et que tôt ou tard, lorsqu'elle vient à être bien connue et appréciée, elle ne peut qu'être utile au genre humain, tandis que les préjugés et la routine sont les véritables, les plus puissantes causes de ses malheurs.

Ces propriétés, ces lois générales à tout l'organisme sans exception, sont celles-ci :

1°. *La caloricité*, ou propriété de développer de la chaleur. Bichat en a fait une fonction qu'il a appelée *calorification*. Mais il n'y a point de fonction qui n'ait son organe spécial ; ce n'en est donc pas une. M. le professeur Chaussier en a fait une propriété vitale : c'est en effet là son caractère, si par vitale l'on entend, comme il est probable, qu'elle est inhérente à l'organisme vivant. Les chimistes ont attribué le développement de la chaleur dans les êtres vivans, à la transformation des fluides en solides, et chez les animaux, à la respiration, à la transformation du sang noir en sang rouge. Ces opinions ne sont rien moins que prouvées; ce que nous savons de positif, c'est que chez ces derniers elle est presque entièrement subordonnée à l'influence nerveuse et à l'influence de la circulation sanguine.

2°. *La propriété de se nourrir*, c'est-à-dire de choisir et de s'approprier, dans les fluides circulatoires, les parties convenables à chaque partie. Les auteurs font encore de cette propriété une fonction; mais comme la précédente, elle est propre à toutes les parties, et n'a aucun siége organique spécial: ce n'est donc pas une fonction.

3°. *L'irritabilité.* Cette propriété constitue essentiellement la vie de l'organe; par elle il apprécie les différens stimulans ou excitans avec lesquels il est mis en rapport, en reconnaît la nature, et réagit d'une manière quelconque sur eux, soit 1°. pour s'en approprier des parties, si ce sont des élémens nutritifs; 2°. pour les chasser de son tissu, s'ils ne doivent point y rester; 3°. pour exercer sa fonction, si ce sont ses stimulans de fonction. Cette propriété a été appelée *sensibilité organique*, par Bichat. Mais outre que tout, dans l'économie est organique, si l'on veut s'entendre dans le langage physiologique, l'on réservera l'expression de sensibilité à cette partie des fonctions du système nerveux, destinée à la perception des sensations. Chaque organe a son irritabilité propre, en rapport direct avec son mode de nutrition, la nature de ses fonctions, etc.; en sorte qu'il n'est affecté d'une manière convenable que par ses stimulans propres.

4°. Toute fonction est produite par le concours indispensable de deux choses : de dispositions organiques, d'une part, et de l'autre, de stimulans ou excitans fonctionnels. De l'action qui a lieu résulte une modification particulière apportée à l'excitant, qui le rend propre à remplir sa destination.

5°. Un organe n'est chargé que d'une seule fonction.

6°. Tout acte, toute fonction est le produit de l'action d'un organe.

7°. Les organes ont une existence libre en certains points, dépendante en certains autres. Cette liberté et cette dépendance varient suivant une foule de circonstances que nous ferons connaître.

Nous reviendrons à l'examen de plusieurs de ces propriétés et de ces lois, lorsque nous en ferons l'application à l'étude du système nerveux.

Nous diviserons notre travail en deux parties : nous traiterons dans la première, des fonctions du système nerveux; et dans la seconde, des relations de ce système avec les autres organes, soit qu'il agisse sur eux, soit qu'ils agissent sur lui. Nous ne nous astreindrons néanmoins pas à respecter toujours cette division ; nous renverrons quelquefois dans une partie des articles appartenans plus naturellement à l'autre, lorsqu'il résultera des avantages de cette transposition.

PREMIÈRE PARTIE.

FONCTIONS DU SYSTÈME NERVEUX.

Il est singulièrement remarquable combien l'homme se complaît toujours à trouver l'unité de pouvoir partout où il rencontre l'unité d'action, et semble craindre de s'inquiéter comment il pourra se faire que des forces agissant séparément, mais unies entr'elles par des liens quelconque, conserveront des rapports propres à entretenir une harmonie générale. En physiologie il veut un principe vital, un principe intellectuel unique ; en politique il aime la centralisation de la puissance, etc. De cette idée en naît une autre relativement aux agens d'exécution : c'est qu'il s'habitue très facilement à faire dériver ces agens et leurs actes d'agens auxquels ils sont subordonnés. Une formation primitivement générale de machines compliquées s'arrange mal, et avec la filiation, la production successive de ses perceptions et de ses sensations, et avec la succession de ses déterminations et de ses œuvres. C'est ainsi que les anatomistes parlent sans cesse de parties qui procèdent les unes des autres, de vaisseaux qui naissent du cœur et distribuent des branches ou des rameaux, de nerfs sortant du cerveau, ou de tel tronc nerveux, etc.; comme si les uns et les autres ne dataient pas de l'origine du corps lui-même! Et qu'on ne dise pas que ce ne soit là qu'une chicane de mots, que ce langage figuré ne change pas la nature des choses, l'on se tromperait. Si les idées influent sur le langage, Condillac a parfaitement démontré que le langage n'influe pas moins sur les idées. A force de répéter que tous les nerfs naissent du cerveau, on a nécessairement été entraîné à admettre cette conséquence, que cet organe est l'unique agent de la puissance nerveuse, et peut-être cette autre, qu'il est inutile de chercher à s'assurer si le contraire n'a pas lieu. (1)

---

(1) L'opinion que je viens d'énoncer, touchant le mode de formation et de développement du corps, ne me paraît pas vraisemblable en plusieurs points: elle est pourtant généralement adoptée. L'on pense que le germe, que la molécule organique qui va devenir un être, contient les linéamens de toutes les parties, que c'est l'être en infiniment petit. Cette opinion tient probablement à cette autre des anciens, qui croyaient que la semence provenait de tous les organes. On sait aussi que Buffon admettait que chaque partie du corps concourait à la formation de la même partie du fœtus, quoiqu'on voye tous les jours des borgnes et des boiteux faire des enfans très complétement organisés. Je dis qu'il ne me paraît pas vraisemblable que le germe soit composé des linéamens de tout le corps: le raisonnement et l'observation démontrent le contraire. Il est en effet difficile de se figurer une molécule, qui dans le principe a dû être d'une petitesse extrême, contenir autant d'autres molécules que l'organisme renferme d'appa-

Willis est le premier, je crois, qui ait remarqué que tous les nerfs ne jouissent pas des mêmes propriétés; que les uns ont une action constante et indépendante de la volonté; et que les autres, qui éprouvent des interruptions d'action, servent aux sensations

---

reils et d'organes. Ensuite il est bien certain 1°. qu'en observant le fœtus humain croître, l'on voit bien manifestement des parties se surajouter aux autres, les membres apparaître sous la forme de points, puis de moignons qui s'allongent, etc.; 2°. que les animaux présentent des faits encore plus concluans; telles sont les différentes transformations des insectes qui changent à chaque fois au point que le même individu ne se ressemble plus à lui même; la transformation du têtard, animal herbivore, et qui pour cela possède un canal alimentaire proportionné, en grenouille, qui, à son tour, est carnivore, et possède de même des organes digestifs en rapport avec ce nouvel état; le têtard perd ses mâchoires, ses branchies, sa queue, des poumons remplacent les branchies. Un phénomène peut-être encore plus remarquable, c'est la régénération de parties qui ont été enlevées, comme cela arrive pour les deux grosses pates de l'écrevisse, pour la tête du limaçon, selon Spallanzani, pour les vers et autres animaux dont chaque portion séparée devient un animal parfait. Or, je demande comment faire càdrer ces faits avec la préexistence de l'organisme complet dans le germe, s'il se trouve deux pates dans celui de l'écrevisse, d'où viennent celles qui repoussent, en cas de malheur? Il en est de cette opinion comme de celle de la préexistence des germes disséminés ou emboités; elles ne sont fondées ni l'une ni l'autre: seulement nous ignorons, et probablement nous ignorerons encore long-temps beaucoup de choses sur un sujet d'une telle obscurité.

et aux mouvemens volontaires. Il faisait naître les premiers du cervelet qu'il supposait continuellement actif, et les seconds du cerveau, tour à tour dans l'état de veille et de sommeil.

Haller considéra la faculté contractile, qu'il appela *vis insita*, ou, d'après Glisson, *irritabilité*, comme inhérente à la fibre musculaire : mais il admit qu'elle devait être excitée par un stimulus propre, qui est l'influence nerveuse. Il regarda les mouvemens des autres organes comme indépendans de cette influence, et excités seulement par les stimulans de fonction, le cœur par le sang, l'estomac par les alimens, etc. Dans cette dernière supposition il n'est tenu aucun compte de l'action des nerfs reçus par ces mêmes organes, et l'on ne conçoit guère la possibilité qu'ils soient directement influencés par le cerveau.

Scarpa, Prochaska, soutiennent que la puissance nerveuse est produite dans tout le système nerveux, et peut y exister quelque temps indépendamment du cerveau; les expériences galvaniques tendent à confirmer cette manière de voir.

Bichat est celui qui a le mieux fait connaître la division principale du système nerveux. Il a démontré jusqu'à l'évidence que les trisplanchniques, ou ce qu'il a appelé le système des ganglions, non seulement ne procèdent pas du cerveau, mais, comme l'a remarqué Willis, jouissent de propriétés physiques et organiques bien différentes des nerfs plus spécialement en rapport avec cet organe dans l'exercice immédiat de ses fonctions, et ne forment même pas un ensemble; un tout dont les parties dépendissent les unes des autres, puisqu'ils se composent d'une foule de centres, de plexus, de ganglions, plus ou moins isolés, communiquant le plus souvent entr'eux par des filets, quelquefois entièrement séparés. Il a donc rangé, d'un côté, le cerveau, les nerfs des sens et des mouvemens volontaires, comme chargés des fonctions de relation extérieure, et de l'autre, les nerfs ganglioniques comme chargés plus particulièrement de présider à l'exercice des fonctions qu'il désignait par l'expression de vie organique. Mais cette division est loin, pourtant, d'être rigoureusement exacte; et la nature qui semble toujours se jouer de nos classifications par des exceptions, des cas intermédiaires, ne se montre pas ici sous un autre aspect. Ainsi nous verrons des nerfs *dits* cérébraux porter aux organes respiratoires et digestifs le stimulus nerveux essentiel à leur action, la moelle épinière exercer une influence peut-être plus immédiate encore sur l'action du cœur; et d'autre part nous verrons les nerfs ganglioniques, dans certaines circonstances, devenir des instrumens sensoriaux.

Après les travaux de Bichat, l'on continuait à considérer les appareils nerveux cérébro-rachidiens comme un *tout*, dont le cerveau placé en tête était regardé comme le distributeur général. Les docteurs Gall et Sparzheim, dont les savantes recherches anatomiques sur cet objet ont opéré une véritable révolution à l'avantage de la science, ont démontré et établi comme une vérité incontestable, par les faits les plus saillans, qu'*aucun nerf ne naît d'un autre nerf ni du cerveau; que les nerfs ne font que communiquer entr'eux et avec cet organe pour l'exercice de leurs fonctions.* Ils ont en même temps fait l'application à l'action des appareils nerveux de cette loi générale à toute société, à l'organisme lui-même; qu'*un agent acquiert d'autant plus de prépondérance et d'influence sur les agens avec lesquels il a des rapports, que sa puissance particulière est plus augmentée.* C'est pour cette raison que chez l'homme et les animaux des classes supérieures le cerveau maîtrise presque entièrement les forces nerveuses qu'il a sous ses ordres, en sorte que tout nerf séparé de lui ne transmet plus ni impressions sensoriales, ni détermination de la volonté; c'est aussi pour cette raison que chez ces êtres le système nerveux le plus important par ses attributions nobles, étendues et variées, est tellement au-dessus des autres systèmes organiques que ceux-ci n'en sont plus réellement que des dépendances, se trouvent, vis-à-vis de lui, des instrumens destinés à l'accomplissement de ses désirs et de ses besoins.

Envisagées indépendamment de toute disposition anatomique, les attributions du système nerveux sont de deux sortes : les unes ont pour objet la perception des impressions reçues par les extrémités nerveuses, la formation des idées, la manifestation des qualités morales, la transmission et l'exécution des déterminations et des volitions; nous les comprendrons sous le nom de *fonctions sensoriales*, *intellectuelles et morales*, *et locomotiles*, *du système nerveux*, ou simplement sous celui *de fonctions intellectuelles de ce système*, etc. (nous regardons ici les muscles et les os comme des agens d'exécution des nerfs). Les autres ont pour objet de présider à l'exercice des fonctions des autres forces organiques, de leur fournir une stimulation indispensable à leur action, à leur vie.

Les premières seules nous occuperont maintenant; les secondes seront plus naturellement placées parmi les relations sympathiques du système nerveux; nous les renvoyons donc dans la deuxième partie de cet ouvrage.

FONCTIONS INTELLECTUELLES DU SYSTÈME NERVEUX.

Lorsque je commençai à m'adonner à l'étude de ces fonctions de la science psycologique, j'éprouvai bien peu de satisfaction de ce que j'en pus apprendre, soit dans les cours de physiologie, soit dans les livres les plus vantés sur ce sujet. Je me dégoûtai tellement de m'y livrer, que je me contentai de retenir quelques expressions des plus communes, pour n'y point paraître tout-à-fait étranger. Plus tard, quand des circonstances m'eurent placé dans une voie plus méthodique, plus sûre et plus facile, je pus me rendre compte des causes du dégoût dont j'avais été pris, causes qui gisaient entièrement dans la manière dont on considérait cet objet. On considérait toujours les fonctions du système nerveux trop isolément des autres fonctions ; on étudiait les lois de leur mécanisme à part, et comme si elles n'eussent point eu de pareilles dans l'économie. Je remarquai en outre qu'à l'occasion des sensations, l'on s'occupait plutôt de faire des leçons d'optique ou d'acoustique que des leçons de physiologie. Je le dis hautement, c'est dans les leçons et dans les ouvrages du docteur Gall que je me suis réconcilié avec l'étude des plus nobles attributions de l'homme, que j'ai appris à me familiariser avec leur connaissance ; c'est depuis ce temps seulement que je m'en suis occupé avec prédilection, que j'ai su profiter des veilles des auteurs ; c'est sans doute aussi à ces leçons que je dois d'avoir fait des recherches sur les autres attributions des nerfs. Ceux qui ne voient, ou plutôt qui ne supposent dans les travaux de ce savant que des échafaudages hypothétiques, qu'une doctrine *de bosses*, que des divisions du crâne *en compartimens*, seront peut-être étonnés de cet éloge ; qu'ils lisent et méditent les ouvrages de M. Gall, voilà ma seule réponse. D'ailleurs ils verront que je suis loin de penser que ce savant célèbre n'ait point erré, qu'il ait seul été dans le chemin de la vérité, que personne n'ait, avant lui, parlé de ce qu'il regarde comme les fondemens de sa doctrine ; sous ce dernier rapport, je lui reprocherai même d'avoir été trop avare de citations textuelles, lorsqu'elles auraient pu lui faire perdre de ses droits de novateur (1). Après

(1) Ceci me rappelle combien peu de personnes lisent at-

les travaux de M. Gall je placerai les ouvrages de Bonnet ; ils devraient être placés avant, si l'on avait égard qu'ils ont été publiés à une époque bien antérieure. Ce savant naturaliste, ce philosophe, qui écrivait il y a près de soixante ans, a exposé les plus saines idées sur le siége et le mécanisme de l'intelligence. Tant qu'il se tient sur le domaine de la physiologie, ses opinions sont conformes à l'observation ; ce n'est que lorsqu'il se jette dans les questions métaphysiques, qu'il s'oublie et déraisonne comme un métaphysicien. Nous citerons de lui des passages très remarquables, et qui pourront ne pas toujours faire plaisir à M. Gall. Si Cabanis avait écrit avant Bonnet, ses *Rapports du physique et du moral* offriraient beaucoup plus d'intérêt qu'ils n'en offrent réellement. J'ose le dire, Cabanis n'a pas jeté d'aussi vives lumières sur le sujet qu'il a traité, qu'on le croit généralement ; avec quelques vérités déjà connues, il a reçu et con-

---

tentivement et jugent consciencieusement un livre. L'on s'en tient, pour l'ordinaire, à parcourir un compte rendu, ou la table des matières, ou bien l'on feuillete quelques chapitres ; l'on en retient ainsi l'idée principale, qui paraît souvent exclusive et fausse, séparée, qu'elle est, des idées accessoires qui la justifient, et l'on prononce hardiment une opinion sur ce livre. Il m'est arrivé bien des fois de couper court à des objections prévues et résolues avec soin et victorieusement par l'auteur lui-même, en faisant cette seule question préjudicielle : Avez-vous lu, connaissez-vous l'onvrage dont vous me parlez ? Non. Eh bien ! ne discutons pas.

sacré un grand nombre d'erreurs qui règnent aujourd'hui, et que nous aurons continuellement à combattre. Il a eu le mérite de bien dire toutes les choses bonnes et mauvaises qu'il a eues à dire. Il n'est pas à comparer à Bonnet, surtout si l'on considère qu'il a pu prendre celui-ci pour modèle. Un auteur trop peu consulté a fait de précieuses observations sur l'intelligence des animaux, et s'est élevé à des vues physiologiques intéressantes sur celle de l'homme; je veux parler de Georges Leroy, qui écrivait peu de temps après Bonnet. Nous ne serons pas sans mettre à contribution ses *Lettres philosophiques sur l'intelligence des animaux*.

Pour éviter de retomber dans les inconvéniens que j'ai reconnus par ma propre expérience, nous ferons rentrer, sans réserve, la psycologie dans la physiologie générale ; nous ne ferons aucune distinction, quant au mécanisme, entre l'exercice des organes intellectuels et celui des autres organes; nous ferons aux premiers une entière application des lois générales, des règles qu'observent les seconds dans leur action. J'ai annoncé que je ferais un fréquent usage des méthodes synthétiques : ce sera surtout dans cette partie de mon travail que je procéderai de la sorte. Chaque point que nous allons examiner sera précédé d'une proposition synthétique de physiologie générale, démontrée par des faits tirés de l'observation des fonctions les mieux connues. Ce n'est qu'ensuite de cela, ce n'est qu'en partant de principes positifs et féconds en résultats généraux, que nous aborderons avec confiance les questions qui passent pour les plus difficiles et les plus abstruses, que nous éclaircirons, je l'espère, quelques unes de ces questions.

Je diviserai ce sujet en deux sections : dans la première, je m'occuperai du siége et du mécanisme général de l'intelligence chez l'homme et les animaux ; dans la seconde, je parlerai des différences que présente l'intelligence, dans plusieurs circonstances particulières de l'existence du cerveau, telles que les âges, les sexes, les climats, etc. etc.

PREMIÈRE SECTION.

SIÉGE ET MÉCANISME DE L'INTELLIGENCE.

Sommaire de cette Section.

Le cerveau est le siége immédiat de l'intelligence ; c'est lui qui perçoit les impressions, les irritations reçues par les extrémités nerveuses, qui pense, veut et commande les déterminations, les mouvemens volontaires. Il est le siége des affections et des passions. Les nerfs sont ses agens, les uns pour lui transmettre les irritations qu'ils reçoivent, les autres pour porter au loin l'expression des volitions. Le nombre et l'étendue des opérations intellectuelles sont relatifs, chez l'homme et les animaux, à l'organisation du cerveau, comme le prouve la comparaison graduelle de ces êtres faite sous ce rapport. L'intelligence résulte du concours indispensable de dispositions organiques cérébrales, innées, et d'excitans extérieurs produisant des irritations, des impressions sur les extrémités nerveuses. Il n'y a donc point d'idées innées; mais le réceptacle intellectuel ne peut non plus être comparé à une table rase, à de la cire molle susceptible de recevoir toutes les espèces d'impressions. La puissance intellectuelle n'est point unique; ses différentes facultés, qui ne sont pas celles admises par les métaphysiciens, doivent avoir des siéges distincts dans le cerveau.

Les différens faits que je viens d'indiquer ne seront point exposés, mais doivent cependant plutôt être conçus dans l'ordre précédent.

Loi de l'Organisme.

Toute fonction, toute action de l'organisme, se composent d'élemens qui sont: 1°. *des dispositions organiques innées, des organes disposés primitivement, doués des facultés propres à l'exercice de cette fonction ou de cette action;* 2°. *des excitans extérieurs aux organes; et offrent un résultat quelconque qui ne peut jamais être inné.*

Examinons d'une manière générale ces dispositions, ces excitans, ces résultats.

1°. *Dispositions organiques innées.* Nous ne connaissons les causes finales d'aucune chose, le but de la création des êtres est pour nous un mystère impénétrable : aussi tout philosophe doit-il s'abstenir de faire des recherches sérieuses pour éclairer ces ténèbres. Mais ce qui n'est point mystérieux pour nous, c'est la fin de chaque être, déterminée par son organisation. L'observation des siècles confirme cette imposante vérité : que les classes, les genres, les espèces et les individus ont conservé les mêmes caractères organiques, partant les mêmes facultés, et n'ont point changé de place dans l'échelle animale et végétale ; il y a eu succession, engendrement, déroulement, déboitement, si l'on veut, mais constamment dans la même ligne individuelle, sans variations bien marquées, puisqu'elles ne sont point apparentes encore pour nous. L'être reçoit avec la fécondation les dispositions nécessaires à l'objet de sa destination. Le poisson naît avec des branchies, l'oiseau avec des ailes, l'homme avec un cerveau propre aux travaux de la pensée, à la manifestation de sentimens nombreux. Tous les organes sont disposés, configurés de manière à se trouver en rapport avec les circonstances extérieures qui devront exciter leur action ; le végétal et quelques animaux inférieurs resteront attachés au sol, les matériaux nutritifs viendront à eux ; les animaux devront transporter avec eux leur nourriture, ils seront pourvus d'organes capables de la recevoir et de la contenir ; les uns se nourriront d'autres animaux ; pour cela ils seront pourvus de sens excellens pour apercevoir leur proie, de plus d'intelligence pour lui tendre des piéges, de muscles actifs pour l'atteindre, de mâchoires garnies de dents *laniaires* pour la déchirer, d'un canal intestinal court et peu renflé pour la digérer; d'autres seront herbivores et n'auront besoin ni de beaucoup d'intelligence, ni de mouvemens prompts pour se saisir de végétaux, passifs à leur action; ils auront un long canal alimentaire, plusieurs estomacs, des dents incisives et molaires, parce que ces alimens demandent une plus longue préparation. Tout est donc prévu; il y a donc une harmonie parfaite entre l'organisation des êtres et les objets avec lesquels ils doivent avoir des relations; l'animal a un cœur, parce que les liquides devront circuler; ce ne sont pas les liquides qui font le cœur, qui l'organisent, qui distribuent les cavités et les ouvertures qu'ils traverseront, mais cette organisation, ces cavités et ces ouvertures sont établies primitivement et en vertu de la puissance génératrice pour remplir un but déterminé. Les dispositions organiques sont d'un côté tellement fixes, immuables, capables de résister aux influences extérieures; et de l'autre, tellement liées, enchaînées, subordonnées dans le même individu, que le naturaliste pourra, à la seule inspection de certaines parties prises isolément, remonter aux principaux caractères de l'ensemble. Ainsi donnez-lui le condyle de la mâchoire d'un mammifère, et il saura s'il appartient à un carnivore, à un herbivore, ou à un rongeur, suivant qu'il sera aplati transversalement, ou d'avant en arrière, ou arrondi; de là il déduira les conséquences d'organisation relatives à la conformation de ces animaux. Le botaniste ne considère presque que le nombre et la position des organes sexuels des plantes pour les distinguer et les reconnaître. Le naturaliste obtiendra de semblables résultats de l'observation de presque toutes les parties de l'animal et du végétal, mais surtout des organes sensoriaux, intellectuels et locomoteurs du premier, et des organes sexuels du second.

En somme, les dispositions organiques, les organes sont l'élément fondamental des fonctions; ceux-ci sont primitivement conformés et doués des facultés qu'ils auront à exercer dans tout le cours de la vie, rien ne peut les changer; ils peuvent tout au plus être *modifiés* dans leur action, comme nous l'allons dire.

2°. *Excitans*. L'organisme de l'être vivant, avons-nous dit, se compose de forces, de puissances, d'instrumens *modificatifs*, en plus ou en moins, des lois générales qui régissent la matière inorganisée ; d'où il suit que l'action de ces forces, puissances ou instrumens, suppose nécessairement des résistances à vaincre, des corps à modifier; ce sont ces résistances, ces corps, ou agens quelconques, que nous appelons *excitans*. « Les parties vivantes ne sont telles (1) que parce qu'elles reçoivent des impressions, et que ces impressions occasionnent des mouvemens qui leur sont relatifs. » Sans la présence d'excitans, sans irritations produites par eux sur les organes, il n'y a donc

(1) CABANIS, tome II, page 421.

point d'exercice vital, les facultés organiques ne sont point mises en jeu; sans alimens point de digestion; sans air atmosphérique point de respiration, etc. Bien plus, l'organisme de l'animal ne peut se passer de certaines excitations sans être frappé de mort, comme cela arrive toutes les fois, par exemple, que le cerveau cesse quelques instans de recevoir l'impression d'un sang convenablement préparé. Par une raison analogue, si les excitans ne sont plus en rapport avec les facultés organiques, ou les facultés avec leurs excitans, il y a désharmonie et tendance à l'état pathologique. C'est sur ce fait général que repose entièrement l'art d'entretenir la santé et de guérir les maladies.

Ces excitans sont de deux sortes : les uns sont plus spécialement destinés à l'exercice des facultés organiques; tels sont les alimens pour l'estomac, le sang pour les glandes, les impressions sensoriales pour le cerveau, etc. Il en existe à peu près autant de nature différente qu'il existe d'organes; je dis à peu près; car le sang est l'excitant de toutes les glandes, du cœur, etc. Les autres, plutôt relatifs à la vie intérieure des organes, ne sont qu'au nombre de deux : le sang, véhicule des élémens nutritifs et stimulant indispensable de la puissance nerveuse, et l'influence nerveuse elle-même, indispensable à l'action de toutes les parties. Nous nommerons en général les premiers, excitans ou stimulans *propres*, *particuliers*;

ou de *fonction ;* et les seconds, excitans ou stimulans *généraux* ou *d'action.*

3°. *Résultats fonctionnels.* Du contact, de l'action des excitans et de la réaction des organes résultent des changemens, des modifications dans l'existence des uns et des autres, quelquefois des produits nouveaux, doués de propriétés particulières. L'action organique se compose nécessairement de séries de mouvemens plus ou moins multipliés, de diverse nature. Les excitans, mus par l'action organique, éprouvent des changemens, soit de situation, comme dans l'acte circulatoire, soit de nature comme les alimens dans la digestion, le sang et l'air dans la respiration, etc. Les produits nouveaux sont ordinairement des transformations de l'excitant en une nouvelle matière, comme cela se voit dans la formation du chyle, des liqueurs sécrétoires, etc.

L'on conçoit que ces résultats, ces produits fonctionnels devront présenter des variations, des différences, si les deux causes qui les déterminent ne sont pas toujours identiques, soit dans leur nature, soit dans les circonstances de leurs rapports; si, par exemple, les propriétés, les facultés de l'organe sont plus faibles ou plus énergiques, plus étendues ou plus limitées, si l'excitant varie pour sa quantité, sa qualité, pour la fréquence ou la rareté plus grandes de ses irritations, etc. Ainsi le chyle sera plus ou moins abondant, plus ou moins nutritif, selon l'énergie des forces digestives et la qualité et la quantité des alimens, il est plus séreux chez les herbivores, plus lacté chez les carnivores; l'on peut *habituer* l'estomac à digérer peu ou beaucoup, telle ou telle espèce d'alimens, une, deux, trois, ou un plus grand nombre de fois par jour, etc. Le poumon, détruit dans une inflammation chronique, ou hépatisé dans une inflammation aiguë, n'opérera plus aussi bien la conversion du sang noir en sang rouge; les modifications apportées dans la nature de l'air pourront devenir la cause de semblables phénomènes, etc. Mais l'on conçoit aussi que, d'une part, puisque les facultés organiques ne peuvent changer d'objet; c'est-à-dire que l'estomac, le poumon, les glandes, ne sont destinés qu'à digérer, servir à l'hématose, sécréter; de l'autre, puisque les excitans de ces facultés sont déterminés, en sorte que ceux de l'une ne conviennent en rien, sont le plus souvent des corps étrangers pour les autres, les variations et les différences dont sont susceptibles les résultats ou produits fonctionnels doivent être bornées, circonscrites dans de certaines limites; jamais le poumon ne fera du chyle, pas plus que l'estomac ne remplacera le poumon dans ses fonctions.

Telle est la loi dont le principe est d'une application générale, et sans exception aucune, je ne dis pas seulement à la production des phénomènes, des actes, des actions, des fonctions de l'organisme de l'être vivant, mais même à celle des actes phénomènes, des combinaisons, des mouvemens de toutes les autres forces générales ou particulières de la nature animée ou inanimée. Telle est la loi dont la connaissance explique à l'avance le mécanisme intellectuel; car ce mécanisme n'est pas, dans le fond, différent de celui d'aucune autre fonction. Il est bien certain, en effet, que si les métaphysiciens, les théologiens, les idéologistes, et tous ceux qui ont voulu se mêler de l'étude psycologique de l'homme, avaient connu cette loi, l'eussent prise pour boussole, s'ils avaient été physiologistes, ou mieux encore si les physiologistes n'eussent point abandonné à des étrangers la plus noble partie de leur domaine, se fussent faits psycologistes, on aurait dû beaucoup moins divaguer, laisser plus promptement de côté les routes des hypothèses. Les uns n'auraient point avancé des propositions absurdes, en soutenant l'innéité des idées ou résultats des opérations de l'organe intellectuel; les autres n'auraient point non plus oublié le foyer intérieur de ces opérations pour n'accorder leur attention qu'aux excitans extérieurs, et soumis, pour ainsi dire, cette importante fonction à toutes les chances d'un hasard sans limites.

Il faut pourtant avouer que le mécanisme des fonctions cérébrales, beaucoup moins apparent et beaucoup moins matériel, si je puis me servir de cette expression, que celui des autres fonctions, offre en outre dans les rapports des excitans avec l'organe, dans la nature des résultats fonctionnels, des dispositions spécifiques qui le rendent plus difficile à saisir, et le différencie même assez pour le ranger dans une classe particulière.

Nous remarquerons, par exemple, ce caractère tout-à-fait spécifique : dans toutes les fonctions (celles du cerveau excepté), les excitans pénètrent l'intérieur des organes, sont modifiés par eux, et, dans cet état, constituent le résultat qu'ils doivent fournir pour l'entretien de l'organisme ; dans celles du cerveau, au contraire, les excitans agissent à l'extérieur, sont modificatifs et non modifiés, et le résultat de l'opération n'est autre qu'une manière d'être nouvelle de l'organe, un changement (supposé, mais qui n'en doit pas moins exister) dans l'arrangement de ses fibres. Dans les premières, il y a un produit sensible ; dans les secondes, il n'y en a pas.

Avant de nous engager davantage dans les détails du mécanisme des opérations cérébrales, disons quelques mots des deux doctrines des métaphysiciens et des idéologistes sur cet objet. Nous étudierons mieux ensuite la vraie doctrine, la doctrine du physiologiste.

Doctrine de l'innéité des idées.

« Personne ne peut douter, dit Malebranche, que les idées ne soient des êtres réels, puisqu'elles ont des propriétés réelles (1). » Voilà l'erreur : une idée, en effet, n'est rien qu'une modification, un mode d'existence de l'organe pensant, après qu'il a reçu, senti, perçu l'impression que lui transmet une

(1) *Recherche de la Vérité*, tome II, page 73.

extrémité nerveuse irritée par un stimulant. Les idées ne sont, comme le dit Charles Bonnet, que des vibrations, des changemens survenus par une impression extérieure transmise par les nerfs aux fibres cérébrales. L'on n'aurait certainement jamais songé à l'innéité des idées, si l'on n'en avait fait des êtres, des corps particuliers. Mais au reste il ne faut pas croire que les sectateurs de cette doctrine aient admis la présence innée de toutes les idées dans l'entendement ou le cerveau; la plupart n'admettent, comme innées, que les idées générales, de classe, de genre, les vérités générales, les propositions synthétiques et abstraites; encore conviennent-ils que les sensations doivent les éveiller. Malebranche est sans contredit celui qui est allé le plus loin, qui s'est déclaré le partisan le plus hardi de l'innéité avec toutes ses conséquences.

Platon suppose innées dans l'esprit des notions sur la nature des choses; il appelle ces notions des *êtres abstraits*, des *exemplaires immatériels*, des *essences*, des *dessins et modèles éternels*, des *types*, des *architypes*, des *prototypes*, dont les êtres réels ne sont que des copies, et dans lesquels il cherche la nature de ces êtres plutôt que dans les sens ou dans l'univers, où rien n'est fixe et stable. Un jour que ce philosophe s'entretenait avec Diogène de toutes ces *rêveries*, celui-ci lui répondit: Je vois bien là un goblet et une table, mais je ne saurais concevoir ni gobléité, ni tabléité: c'est certainement la réfutation la plus éloquente qu'il était possible d'en faire. Platon dit que ces notions peuvent rester dans l'esprit ignorées de lui-même, et que lorsqu'elles en sont aperçues, c'est par une sorte de *réminiscence.*

Descartes renouvelle le système de Platon ; il change seulement en *idées*, les notions, les exemplaires, etc.; et au lieu d'en faire des êtres distincts, il les considère comme faisant partie intégrante de l'esprit. Nous remarquerons tout à l'heure l'influence qu'a pu avoir cette dénomination, détournée de son véritable sens, pour être imposée à des choses qui ne devaient pas l'obtenir.

Leibnitz ajouta à cet axiome si connu d'Aristote : *Nihil est in intellectu quin priùs fuerit in sensu*, cette expression, qui en change presque totalement le sens : *nisi ipse intellectus.* Mais les idées fondamentales de notre esprit, suivant ce philosophe, ce qui existe d'immuable en lui, n'est point connu de lui dès la naissance, et n'est aperçu que lorsque les circonstances extérieures en donnent l'occasion. Selon lui, l'âme et le corps n'exercent aucune influence réciproque; leurs rapports tiennent à une *harmonie préétablie.*

Malebranche croit que nous *voyons en Dieu* toutes les idées que nous avons. Voici comment s'explique ce théologien : « Il est absolument nécessaire que Dieu ait en lui-même les idées de tous les êtres qu'il a créés, puisque autrement il n'aurait pas pu les produire ; et qu'ainsi il voit tous ces êtres en considérant les perfections qu'il renferme auxquelles ils ont rapport. Il faut de plus *savoir* que

Dieu est très étroitement uni à nos âmes par sa présence, de sorte qu'on peut *dire* qu'il est le lien des esprits. Ces deux choses étant *supposées*, il est certain que l'esprit peut voir ce qu'il y a dans Dieu qui représente les êtres créés, puique cela est *très spirituel, très intelligible*, et très présent à l'esprit. Ainsi l'esprit peut voir en Dieu les ouvrages de Dieu, *supposé* que Dieu veuille bien lui découvrir ce qu'il y a dans lui qui les représente. » (1) — « De sorte que pouvant désirer de voir tous les êtres, tantôt l'un et tantôt l'autre, il est certain que tous les êtres sont présens à notre esprit ; et il *semble* que tous les êtres ne puissent être présens à notre esprit, que parce que Dieu lui est présent. » (2)

Je ne sais quelle aurait été la réponse de Malebranche à cette objection que lui eût faite un théologien un peu conséquent avec les principes de sa science : si nous voyons tout en Dieu, si Dieu permet que nous voyions en lui tout ce que nous voyons, comment se fait-il qu'il permette que nous voyions également la vérité et l'erreur, le bien et le mal, le juste et l'injuste, le crime et la vertu, etc. ?

Bossuet est cartésien, en ce sens qu'il croit à l'innéité des idées qui représentent les vérités universelles et éternelles, et malebranchiste, en ce qu'il fait de ces vérités des attributs de Dieu. « C'est donc

---

(1) *Recherche*, etc., tome II, page 96.

(2) *Idem*, page 100.

en lui, dit-il, d'une certaine manière, qui m'est incompréhensible, c'est en lui que je vois ces vérités éternelles; ces vérités éternelles sont quelque chose de Dieu, ou plutôt sont Dieu même. » (1)

Fénélon et Leibnitz sont malebranchistes aussi, mais seulement comme Bossuet; c'est-à-dire, qu'ils n'admettent la vision en Dieu que pour les vérités générales, et non pour tous les êtres. « Les idées universelles sont nécessaires, éternelles, immuables, dit l'archevêque de Cambrai; elles ne sont point nous, et nous ne sommes point nos idées; elles sont donc Dieu même. » (2)

Enfin les physiologistes et les philosophes les plus opposés à l'innéité des idées chez l'homme, Buffon, Cuvier, Cabanis, etc. croyent qu'il est impossible de se rendre compte de la manifestation de ce qu'ils appellent les actes instinctifs et appétitifs chez les animaux, sans supposer à ceux-ci des sentimens, des images, en quelque sorte innés, qui les poussent par une nécessité aveugle à commettre ces actes. Nous rapporterons ailleurs les faits qui ont donné naissance à cette opinion, qui est à peu près l'automatisme que Descartes et tous les cartésiens regardent comme la cause seule de toutes les actions des bêtes.

La doctrine de Platon et de Descartes a donné naissance à *l'idéalisme* plus ou moins absolu. Les

---

(1) *Traité de la Connaissance de Dieu et de soi-même.*

(2) *Réfutation du Spinosisme.*

idéalistes, rapportant la connaissance des objets aux idées primitives, cherchent cette connaissance dans ces idées mêmes, comme vient de nous le dire Platon. Pour eux, les sens sont de peu d'utilité ; ils n'aperçoivent les corps que d'après les formes intérieures de l'esprit, non tels qu'ils sont, mais tels qu'ils paraissent. Pyrrhon pensait que toutes les choses qui nous apparaissent ne sont que de pures illusions ; il doutait de tout, même de son existence, et à un tel point qu'il se trouva près de disparaître au sein des flots sans exprimer la moindre émotion. Xenophanès, Zenon, ne croyaient pas à la possibilité du mouvement, et accusaient nos sens de la mobilité des scènes qu'ils nous présentent. Leibnitz ne voit dans les corps que de simples phénomènes, des apparences : il n'admet que la réalité de ses monades, démontrée seulement à la raison et non aux sens. Malebranche veut qu'on ne juge jamais par les sens de ce que les choses sont en elles-mêmes, mais du rapport qu'elles ont avec notre corps, parce qu'ils ne nous sont point donnés pour connaître la vérité des choses en elles-mêmes, mais seulement de la conservation de notre corps. (1)

Les idéalistes ont sans doute raison de penser que nous ne connaissons point la nature, l'essence de la matière ; nous ne pouvons apprécier en effet que celles de ses propriétés qui excitent nos organes sensoriaux.

(1) *Recherche de la Vérité*, tome I, page 53.

Mais ils vont plus loin, lorsqu'ils accusent les sens de tromper l'esprit en lui transmettant des connaissances inexactes, en le transportant dans un monde phénoménal ou illusoire, contrairement aux *réalistes* qui assurent que les objets sont tels que nous les apercevons. Bientôt nous ferons voir que les sens ne sont que des agens de l'organe intellectuel, et que c'est une fausse conception que de former deux puissances là où il n'en existe qu'une. Ceci n'empêche pas que le principe de l'idéalisme ne soit fondé en partie sur des faits physiologiques incontestables.

Ainsi, les objets n'existent tels que nous les apercevons, que par rapport à nous. Ce que nous appelons leurs propriétés ne sont que le pouvoir, ou l'effet du pouvoir qu'ils ont d'opérer en nous, sur nos organes de perception, certaines modifications dont nous avons conscience: l'idée de couleur résulte de l'action de la lumière réfléchie et reçue par l'œil, la dureté, de l'impression d'un corps solide, etc. Ces propriétés ne sont relatives qu'à celui qui les perçoit; car une personne différemment organisée en recevra des impressions différentes. Il est bien certain, par exemple, que les corps ne doivent pas affecter les animaux, surtout ceux des classes inférieures, comme l'homme, car ils ne sont doués ni des mêmes sens ni du même cerveau que lui : il ne l'est pas moins qu'une organisation supérieure à la sienne serait impressionnée par des propriétés dont il n'est pas averti. S'il est vrai que les idées ne soient pas dans les objets, ne proviennent pas, comme le supposaient Démocrite, Leucippe, les péripatéticiens, d'images légères détachées des objets, et ne soient au contraire qu'en nous, que des modifications de notre être, pourquoi ne pourrait-il arriver, dira un pyrrhonien, que des causes à moi inconnues, qui peuvent tenir à mon organisation, déterminassent ces modifications indépendamment du concours des objets ? Voyez d'ailleurs, continuera-t-il, si tous les individus sont également impressionnés dans les mêmes circonstances, si les sensations, les goûts, les habitudes, les caractères ne varient pas presque autant que les êtres sentans ; ces aliénés, tourmentés ou récréés par des hallucinations continuelles, par des sensations illusoires, se croyent pourtant dans un monde de réalités, et rien ne les en dissuadera tant que leur cerveau ne reviendra pas à son rhythme naturel ; pourquoi ne serions-nous pas comme ces aliénés, des hallucinés, mais d'une autre façon ?

Le philosophe, sans négliger les observations de l'idéaliste et du pyrrhonien, saura distinguer parmi les connaissances expérimentales qu'il reconnaîtra toujours pour réelles, celles dont la fixité et l'immutabilité sont attestées par l'expérience de tous les siècles et de tous les hommes, de celles plus individuelles et généralement moins importantes, résultat de dispositions particulières physiologiques ou pathologiques dans l'état des organes qui sentent, perçoivent les qualités des objets.

Doctrine contraire à l'innéité des idées.

Cette doctrine a pour chef Aristote, et pour sectateurs principaux Bacon, Locke, Condillac, Bonnet, Buffon, etc. Le principe de ces philosophes est, que l'entendement (l'organe intellectuel) ressemble, avant la naissance, à une *table rase*, est ainsi dépourvu de tout principe, idée générale, etc., et n'acquiert ces idées et ces principes que par *l'expérience;* que les sensations sont les élémens de toutes les connaissances, comme l'exprime Aristote dans l'axiome rapporté ci-dessus. La doctrine platonicienne et cartésienne a été si victorieusement réfutée par Locke, Condillac, Bonnet, et elle est si peu en crédit aujourd'hui, qu'il serait à peu près sans utilité que je m'appesantisse sur les objections qui lui ont été faites. Il n'est personne, d'ailleurs, qui ne se soit familiarisé avec les ouvrages de ces auteurs célèbres. D'un autre côté, l'exposition que nous ferons servira mieux qu'aucune réfutation à l'éclaircissement de la question.

Mais en comparant l'entendement de l'être qui n'a point senti, à une table rase, l'on a généralement donné dans un extrême opposé à celui que nous venons de signaler; l'on a trop vu l'influence des objets extérieurs, et pas assez celle de l'organe intellectuel, dans la manifestation de la pensée et des penchans; de là est venu que l'on a rapporté les différences de caractères, de connaissances, à la différence de position, que l'on a accordé tant de puissance à l'éducation, tant de pouvoir à l'action sensoriale que l'on séparait encore de l'action cérébrale. Buffon pense même que si l'homme est plus intelligent que les animaux, cela est absolument dû à la construction de son organe du toucher. Helvétius va jusqu'à dire que si le cheval avait la main de l'homme il aurait son intelligence ; cet auteur se figure l'organe intellectuel comme une masse de cire molle susceptible de recevoir toutes les impressions qu'on voudra lui donner. Nous reconnaîtrons néanmoins dans l'article qui suit, que ce reproche ne doit point être adressé à tous les partisans de cette doctrine, pas davantage qu'il n'est réel d'accuser tous les cartésiens de mériter toujours ceux qui leur ont été adressés par leurs adversaires.

De l'innéité des dispositions intellectuelles.

J'ai dit qu'il n'existait guère de doctrine, de système, entièrement hypothétiques, qui ne reposassent sur quelques faits, sur quelque vérité. Je dirai maintenant que, pour combattre avec avantage une doctrine ou un système fondé sur des probabilités, sur des faits même plus ou moins nombreux, l'on a ordinairement bien soin d'en exagérer les principes erronés, d'en montrer le côté faible, de se taire sur ce qu'elle renferme d'expérimental, de vrai dans ses fondemens et ses conséquences, et surtout d'omettre de s'entendre préalablement à toute discussion sur la valeur des termes, leur signification propre à la circonstance, ou l'acception nouvelle qu'ils peuvent avoir. Ces réflexions me sont fournies par le sujet même qui nous occupe. En effet, si l'on examine sans prévention les doctrines de Descartes et de Locke, l'on verra d'abord qu'elles ne sont point aussi exclusives que leurs adversaires les ont voulu faire paraître; qu'elles sont peu éloignées l'une de l'autre, que jamais ni l'une ni l'autre n'a rejeté la nécessité du concours des deux élémens de l'intelligence, *la capacité* et *l'occasion*, les facultés et les sens, etc. (le cerveau et les excitans). Seulement l'une a plus particulièrement considéré les prédispositions de l'être, leur a accordé une plus grande influence; et l'autre s'est davantage attachée à faire prévaloir l'influence des circonstances extérieures.

Remarquons, relativement à la doctrine de l'innéité des idées, 1°. que Platon ne s'est pas servi de cette expression, *idée*, pour désigner ce qu'il croyait être inné dans l'esprit de l'homme; 2°. que, si nous exceptons Malebranche, qui admet la vision en Dieu de toutes choses, les sectateurs de cette doctrine ne croyent à l'innéité que *des principes universels*, *des idées générales*, que nous convertirons aisément en *dispositions fondamentales de l'intelligence*; 3°. enfin ils ajoutent que ces principes ou ces idées ne peuvent être aperçus qu'à l'aide des sensations, doivent être *éveillés* par elles; dès lors ils ne méritent plus d'être appelés *idées*, car ce nom n'est donné dans le langage reçu des métaphysiciens qu'à une perception, à une impression perçue. « Lorsque je dis que quelque idée est née avec nous, ou qu'elle est naturellement empreinte en nos âmes, dit Descartes, je n'entends pas qu'elle se présente toujours à notre pensée, car ainsi il n'y en aurait aucune, mais seulement que nous avons en nous-mêmes *la faculté* de la reproduire. » (1) Voici la définition de l'idée, par Fénélon, qui confirme encore ce fait, qu'à cette expression ils n'attachent point la même valeur que leurs adversaires : « Mais qu'est-ce qu'une idée ? c'est une lumière qui est en moi, qui n'est point moi-même, qui me redresse, qui me corrige, qui m'empêche de me tromper, qui m'entraîne par son évidence, qui me frappe par sa lumière ; c'est *une règle qui est au dedans de moi*, de laquelle je ne puis juger, *par laquelle il faut, au contraire, que je juge de tout*, si je veux juger. » (2)

Maintenant quelques citations de Locke, Georges Leroi, Bonnet, nous montreront que ces auteurs, en comparant l'organe intellectuel de l'enfant naissant à une table rase, entendaient simplement par là qu'il n'avait encore reçu aucune impression, et ne prétendaient pas que le monde extérieur fût la seule source de nos connaissances, qu'ils ne professaient point les opinions exagérées de Buffon et d'Helvétius, qu'ils admettaient, enfin, des dispositions innées, une seconde

---

(1) [illegible]se à la dixième objection.

(2) [illegible] *philosoph.* tome II, parag. 9.

ou plutôt la plus précieuse source de nos connaissances.

« Si nous remarquons en nous *des facultés propres à acquérir des notions*, nous devons penser que ces notions ne sont pas innées; ainsi nous avons un œil pour voir, etc. D'ailleurs qu'est-ce que des notions imprimées dans l'âme, dont l'âme n'ait pas connaissance? Ce sont *des dispositions*, *la capacité* d'apprendre, qu'ils ont voulu dire, *et en cela nous sommes d'accord.* Supposons que l'âme est une table rase ; elle acquiert des idées par l'expérience. Les observations que nous faisons sur les objets extérieurs et sensibles ou sur les opérations intérieures de notre âme, que nous apercevons et sur lesquelles nous réfléchissons nous-mêmes, fournissent à notre esprit les matériaux de toutes les pensées : *ce sont là deux sources d'où découlent toutes les idées que nous avons ou que nous pouvons avoir naturellement.* (1) » Voilà, bien désignés, les deux élémens des opérations intellectuelles, dans ce que Locke nomme l'âme ou l'esprit, et les observations sensoriales.

« Il ne suffit pas, sans doute, d'avoir les sens excellens et bien exercés pour avoir de l'esprit; nous voyons même que ceux qui se bornent à un exercice continuel de leurs sens, et qui, par là, peuvent en avoir augmenté l'excellence, manquent assez souvent de ce qu'on appelle esprit. *Il faut réfléchir sur*

(1) Locke, *De l'Entendement humain*, pages 9 et 61.

sensations, les combiner, en étendre les résultats par l'attention. (1) »

Mais il appartenait à l'inimitable Bonnet de s'exprimer de la manière la plus claire et la plus conforme à la loi physiologique dont nous faisons actuellement une application; voici comment il s'exprime: « J'ai donc supposé que chaque espèce de fibre sensible *a été originairement construite sur des rapports déterminés à la manière d'agir de son objet. Notre cerveau a donc été organisé dans un rapport direct à ces merveilleuses opérations de notre esprit*, par lesquelles il s'élève graduellement jusqu'aux idées les plus générales et les plus abstraites. Un génie un peu hardi (Helvétius), et qui sait manier ses sujets avec autant d'art que d'agrément, a cru faire un pas très philosophique en découvrant que le cheval ne diffère de l'homme que par la botte. Il lui a paru que si les pieds du cheval, au lieu d'être terminés par une corne inflexible, l'étaient par des doigts souples, ce quadrupède atteindrait bientôt à la sphère de l'homme. Je doute qu'un philosophe qui aura approfondi la nature de l'animal, applaudisse à la découverte de cet auteur ingénieux, dont le mérite personnel ne doit point être confondu avec ses opinions; il n'avait pas considéré qu'un animal quelconque est un système particulier dont toutes les parties sont en rapport ou harmoniques

---

(1) G. Leroi, *Lettres philosophiques sur l'Intelligence des animaux*, p. 246.

entr'elles. *Le cerveau du cheval répond à sa botte*, comme le cheval lui-même répond à la place qu'il tient dans le système organique ; si la botte du quadrupède venait à se convertir en doigts flexibles, il n'en demeurerait pas moins incapable de généraliser les sensations ; *c'est que la botte subsisterait dans le cerveau*; je veux dire que *le cerveau manquerait toujours de cette admirable organisation* qui met l'âme de l'homme à même de généraliser ses idées ; et si l'on voulait que le cerveau du cheval subît un changement proportionnel à celui de ses pieds, je dirais que ce ne serait plus un cheval, mais un autre quadrupède auquel il faudrait imposer un nouveau nom. (1) »

Cependant c'est à deux philosophes, dont les écrits sont postérieurs à ceux des auteurs dont nous venons de parler, et qui ont su éviter les erreurs de leurs devanciers tout en profitant des vérités qu'ils avaient constatées, qu'est due, selon moi, la gloire d'avoir le mieux fait connaître le *principe* du mécanisme intellectuel, d'avoir reconnu et distingué bien positivement les deux élémens de l'intelligence, les dispositions et les excitans. L'un est un métaphysicien, le célèbre Kant, dont les ouvrages ont été publiés il y a près de quarante ans, et l'autre un physiologiste non moins célèbre, le docteur Gall, dont le beau Traité d'anatomie et de physiologie du cerveau a paru

(1) *Palingénésie philosophique*, tome I, p. 19, 193, 194, 195.

dans ces dernières années. L'on sera peut-être étonné d'abord d'un pareil rapprochement; j'ose pourtant affirmer que, d'après les ressemblances dans le fond des idées, sinon dans la forme de l'expression du kantisme et de la doctrine de Gall, je suis intimement convaincu que l'une n'est que la suite de l'autre, n'en est qu'une application physiologique; les deux points fondamentaux de la doctrine, l'innéité des dispositions et la pluralité des facultés sont aussi les deux points fondamentaux du système de Kant. Le lecteur, au reste, en pourra juger comme nous. Disons-le toutefois à l'avantage incontestable des travaux du physiologiste : ces travaux se composent d'une immense quantité de faits, d'observations, de résultats d'une longue et laborieuse expérience, de vérités physiologiques du premier ordre, et seront une mine féconde où, pendant long-temps, l'on puisera de riches matériaux pour construire l'édifice de l'entendement, non-seulement de l'homme mais aussi de tous les êtres; tandis que les spéculations du métaphysicien ne laisseront dans le souvenir de ceux qui auront le loisir, la force et le courage de les étudier, qu'un petit nombre de maximes, de principes vrais, mais tellement noyés, embrouillés dans un langage obscur, souvent inintelligible, que féquemment ils n'auront même pas été compris, ou seront différemment interprétés par chacun.

Je n'ai lu des ouvrages de Kant que les extraits qui en ont été insérés dans les ouvrages français de philosophie, et j'ai constamment remarqué dans les réflexions des critiques, que généralement on ne le comprenait pas ; tous en font un cartésien, un idéaliste, tandis qu'il dit lui-même qu'il s'ouvre une voie entre Platon et Aristote, Leibnitz et Locke ; accusant les uns d'être trop spiritualistes, de trop accorder à l'activité, au pouvoir intérieur ; accusant les autres d'être trop empiriques, d'accorder trop au pouvoir sensorial : malheureusement il s'est servi des expressions *idées*, *notions*, pour désigner les *dispositions* intellectuelles ; et, sans reconnaître le sens qu'il attache à ces mots, on l'a accusé de platonicisme. Il faut bien dire aussi, pour excuser les critiques, que parmi ces idées qu'il ne considère que comme des dispositions, et jamais comme des connaissances, il en est qui ne peuvent exister qu'après l'exercice intellectuel, car ce sont de véritables idées ; il s'est donc trompé sous ce rapport.

Je cite ici plusieurs passages rapportés par M. Degerando, dans son Histoire comparée des systèmes de philosophie. (1)

« L'esprit ne pourrait connaître s'il n'était *doué naturellement de certaines facultés qui constituent son aptitude à ces connaissances.* Ces facultés sont en lui *à priori*, c'est-à-dire *antérieurement aux occasions externes qui déterminent leur exercice*, elles sont nécessairement soumises à certaines lois qui dé-

(1) Tome II, pages 204, 206, 207, 239.

rivent de leurs propriétés essentielles. Ces lois sont donc aussi *à priori* dans l'esprit; *tout ce qui parvient à l'esprit doit en recevoir l'influence, en reconnaître l'empire, en prendre le caractère.* Nous attacherons en général le nom de *matière* (excitans) à ces données d'emprunt qui sont fournies à nos facultés, sur lesquelles elles s'exercent, et le nom de *formes*, au caractère qu'elles reçoivent dans l'esprit *en vertu des lois* (dispositions organiques cérébrales) *qui le régissent.* Toute loi est générale, fixe, nécessaire ; elle ne peut pas plus changer que la faculté dont elle exprime la nature; donc tout ce qui, dans les perceptions sensibles, est changeant, mobile, mélangé, varié, ne peut appartenir à la sensibilité pure ; ce sera donc la nature de nos intuitions. Ce qu'il y a, au contraire, de permanent et de fixe, de général et d'absolu, de nécessaire, enfin, dans nos perceptions sensibles, constitue les lois ou les formes de la sensibilité. On ne saurait douter que toutes nos connaissances *ne commencent avec l'expérience ;* toute connaissance suppose, dans l'ordre des temps, l'expérience en avant d'elle; mais il est *une autre antériorité*, celle du raisonnement. Or, toutes nos connaissances ne reposent point sur l'expérience comme sur leur base et leur principe. La sensation fournit seulement la matière; mais il y a en nous des *intuitions, des notions pures et à priori, primitives et originaires* (Kant les appelle encore *représentations, formes légales de l'entendement, idées à priori.*

conceptions pures ou à priori, *conditions*, *lois*, *formes essentielles de l'esprit*, *idée antérieure à toute expérience quelconque*, etc.) »

Nous reviendrons, dans un autre lieu, sur la partie du système de Kant, qui a pour objet la nature et le nombre de ces formes primitives de l'entendement, de ces conceptions pures et de ces idées *à priori*. Il nous suffit, pour l'instant, d'être assuré que le fond de son système sur la génération des connaissances repose sur le principe de l'innéité des dispositions intellectuelles, et de la nécessité du concours des excitans extérieurs, des impressions sensoriales.

M. Gall trouve dans l'observation du caractère, des habitudes, des mœurs, des penchans et des déterminations des animaux et de l'homme, les preuves les plus nombreuses et les plus concluantes en faveur de la vérité. Écoutons-le parler (1) : « Si de là on passe aux animaux, et que l'on réfléchisse à leurs instincts et à leurs aptitudes industrielles, il n'est pas moins évident que ces qualités sont innées chez eux, et qu'elles dépendent de l'organisation. La toile de l'araignée, l'enveloppe des larves des insectes, la fosse conique que creuse le fourmillon dans le sable, la cellule hexagone de l'abeille, le nid des oiseaux, la cabane du castor, sont des produits qui tiennent à la nature de ces animaux. Quand l'abeille, avant d'aller pour la première fois dans les champs, s'élève en l'air et

(1) *Physiologie du Cerveau*, tome II, pages 9 et suiv.

tourne en rond pour reconnaître la position de sa nouvelle demeure, quand le canard et la tortue, traînant encore les débris de l'œuf dont ils viennent de sortir, courent vers l'eau la plus prochaine; quand l'oiseau broie le ver avec son bec, quand le singe coupe avec ses dents la tête du coléoptère avant de le dévorer; toutes ces actions nous montrent les résultats des dispositions données à ces animaux, et faute desquelles ils ne tarderaient pas à disparaître de la surface de la terre. C'est d'après des lois semblables que l'appétit des animaux et de l'homme est calculé sur les objets du monde extérieur, et mis en rapport avec eux par le moyen de leur organisation. Voilà pourquoi, aussitôt qu'un animal rencontre la nourriture qui lui est destinée, son odorat et son goût se déclarent pour elle; il n'est donc pas surprenant que la jeune chèvre dont parle Galien, apercevant pour la première fois un cytise, l'ait mangé avec avidité; le cochon, par la même raison, mange avec avidité le premier gland qu'il trouve: de même qu'un mets, à la première impression, nous plaît ou nous dégoûte; de même les animaux choisissent ou rejettent les objets du monde extérieur, d'après les lois de sympathie et d'antipathie qui existent entre leurs sens, leurs organes nourriciers, et ces mêmes objets.

« A la même cause sont dus les sentimens et les mouvemens que nous avons coutume de désigner par le terme d'affection. La satisfaction et le mécontentement, le plaisir et la douleur, la joie et la tristesse, le désir, le chagrin, la crainte, la honte, etc. sont autant d'états de l'âme que l'animal et l'homme ne déterminent point, mais que l'un et l'autre ressentent avant d'y avoir songé. Ces sentimens naissent d'après les dispositions naturelles de l'animal et de l'homme sans aucun concours de leur volonté; et ils sont la première fois aussi décidés, aussi forts, aussi vifs, qu'après avoir été souvent répétés. Tout ce qui se passe dans cette occasion est un arrangement produit par la nature, et calculé sur le monde extérieur, pour la conservation de l'animal et de l'homme, sans qu'il y ait conscience, réflexion, ni participation active de l'individu; l'animal et l'homme sont organisés pour la colère, la haine, le chagrin, la frayeur, la jalousie, etc., parce qu'il y a des choses et des événemens qui, d'après leur nature, doivent être détestés ou aimés, désirés ou redoutés. »

Dans ce chapitre, qui est l'un des mieux faits et des plus instructifs de l'ouvrage, M. Gall démontre 1°. que ce ne sont pas les besoins qui développent les facultés, qu'au contraire ce sont les facultés qui donnent naissance aux besoins; 2°. que l'éducation peut bien modifier la nature et l'exercice des facultés, mais non les faire naître ou les changer; et qu'ainsi l'homme et les animaux conservent toujours le caractère de leur espèce; 3°. que tous les hommes présentent en général des différences de caractère, de désirs, d'habitudes, quand même ils ont reçu la même éducation, vivent sous les mêmes lois, dans les mêmes conditions sociales, et que d'un autre côté les passions ne s'apprennent pas, que *la nature fait les grands hommes*, les grands poètes. les grands musiciens, etc.; d'où autant de preuves nouvelles en faveur de son opinion.

Je ferai ici un reproche qui me paraît bien fondé à cet auteur. Quel motif a pu l'engager à se taire sur les travaux de Kant et de Bonnet? Serait-ce parce que leurs idées avaient de l'analogie, comme nous l'avons vu, avec les siennes? Comment se fait-il qu'il ne combatte Descartes et Locke qu'en reproduisant les opinions qu'on leur *suppose*, et non leurs propres expressions, ce qui n'est pas toujours la même chose (1), tandis qu'il a bien soin de citer textuellement et de réfuter longuement (ce qu'il fait à peine pour les précédens) les auteurs qui ont avancé des opinions exagérées et purement gratuites, dès lors très faciles à détruire, tels que M. Lamark qui pense « que ce sont les besoins et les usages des

(1) J'ai si souvent été complétement induit en erreur par les simples indications des opinions des auteurs, que je me trouve très bien de l'habitude que j'ai prise de les vérifier au texte, lorsqu'elles sont d'une importance majeure; elles sont colorées par les uns pour les faire servir d'appui à leurs propres opinions; par les autres, pour en faire des objections faciles à résoudre; quelques uns enfin les tronquent ou les défigurent parce qu'ils ne les conçoivent pas. Telle est en partie la raison pour laquelle je me plais généralement à citer les passages, les expressions où sont exprimées les opinions que je veux énoncer.

parties qui développent ces mêmes parties ; que la taupe n'a de petits yeux que parce qu'elle les exerce peu; que les serpens ayant pris l'habitude de ramper sur la terre et de se cacher sous l'herbe, leur corps, par une suite d'efforts toujours répétés pour l'allonger afin de passer dans des espaces étroits, a acquis une longueur considérable, et nullement proportionnée à sa grosseur; et que les hommes mus par le besoin de dominer et de voir à la fois au loin et au large, se sont efforcés de se tenir debout, et, en prenant constamment cette habitude de génération en génération, ont fait acquérir à leurs pieds une conformation propre à les soutenir dans une attitude redressée, etc. (1). » C'est très bien de dire ce qu'on a fait, mais il faut au moins dire avec bonne foi le point où l'on croit avoir pris la science et les progrès que l'on pense lui avoir fait faire; car d'autres, qui se chargeront de cet office, pourront n'avoir pas le même degré d'indulgence dont l'auteur aurait pu user envers lui-même. C'est très bien aussi de réfuter l'erreur, mais il ne faut pas seulement attaquer le faible, laisser le fort ; il est bien plus important de faire le contraire, le premier portant avec lui la cause évidente de sa propre destruction.

Après avoir indiqué d'une manière générale le mécanisme intellectuel, nous arrivons à l'étude plus spéciale des faits, à l'examen particulier 1°. des excitans,

(1) *Philosophie zoologique*, p. 235, 245, 250.

2°. des dispositions ou facultés, 3°. enfin du résultat fonctionnel. Mon but n'est point d'entrer dans tous les détails de l'idéologie, de faire de la physique à propos de la vision ou de l'audition, de parler de la science du raisonnement à propos de la formation des idées, ou de faire un traité sur les passions à propos de l'exercice des qualités affectives. En général, ici comme dans tout le cours de cet ouvrage, j'ai toujours cherché à établir des principes, des lois, à l'aide desquels on peut facilement se rendre compte des phénomènes, plutôt qu'à entasser en foule des faits qui se rencontrent partout, ou que tout le monde connaît. En physiologie, en médecine, ce sont bien moins les faits qui nous manquent, que des méthodes, des principes généraux, des guides supérieurs, des points centraux et lumineux d'où l'on domine toute l'étendue de l'océan scientifique. Ce n'est qu'après avoir conquis ces avantages que les autres sciences ont fait d'immenses progrès ; ce n'est qu'après les avoir conquis aussi, que la médecine se placera dignement sur le même rang.

Jusqu'ici je n'ai point encore parlé d'une manière positive des organes de l'intelligence, quoiqu'il ait été assez souvent question du cerveau, et qu'on n'ait pu se méprendre sur le siége que j'attribue aux phénomènes intellectuels. Je continuerai la même marche, quelque peu naturelle qu'elle puisse paraître, et ce n'est qu'en dernier lieu que je traiterai du siége de la fonction qui nous occupe. Le jour où, dans cette partie de la physiologie, il n'existera plus de préjugés, ce dernier point deviendra à peu près inutile; c'est-à-dire qu'au lieu d'être obligé de déterminer la cause organique, l'organe de l'intelligence, bien convaincu que le cerveau est chargé de cette fonction, comme l'estomac de la chimification, l'on étudiera tout simplement la nature et le mode d'action des facultés du cerveau, le résultat de ses fonctions, comme l'on étudie la nature et le mode d'action des facultés digestives, le résultat des fonctions de l'estomac. L'on pense donc toujours que lorsque nous disons facultés intellectuelles, c'est la même chose, pour nous, que si nous disions facultés cérébrales.

1°. *Excitans intellectuels, ou excitans spéciaux, propres, fonctionnels, du cerveau.*

Nous donnerons le nom d'*excitant intellectuel* à toute *cause* qui pourra produire sur les extrémités nerveuses une impression qui sera *perçue, reçue avec conscience, élevée au degré de sensation* par le cerveau. Remarquez bien que dans cette définition ne sont pas seulement comprises les impressions faites sur les organes des sens, mais aussi celles qui peuvent venir des organes intérieurs ; et d'un autre côté, en ajoutant que l'impression doit être reçue avec conscience par le cerveau, nous excluons des élémens des idées, certaines réactions sympathiques *occultes*, admises par Cabanis et par tous les physiologistes de son école, et dont nous rejetons l'existence; car nous sommes persuadés, ce que nous chercherons à prouver dans la suite, de la réalité de cette proposition que nous regardons comme un axiome de physiologie cérébrale, axiome qui nous conduira à des conséquences, à des résultats extrêmement importans : *le cerveau n'est influencé par l'intermédiaire des nerfs, que par des impressions qui sont de nature à devenir des sensations.* Nous pouvons d'après cela diviser les excitans intellectuels en *externes* et en *internes.*

1°. *Excitans externes.* L'essence des corps, de la matière, nous est inconnue ; tout ce que nous pouvons en connaître, ce sont les qualités, les attributs dont ils sont doués et qui sont en rapport avec nos facultés. Ces attributs et ces qualités sont les principaux excitans, les matériaux des dispositions ou facultés intellectuelles. Les corps ne sont pour nous que ce que les présentent, d'après l'impression qu'ils en reçoivent, les organes chargés d'en apprécier les propriétés. Il peut donc se faire qu'ils soient ce qu'ils nous paraissent être (car je ne crois pas avec les pyrrhoniens, les idéalistes, que la nature ne soit qu'un phénomène, une pure illusion), plus, autre chose qui ne puisse être saisi par nos sens, et que des êtres plus parfaits parviendraient à découvrir. Nous ne dirons point ce qu'est du mercure dans son essence, nous nous contenterons d'en examiner les propriétés ; nous accuserons, par exemple, pour ses caractères, son état de liquidité, sans avoir la propriété des autres liquides de mouiller ce qu'il touche, sa couleur argentine, sa pesanteur, ses combinaisons, etc. On pourrait donc définir les corps des agglomérations de qualités, j'allais dire sensibles, si ce qualificatif n'était pas inutile et implicitement compris dans l'expression à qualifier; tout ce qui n'est pas sensible est hors de notre portée et ne doit jamais entrer dans le domaine de la science du physicien, de l'observateur de la nature dans son ensemble et dans tous ses détails.

Relativement à nous, les corps peuvent avoir cinq ordres de propriétés en rapport avec cinq appareils organiques appelés *sens*; ils peuvent être *odorans*, *sapides*, *colorés*, *sonores*, et *tangibles*.

Je ne ferai qu'indiquer chacun de ces cinq groupes de propriétés.

Pour être odorans, les corps doivent être extrêmement divisés, tout-à-fait en vapeurs; dans cet état ils sont portés dans l'espèce d'éprouvette, pour me servir de l'expression de M. le professeur Dumeril, qui se trouve placée à l'entrée des voies respiratoires, dans les cavités du nez, dont la surface intérieure est revêtue d'une membrane où sont distribués les rameaux et ramuscules du nerf ethmoïdal ou olfactif, et y produisent des effets variés selon leur nature, déterminent une foule d'impressions et de sensations diverses. Il est néanmoins beaucoup de corps gazeux qui sont inodores; tel est en particulier l'air pur. Les animaux qui vivent dans les milieux liquides n'ont pas de sens de l'odorat; c'est que les vapeurs dissoutes dans l'eau deviennent des saveurs.

L'on admet généralement que les corps ne sont sapides, susceptibles d'affecter, d'impressionner l'organe du goût, que lorsqu'ils sont à l'état liquide, et qu'en conséquence, les corps solides et gazeux sont insipides; cependant les oiseaux granivores, qui avalent les grains très vite et sans les mâcher, et dont la langue est dure, cornée, savent très bien distinguer et rejeter ceux qui ne sont pas bons. Cette remarque est de M. Gall. Peut-être arrive-t-il, dans ce cas, que le grain soit environné d'une atmosphère de molécules de sa propre substance, comme cela a lieu, même pour des métaux, et qu'ainsi l'animal juge à l'odeur de la qualité de cet aliment. L'organe du goût se compose de la langue et de toutes les surfaces de la bouche, telles que les lèvres, les joues, le voile du palais; la partie supérieure du pharynx sert aussi à la gustation. Le nerf principal du goût est la branche linguale de la cinquième paire, laquelle, comme son nom l'indique, vient se perdre dans les papilles de la langue.

Ces deux sens sont plutôt des dépendances de deux grandes fonctions, le sens de l'odorat, de la respiration, et celui du goût, de la digestion, que des instrumens des idées. Le premier, en effet, a pour objet spécial de reconnaître les qualités des gaz, d'avertir l'individu s'ils sont respirables ou non, s'ils entretiendront la vie, ou pourront détruire la santé, la vie: le second, et tous deux ensemble, apprécient la nature des alimens et des boissons, engagent l'estomac à les recevoir ou à les repousser selon l'impression qu'ils en reçoivent, et ils le trompent rarement; c'est-à-dire, que les alimens et les boissons agréables au goût et à l'odorat sont rarement nuisibles, et qu'au contraire, les poisons sont presque toujours désagréables à ces sens. Il ne faudrait pourtant pas prendre cette proposition pour une règle sans aucune exception.

Les couleurs sont le résultat de l'action des corps sur le fluide lumineux, lequel est différemment réfléchi par eux, et renvoyé vers notre œil. Si les corps absorbent tous les rayons lumineux, ils sont noirs; s'ils les réfléchissent tous, ils sont blancs; s'ils absorbent certains rayons et réfléchissent les autres, ils sont colorés de diverses manières. En traversant le prisme, la lumière se décompose en sept rayons, qui sont le rouge, l'orangé, le jaune, le vert, le bleu, l'indigo et le violet. Tous les rayons mélangés peuvent fournir des variétés de couleurs à l'infini. La figure, l'étendue des corps, sont encore des propriétés visibles; mais elles sont aussi du ressort du sens du toucher. Je n'examinerai point si, comme on le pense généralement, ces deux propriétés ne sont, dans le principe, qu'imparfaitement perçues par le sens visuel, et si ce sens a besoin d'être rectifié par le toucher. Gall pense que cette opinion est une erreur, et que les sens doivent bien juger des qualités des corps qu'ils sont destinés à percevoir; il se fonde encore sur le trop petit nombre d'exemples sur lesquels elle est appuyée.

Un nerf nommé oculaire, visuel ou optique, auquel est adapté une véritable machine d'optique propre à concentrer les rayons lumineux à mesure qu'ils la traversent, sert à recevoir et à transmettre au cerveau l'irritation qu'il reçoit de l'impression de ces rayons.

Le son résulte de l'ébranlement, de la vibration des molécules des corps, vibration qui se communique à l'air, et par lui à l'appareil de l'audition. Les physiciens prouvent facilement que l'air est le *véhicule* du son, par l'expérience suivante : ils placent une sonnerie sous le récipient de la machine pneumatique, et font le vide ; à mesure que l'air est extrait, le bruit diminue, et à l'instant où le vide est le plus parfait, l'on n'entend plus rien. Il est certain que l'eau est susceptible aussi de transmettre le son, ce qui est une preuve, indirecte, à la vérité, de son élasticité. Le nerf labyrinthique ou auditif, aidé d'un appareil propre à renforcer, à concentrer les rayons sonores, constitue le sens de l'ouïe ou l'organe de l'audition.

Les propriétés tangibles sont de deux sortes ; la consistance, l'étendue, la figure des corps, sont du ressort du toucher actif : leur température, et j'ajouterai, leur état électrique dans certains cas, appartiennent au toucher passif. Le premier est exercé plus spécialement, presque exclusivement par la main, chez l'homme et le singe ; par les ailes, chez la chauve-souris (1) ; par le museau, le bout du nez, les lèvres,

(1) La chauve-souris est peut-être l'animal dont le toucher

et autres dépendances de la bouche, chez les autres mammifères, et presque tous les animaux, jusqu'aux plus inférieurs; par le bec, la langue, chez les oiseaux. Toute la surface cutanée est affectée au toucher passif, lequel est admis, par Darwin, comme un sixième sens.

Ces trois sens, la vue, l'ouïe et le toucher sont les instrumens, les agens principaux de l'organe intellectuel, ceux avec lesquels il se met en relation avec le monde extérieur. Ils n'ont du moins que des rapports plus ou moins indirects avec l'exercice des fonctions nutritives et reproductrices, et sont indispensables à l'exercice des fonctions du cerveau.

2°. *Excitans internes.* Les métaphysiciens n'ont jamais tenu compte que de l'action des excitans externes dans la production de la pensée. Dans ces derniers temps, Cabanis a cherché à réparer cet oubli; mais il est allé trop loin, en considérant comme élémens des idées, des fonctions cérébrales, outre les sensations intérieures de la faim, de la soif, de la douleur, etc., des influences sympathiques, dont l'existence ne me paraît pas réelle, et qui, quand même elles seraient réelles, ne pourraient être que des causes modificatrices de l'action générale du cerveau,

---

est le plus exquis; on a mis de ces animaux, auxquels on avait crevé les yeux, dans des lieux très inégaux, tendus de filets pour les embarrasser, et constamment ils sont parvenus à éviter tout ce qui s'opposait à leur marche.

et non des excitans qui dussent donner naissance à des idées particulières. Des physiologistes ne veulent point ranger au nombre des sensations la faim, la soif, la sensation vénérienne, etc., parce que, disent-ils, ce seraient des sensations sans objet, ce ne sont que des manières d'être des organes intérieurs. Je leur demanderai si toutes les sensations sont autre chose que des manières d'être des nerfs et du cerveau; si j'ai une autre idée de la chaleur et du froid que de la faim ou de la soif; si la température qui occasionne les deux premières est un objet plus réel pour moi que la cause, quelle qu'elle soit, qui fait naître dans mon estomac ou dans mon pharynx les deux dernières? En traitant des relations sympathiques du système nerveux, je reviendrai sur la nature et le nombre des sensations internes : nous verrons qu'elles ont pour objet, les unes, d'avertir le cerveau des besoins que cet organe peut satisfaire; d'autres, de l'état pathologique des parties auquelles il doit porter ou faire porter du secours, etc.

2°. *Facultés ou Dispositions intellectuelles.*

Depuis Locke, tous les psycologistes de son école ont cherché à faire dériver toutes les opérations intellectuelles, qu'ils appellent facultés, quoiqu'elles ne soient que des résultats fonctionnels, *de la faculté de sentir ;* ils ont réduit toutes les connaissances à des sensations. Ainsi, selon eux, *l'attention* est la faculté de sentir (on dirait plus exactement le cerveau), dirigée exclusivement sur un objet ; la *comparaison* résulte de deux sensations présentes ; *juger*, c'est apercevoir, sentir les rapports qui existent entre plusieurs sensations ; avoir de la *mémoire*, c'est sentir qu'un objet dont on a eu la connaissance antérieurement, est actuellement présent dans le sensorium ; se *ressouvenir*, c'est sentir qu'un objet qui devient actuel dans le sensorium y a déjà été ; *raisonner*, c'est porter une suite de jugemens, etc.

C'est cette faculté de sentir, cette puissance intellectuelle, faculté considérée comme unique dans sa cause, par à peu près tous les physiologistes, qui pensent que le cerveau est un organe unique, dont toutes les parties concourent à tous ses actes, quoique caractérisée par les résultats les plus variés ; c'est cette faculté, dis-je, que le docteur Gall a prétendu analyser et reconnaître se composer de plusieurs facultés primitives ou fondamentales, attachées à autant de portions ou d'organes cérébraux. En un mot, il admet la pluralité des facultés, et comme une conséquence immédiate, la pluralité des organes qu'elles représentent.

Avant d'aller plus loin, et pour rassurer les personnes qui ont horreur *de la cranioscopie, ou de la doctrine des bosses*, qui aiment aussi peu à se familiariser avec des idées nouvelles qu'elles aiment à retrouver dans les anciens le principe de toute découverte, je vais leur montrer que des auteurs non suspects d'esprit d'innovation, et d'une réputation justement méritée, ont admis *le principe* de la pluralité des facultés et des organes intellectuels; et je les préviens que, pour le moment, je ne veux pas m'occuper d'autre chose, qu'il ne s'agit nullement de fixer le siége de chacun de ces organes.

1°. De tous les temps les moralistes et les philosophes ont fait mention de deux ordres d'opérations dans l'entendement; ce sont : *l'entendement et la volonté* (Malebranche); *connaître et se mouvoir* (Hobbes); *la perception et la volonté* (Locke); *la raison et l'instinct*, *l'intelligence et les sentimens*, *la raison et les passions*, *l'âme rationnelle et l'âme sensitive*, etc. Ces deux ordres d'opérations sont tellement différens, que les moralistes et les théologiens donnent pour précepte de développer, d'étendre les unes et de réprimer les autres, disant que le triomphe de la morale consiste à faire dominer *le mauvais principe par le bon*, *l'instinct par la raison*, *la chair par l'esprit;* ils parlent sans cesse des combats intérieurs que se livrent ces deux principes; de là l'*homo duplex* de Buffon.

2°. Au treizième siècle Albert-le-Grand, évêque de Ratisbonne, plaçait le siége du sens commun et de l'imagination dans la première cavité cérébrale, l'entendement et le jugement dans la seconde, la mémoire, dans la troisième; et successivement Willis, Vieussens, Haller, Van-Swieten, et autres, ont émis de semblables opinions touchant l'usage différent des parties du cerveau.

3°. C'est surtout dans Charles Bonnet que nous trouverons admise, de la manière la plus formelle, la pluralité des organes cérébraux ; on ne saurait se lasser de citer ce grand homme : « Sans être initié dans les secrets de l'anatomie, on sait, au moins en gros, qu'un cerveau est un organe extrêmement composé, ou plutôt un *assemblage de bien des organes différens*, formés eux-mêmes de la combinaison et de l'entrelacement d'un nombre prodigieux de fibres, de nerfs, de vaisseaux, etc. (1). La multiplicité et la diversité prodigieuse d'idées qui naissent des différentes opérations de notre esprit, peuvent nous faire juger de l'art étonnant avec lequel l'organe intellectuel de nos pensées a été construit, et du *nombre presque infini de pièces, et de pièces très variées*, qui entrent dans la composition de cette surprenante machine qui incorpore, pour ainsi dire, à l'âme d'un savant l'abrégé de la nature (2). Il suit de là qu'une intelligence qui connaîtrait à fond la mécanique du cerveau, qui verrait dans le plus grand détail tout ce qui s'y passe, y lirait comme dans un livre. Ce *nombre prodigieux d'organes*, infiniment petits, appropriés au sentiment et à la pensée, serait par cette intelligence ce que sont pour nous les caractères d'imprimerie. Nous feuilletons les livres, nous les étudions ; cette

---

(1) *Palingénésie*, tome I, p. 334.

(2) *Id.* p. 193.

intelligence se bornerait à contempler les cerveaux (1). *Nos sentimens de différens genres tiennent à des fibres de différens genres* (2). Le degré de l'ébranlement décide de la vivacité des sentimens; *l'espèce de la fibre, de l'espèce du sentiment* (3). Enfin comment remédie-t-on à cette fatigue, à cette douleur (résultant d'une attention trop soutenue sur la même série d'idées)? par le repos ou par le changement d'objet. Pourquoi par le repos? c'est qu'il est une cessation d'action. Lorsque l'âme n'agit plus sur les *fibres sur lesquelles elle agissait*, la tension qu'elle leur a imprimée diminue, s'affaiblit, s'éteint. Pourquoi par le changement d'objet? c'est que *l'âme n'agit plus sur les mêmes fibres. Chaque perception a des fibres qui lui sont propres* (4). » Tissot répète cette dernière opinion de Bonnet, sur les suites des travaux de l'esprit dirigés avec persévérance sur le même objet, et conseille, pour la même raison que lui, le repos et le changement d'objet. (5)

4°. Enfin, le plus célèbre de nos naturalistes, M. Cuvier, s'est exprimé ainsi : « Il paraît aussi que l'on entrevoit certains rapports entre les facultés des animaux et les proportions de leurs parties communes.

---

(1) *Palingénésie*, tome I, p. 27.

(2) *Essai analytique sur l'âme*, p. 246.

(3) *Id* p. 246.

(4) *Id*. p. 105.

(5) *Œuvres de Tissot*, édition de M. Hallé, t. III, p. 33.

Ainsi la perfection de leur intelligence paraît d'autant plus grande, que l'appendice des corps cannelés qui forme la voûte des hémisphères est plus volumineux. L'homme a cette partie plus épaisse, plus étendue et plus reployée que les autres espèces; à mesure qu'on s'éloigne de l'homme elle devient de plus en plus lisse et plus mince; les parties du cerveau se recouvrent moins les unes les autres; elles se développent et semblent s'étaler davantage en largeur; *il paraît même que certaines parties prennent, dans toutes les classes, un développement relatif à certaines qualités des animaux.* Par exemple, les tubercules quadrijumeaux antérieurs des carpes qui sont les plus faibles, les moins carnassiers des poissons, sont plus gros à proportion, comme ceux des quadrupèdes qui vivent d'herbes. *On peut espérer, en suivant ces recherches, d'acquérir quelques notions sur les usages particuliers à chacune des parties du cerveau ou de l'encéphale.* (1) »

Sœmmering ne désespère pas non plus qu'on ne puisse un jour trouver *le siége particulier des divers ordres d'idées.*

Que les timides se rassurent donc et ne craignent pas, après l'exemple d'autorités aussi imposantes, de commettre le crime impardonnable d'innovation, de passer pour des cranioscopes, en admettant la pluralité des facultés et des organes intellectuels compris

---

(1) *Anatomie comparée*, tome II.

dans le cerveau, en osant au moins examiner cette question.

Mais avec la faculté de sentir vous expliquez la production de tous les phénomènes de l'intelligence, pourquoi dès lors multiplier les puissances sans sujet, augmenter ainsi les difficultés dans une question qui en présente déjà d'assez nombreuses? D'ailleurs, où vous arrêterez-vous dans vos divisions, si vous attachez certaines séries d'idées à certaines parties cérébrales? il ne faudra pas moins que chaque idée ait la sienne propre, quelque petite qu'elle puisse être. L'œil ne voit-il pas toutes les couleurs, l'estomac ne digère-t-il pas tous les alimens, etc.?

Nous répondrons à ces objections par un petit nombre de propositions. M. Gall y a répondu ainsi qu'à plusieurs autres avec beaucoup de développemens, par des faits nombreux et qui doivent apporter la conviction dans l'esprit de ceux qui prendront connaissance de ces faits sans cette prévention qui dégénère si souvent en opiniâtreté ou en mauvaise foi. Ne perdez surtout pas de vue qu'il ne s'agit ici que du principe de la pluralité, et non encore du nombre ni du siége des facultés intellectuelles, lesquels forment deux nouvelles questions qui demandent un examen particulier.

1°. S'il est facile d'expliquer, par une seule puissance générale, la manifestation des phénomènes intellectuels, il ne l'est pas moins d'expliquer celle des phénomènes digestifs par la faculté générale de digérer; cependant cette faculté générale se compose, chez l'homme, des facultés particulières de mâcher les alimens, de sécréter la salive, d'opérer la chimification, de sécréter la bile et le fluide pancréatique, d'absorber le chyle, de rejeter au dehors les résidus alimentaires, lesquelles sont toutes attachées à des appareils organiques distincts, quoique leur action doive concourir au même but.

2°. Si l'œil tout seul est chargé de recevoir l'impression des couleurs, il n'existe pas qu'un seul sens pour recevoir les impressions de toutes les propriétés des corps extérieurs ; cinq sens remplissent cet objet. Ainsi, percevoir des couleurs, des sons, des odeurs, des saveurs, des formes, c'est, il est vrai, toujours sentir; mais néanmoins c'est sentir par cinq organes différens. Cette portion de la puissance cérébrale étant divisée de la sorte, l'on peut tout aussi bien concevoir que cette puissance le soit également dans une autre portion, sans pour cela qu'il s'ensuive de la désharmonie dans ses fonctions.

3°. Bonnet pense que chaque idée, chaque perception, chaque sentiment, ont un siége spécial, tiennent à une manière d'être d'un point, d'une fibre du cerveau. Nous ne concevons certainement pas que deux choses puissent occuper la même place; et l'opinion de Bonnet est ici très plausible, la seule admissible. Si les résultats des opérations cérébrales, si les idées sont ainsi disséminées, si je puis me servir d'une pareille expression, il est très vraisemblable, sans preuve affirmative, que celles qui ont le plus de rapports doivent résider dans les mêmes parties, comme semble d'ailleurs l'indiquer la facilité avec laquelle des idées réveillent des idées de même nature, le repos qui résulte du changement d'objet dans les méditations profondes.

4°. Que signifieraient cette complication d'organisation, ces fibres nombreuses, ces circonvolutions, ces plicatures, ces éminences, ces ganglions, etc., si toutes ces parties n'avaient un but spécial? Comment expliquer l'augmentation, l'accroissement des facultés avec le développement du cerveau, avec l'addition successive de nouvelles parties depuis le ver jusqu'à l'homme? Pourquoi ces formes si variées des différentes parties du crâne chez ce dernier?

5°. Enfin l'on ne peut méconnaître les idioties partielles avec des prééminences de facultés chez presque tous les individus. Les uns deviennent *naturellement*, et presque sans efforts, grands poètes, grands musiciens, grands mécaniciens, grands philosophes, etc.: d'autres ont une étonnante mémoire avec un pauvre jugement. L'on ne se fait pas, dit-on communément; l'on *naît* bon, religieux, astucieux, hautain. Il faut *suivre sa vocation*, dit-on encore, ne pas contrarier la nature, cultiver les bonnes qualités que l'on en a reçues. Les animaux nous présentent aussi de ces génies partiels, souvent extraordinaires, dans leurs habitudes, leurs aptitudes industrielles, les moyens qu'ils emploient pour subvenir à leurs besoins. Les personnes qui soutiennent qu'avec de la volonté et de l'attention l'on fait ce que l'on veut, ne réfléchissent pas que, s'il en était ainsi, les gens d'esprit, les hommes vertueux, les talens supérieurs, les grands hommes, auraient été beaucoup moins rares qu'ils n'ont toujours été, et deviendraient sans doute plus communs. Combien cependant a-t-il paru d'Homères et de Virgiles, d'Hippocrates, de Socrates, de Bacons, de Newtons, etc.? c'est que *l'on ne se fait pas.*

6°. Certains états pathologiques du cerveau fournissent des faits en faveur de l'opinion que je soutiens ici; tels sont les monomanies ou délires exclusifs sur un petit nombre d'idées, l'exaltation extrême d'un penchant, avec raison souvent presque entière sur tout autre objet qui n'a aucun rapport avec le délire. Telles sont encore des démences ou abolitions partielles de facultés; c'est ainsi que l'on a vu des individus perdre, à la suite d'apoplexies, la mémoire générale, ou seulement la mémoire des noms substantifs ou autres; que j'ai vu une dame, aliénée depuis trois ans et tombée en démence, ayant conservé le talent de la musique et oublié celui du dessin qu'elle avait aussi-bien cultivé que l'autre, exécuter même des morceaux de musique très difficiles et qu'elle voyait pour la première fois. Ce qui est peut-être plus remarquable, c'est que depuis l'absence de sa raison, cette dame avait eu un doigt extirpé, ce qui a dû lui faire faire de nouvelles combinaisons pour toucher du piano.

En admettant la pluralité des facultés et des organes

de l'intelligence, l'on concevra très bien l'idiotie avec une organisation du cerveau bonne en apparence. Il suffit, en effet, du manque total de mémoire pour empêcher toute combinaison intellectuelle ; car, si les impressions ne sont pas durables, il devient impossible de conserver des idées, de comparer, de juger, de raisonner ; il en serait de même de la privation de la faculté de retenir les signes du langage.

L'on fait ordinairement cette objection, qui, au premier abord, ne laisse pas que de paraître spécieuse : quel que soit le siége d'un épanchement sanguin, d'une inflammation cérébrale locale ou ramollissement cérébral, les phénomènes pathologiques qui consistent en des désordres intellectuels sont toujours à peu près les mêmes. Mais l'on ne fait pas attention que si une affection aiguë devient bientôt générale, en vertu des rapports sympathiques des organes, les affections de diverses parties du cerveau qui sont continues, contenues dans une cavité qui ne permet aucune augmentation de volume, aucun déplacement, doivent envahir bien plus promptement tout l'organe ; aussi la présence de quelques gouttes de sang épanchées sous le crâne suffisent-elles pour causer un assoupissement, un anéantissement de tout exercice intellectuel.

Quels sont la nature et le nombre des facultés primitives de l'intelligence ou du cerveau ?

Jusqu'ici les physiologistes, s'étant bornés à rapporter toutes les opérations cérébrales ou intellectuelles à la faculté de sentir, ont par là même considéré toutes ces opérations comme n'offrant pas de différences suffisantes pour être classées et rattachées à des causes particulières; ils les ont toutes attribuées à l'action du cerveau, comme étant une puissance unique Nous avons cependant vu les philosophes et les moralistes distinguer dans l'intelligence deux facultés générales, l'entendement ou la possibilité d'acquérir des connaissances, et la volonté ou la possibilité d'avoir des désirs, des penchans, etc.

Kant et le docteur Gall sont les seuls qui se soient plus spécialement occupés d'analyser et de chercher à rapporter à des facultés primitives, multiples, les phénomènes de l'entendement.

Dans le système de Kant, ces facultés ou formes primitives, conceptions pures, idées à priori, etc., sont au nombre de vingt-cinq, savoir: deux formes de la sensibilité, *l'espace* et *le temps;* douze notions pures de l'entendement, ou categories, *l'unité*, *la pluralité*, *la totalité*, *l'affirmation*, *la négation*, *la limitation*, *l'inhérence et la subsistance*, *la causalité et la dépendance*, *la société*, *la possibilité et l'impossibilité*, *l'être et le non être*, *la nécessité et la contingence;* huit notions qui dépendent de celles-ci, *l'identité*, *la diversité*, *l'accord*, *la contradiction*, *l'intérieur*, *l'extérieur*, *la matière*, *la forme;* enfin trois formes de la raison, *le moi et l'âme*, *Dieu*, *l'univers*. Il n'est guère besoin de discussion pour démontrer que ces prétendues facultés ne sont que des *idées*, pour la plupart très abstraites; que, par conséquent, loin d'être primitives, antérieures à l'exercice intellectuel, elles n'en sont que le résultat.

M. Gall croit avoir découvert vingt-sept facultés ou qualités fondamentales dans la puissance intellectuelle; il les désigne ainsi : 1°. instinct de la propagation ; 2°. amour de la progéniture; 3°. attachement, amitié; 4°. instinct de la défense de soi-même et de sa propriété, amour des rixes et des combats; 5°. instinct carnassier, penchant au meurtre; 6°. ruse, finesse, savoir-faire ; 7°. sentiment de la propriété, instinct de faire des provisions, convoitise, penchant au vol ; 8°. orgueil, hauteur, fierté, amour de l'autorité, élévation; 9°. vanité, ambition, amour de la gloire; 10°. circonspection, prévoyance ; 11°. mémoire des choses, mémoire des faits, sens des choses, éducabilité, perfectibilité; 12°. sens des localités, sens des rapports dans l'espace ; 13°. mémoire des personnes, sens des personnes; 14°. sens des mots, sens des noms, mémoire des mots, mémoire verbale ; 15°. sens du langage de parole, talent de la philologie ; 16°. sens des rapports des couleurs, talent de la peinture ; 17°. sens des rapports des tons, talent de la musique ; 18°. sens des rapports des nombres ; 19°. sens de mécanique, sens de construction, talent de l'architecture. Ces facultés se rencontrent chez l'homme et les animaux ; les suivantes appartiennent exclusivement à l'homme. 20°. Sagacité comparative ; 21°. esprit métaphysique, profondeur d'esprit; 22°. esprit caustique, esprit de saillie ; 23°. talent poétique; 24°. bonté, bienveillance, douceur, compassion, sensibilité, sens moral, conscience; 25°. faculté d'imiter, mimique; 26°. Dieu et religion; 27°. fermeté, constance, persévérance, opiniâtreté.

M. Spurzheim, élève de M. Gall, a ajouté huit autres facultés aux vingt-sept précédentes; ce sont l'habitativité, les facultés de l'ordre, du temps, de la surnaturalité, de l'espérance, de l'étendue, de la pesanteur, de la justice ou le sens moral. M. Spurzheim, adoptant la division des philosophes et des moralistes, range toutes ces facultés en deux classes; il appelle les unes, facultés intellectuelles proprement dites; et les autres, facultés ou qualités affectives. Je me servirai souvent de ces expressions avec le même sens que l'auteur y attache.

Cette partie des travaux de M. Gall demanderait un mûr et profond examen que je ne me sens point en état de faire; il s'agirait de chercher à s'assurer, par exemple, si ce sont bien là réellement vingt-sept ou trente-cinq facultés fondamentales; si quelques unes ne sont pas des idées générales et abstraites, telles que le sens de la métaphysique; si d'autres ne sont pas le résultat de l'action combinée de plusieurs autres, telles que le talent de la poésie, dans lequel on observe la réunion de la rime, de la mesure, des fictions, etc.; si quelques unes ne seraient pas de simples modifications ou modes d'action de quelques autres, etc. etc. En somme, je déclare donc n'approuver ni improuver cette classification, faute de documens suffisans pour pouvoir la juger en parfaite connaissance de cause. Je n'en persiste pas moins à admettre le principe de la pluralité des facultés et des organes qui les représentent.

Mais il est de bien grandes difficultés touchant le mécanisme de l'exercice de ces facultés, que M. Gall n'a ni résolues, ni abordées, du moins autant qu'il m'en souvienne. Comment toutes ces facultés communiquent-elles entre elles de manière à ce que plusieurs soient simultanément en action, comme cela arrive dans les moindres opérations intellectuelles? Comment s'empruntent-elles réciproquement les connaissances qui sont propres à chacune, comme cela doit arriver au sens métaphysique, au sens poétique, etc.? Comment reçoivent-elles les impressions sensoriales? est-il raisonnable, croyable, que vingt-sept ou trente-cinq facultés puissent communiquer également avec le pouvoir sensorial, et être particulièrement stimulées par les impressions en rapport avec leur destination? La difficulté qui me paraît la plus forte et la moins facile à résoudre, est celle-ci: comment se fait-il qu'il n'y ait *qu'un moi*, *qu'un sentiment de l'existence*, *qu'une seule conscience de l'être pensant?* ou en d'autres termes, comment se fait-il que chacun de ces membres de la puissance intellectuelle n'ait pas son moi, sa conscience, son sentiment intime de l'existence; pourquoi toutes les opérations intellectuelles, sensations, perceptions, travaux de l'esprit, passions, etc., font-elles l'effet d'être senties, perçues, exécutées, excitées par un pouvoir unique, se rapporter à un seul moi ? L'un des élèves distingués de M. Gall, qui a très bien aperçu cette difficulté, le docteur Dannecy, a souvent cherché à la résoudre dans des conversations que nous avons eues ensemble à ce sujet, mais en changeant presque totalement la doctrine de son maître : 1°. en admettant une faculté, un organe pour le moi ; 2°. en réduisant les autres facultés à de *simples tendances*, *réceptacles d'impressions*, sous la direction du moi. Je laisse encore à d'autres, ou je remets à une autre époque l'examen de ces questions.

Il sera question de la partie cranioscopique de la doctrine vers la fin de cette section.

3°. *Résultat fonctionnel ; opérations cérébrales intellectuelles.*

Les opérations intellectuelles du cerveau nous offrent à considérer, envisagées d'une manière générale, quatre ordres de phénomènes ; savoir : 1°. des combinaisons intellectuelles ; 2°. des passions et des affections ; 3°. la volonté et la liberté d'action ; 4°. des déterminations, des volitions, des actes de la volonté, qui sont les mouvemens volontaires, l'expression de la physionomie, les gestes et la phonation.

1°. *Combinaisons intellectuelles.* Impression, sensation, perception, conception, notion, connaissance ou idée, sont des termes qui expriment les différens degrés de l'action par laquelle le cerveau arrive à la connaissance d'un objet; les idées sont simples, primitives, sensibles, individuelles, ou bien abstraites, collectives, de réflexion, etc. *L'attention*, qui n'est que l'activité du cerveau dirigée sur un objet, est une condition indispensable à tout travail intellectuel; ce n'est point une faculté intellectuelle, mais seulement une manière d'être de ces facultés. Nous avons dit ce qu'on entend ordinairement par *comparer*, *juger*, *se souvenir*, *raisonner*; on appelle *imagination*, l'activité, l'exaltation particulièrement des facultés qui donnent naissance à la poésie, à la peinture, à la musique.

2°. *Passions et affections.* Je désignerai, avec M. Gall, sous le nom de penchans, de sentimens, de passions, l'action des facultés affectives, telles que l'amour, l'amitié, l'orgueil, l'ambition, la vanité, etc.; et sous celui d'affections, certains modes d'action ordinairement instantanés et passagers, relatifs à des circonstances du moment, tels que la colère, la joie, la frayeur, la crainte, le chagrin, etc.

3°. *Volonté*, *liberté*. Toute faculté, si elle n'est laissée ou condamnée de bonne heure au repos, à une inaction absolue, chose qui n'est pas toujours possible, éprouve le besoin d'être satisfaite, *désire* de l'être; si elle l'est, le moi en ressent du *plaisir*; si elle ne l'est pas, il en ressent de la *douleur*. Toute perception de quelque importance, est aussi accompagnée de ces deux sentimens, de plaisir et de douleur, selon qu'elles affectent agréablement ou désagréablement le moi. Dans tous les cas, le moi préfère le plaisir à la douleur, et désire rechercher le premier et éviter le second ; la *volonté* est le pouvoir qu'a le moi, ou, si l'on veut, la faculté qui désire, de désirer fortement, de vouloir, et de se déterminer à l'action désirée, ou voulue ; ce qui a fait dire à des philosophes que ces deux sentimens, le plaisir et la douleur, étaient le mobile de toutes les actions. Mais le moi, très souvent, n'éprouve pas qu'un seul besoin à la fois, il est affecté simultanément par différentes impressions. On appelle *liberté*, *liberté morale*, *libre arbitre*, le pouvoir qu'il a de se déterminer à satisfaire un besoin plutôt qu'un autre, à diriger dans tel ou dans tel autre sens les actes de la volonté. La liberté n'est point absolue, comme le prétendent les spiritualistes purs. Plus des facultés seront actives, plus leurs besoins et leurs désirs seront impérieux, et plus aussi elles affaibliront la puissance de celles qui sont plus faibles. Cependant comme elles sont multiples, elles pourront se contrebalancer, se servir de contrepoids, les meilleures pourront neutraliser l'action des moins sociales. Ainsi l'homme est donc conduit par les désirs, dirigé par les impressions extérieures ; et le plus souvent, lorsqu'il croit commettre un acte d'une pleine et entière liberté, il obéit encore à des motifs intérieurs ou extérieurs. « La liberté, dit Bonnet (1), est subor-

(1) *Essai analytique sur l'âme*, page 258.

donnée à la volonté, la volonté à la sensibilité (aux facultés cérébrales), celle-ci à l'action des sens, les sens à l'action des impressions extérieures. » L'homme, le moi, est d'autant plus libre qu'il laisse prendre moins d'empire à quelques unes, ou à une seule de ses facultés; dans le cas contraire, il devient l'esclave de celle-ci.

4°. *Déterminations de la volonté.* Ces déterminations sont: 1°. les mouvemens volontaires, lesquels sont destinés à rapprocher ou à éloigner le corps des objets, à repousser ou à attirer ceux-ci vers lui; 2°. la phonation, qui comprend la voix, simple et articulée, la parole et le chant; les gestes et l'expression de la physionomie: ces actes ont pour but d'exprimer et de transmettre à d'autres individus, au dehors, le résultat des opérations cérébrales, *la situation de l'âme*, le fruit des méditations de l'intellect comme des simples perceptions ou idées sensibles.

Je passe rapidement sur ces différens objets, parce que je serai obligé de revenir sur la plupart avec plus de détails, lorsque je parlerai de l'action des fonctions du cerveau sur l'organisme.

Siége, organes des phénomènes intellectuels.

Dans cette section, j'ai pour objet 1°. de démontrer que le cerveau est le siége immédiat, la cause organique essentielle, l'instrument principal de tous les phénomènes intellectuels, des sensations, des combinaisons de l'esprit, des passions, des affections, le point de départ des mouvemens volontaires, enfin de toutes les opérations de l'organisme qui se font *avec conscience* ; que dans tous ces actes, les nerfs et les muscles ne sont que des agens cérébraux ; 2°. de rechercher les signes cranioscopiques ou physiognomoniques du degré de développement de l'intelligence.

Loi de l'organisme.

Tout organe n'est chargé que d'une seule fonction. Toute faculté est attachée à un organe.

Cette loi est d'une application si rigoureuse, qu'il suffit de jeter les yeux sur le tableau des organes et des fonctions de l'organisme, pour en constater l'évidence ; chaque organe est chargé de contribuer à l'harmonie générale ; à l'entretien de l'individu, d'une seule manière : l'estomac en convertissant les alimens en chyme, le cœur en servant d'agent actif de la circulation, le testicule en sécrétant le sperme, etc. ; et d'un autre côté, il n'est aucun phénomène dans l'organisme qui ne reconnaisse, pour condition de sa production, un appareil organique. Cette dernière proposition n'a pas besoin de preuve aujourd'hui.

Cependant les métaphysiciens et les théologiens ont attribué le pouvoir intellectuel à un principe particulier, plus ou moins indépendant de l'organisation ; et la plupart des physiologistes, même de nos jours, ont placé le siége des passions et des affections dans les organes où se font ressentir leurs effets, tantôt dans le cœur, le foie, le diaphragme, l'utérus, ou dans les nerfs ganglioniques, etc. De la sorte, les uns et les autres réunis déshéritent de toutes ses attributions l'organe le plus important de l'économie, le cerveau, en le regardant comme étranger à la manifestation, à la production de ces phénomènes; sans craindre, les uns, de se trouver en opposition avec les lois générales de la nature, en admettant des effets sans causes, ou en plaçant derrière des causes bien connues et suffisantes pour expliquer ces effets, des causes occultes et hypothétiques; et les autres, de prendre des effets pour des causes, en plaçant le siége de phénomènes dans des organes qui ne sont que les échos de celui qui les produit, de charger des organes de l'exercice de plusieurs fonctions, et ainsi de voir dans le cœur l'organe du courage et l'agent principal de la circulation sanguine; dans le diaphragme, simple muscle, un instrument respiratoire et un instrument des affections dites épigastriques; dans l'utérus, l'organe de la menstruation et le mobile des désirs vénériens, etc. Ces erreurs ne seront pas difficiles à détruire.

Appuyons-nous d'abord d'autorités imposantes.

On n'a point oublié les citations que nous avons faites de la Palingénésie de Bonnet, bien positives sur le siége de l'intelligence; j'y ajouterai celles-ci du même auteur: « Assurément s'il nous était permis de voir jusqu'au fond de la mécanique du cerveau, et surtout dans celle de cette partie qui est l'instrument immédiat *du sentiment et de la pensée*, nous verrions ce que la création terrestre a de plus ravissant. Nous ne suffisons point à admirer l'appareil et le jeu des organes destinés à incorporer un morceau de pain à notre propre substance. Qu'est-ce pourtant que ce spectacle comparé à celui des organes destinés à produire des idées, et à incorporer à l'âme le monde entier! Tout ce qu'il y a de grandeur et de beauté dans le globe du soleil le cède, sans doute, je ne dis pas au cerveau de l'homme, je dis au cerveau de la mouche (1). Nous sommes donc acheminés à penser que l'organisation du cerveau des animaux diffère essentiellement de celle du cerveau de l'homme. Nous ne risquerons guère de nous tromper en jugeant de la perfection relative des deux machines par leurs opérations; combien les opérations du cerveau de l'homme sont-elles supérieures à celles du cerveau de la brute? combien la raison l'emporte-t-elle sur l'instinct (2)? Il paraît donc que le cerveau de la brute est une machine incomparablement plus simple que le cerveau de l'homme; la construction des machines animales a été calculée sur le nombre et la diversité des effets qu'elles devaient produire, relativement à la place qui était assignée à chaque espèce dans le système de l'animalité. Le cerveau du singe, beaucoup moins composé que celui de

(1) *Palingénésie*, tome I, page 326.

(2) *Id.* p. 193.

l'homme, l'est incomparablement davantage que celui de l'huître. » (1)

Cabanis s'est exprimé ainsi : « Pour se faire une juste idée de la pensée, il faut considérer le cerveau comme un organe particulier destiné spécialement à la produire, de même que l'estomac et les intestins à faire la digestion, le foie à filtrer la bile. Les impressions, en arrivant au cerveau, le font entrer en activité, comme les alimens en tombant dans l'estomac. » (2)

« L'organe dont j'ébauche ici la description (l'encéphale), dit notre célèbre professeur Chaussier, est un des plus importans de l'économie animale ; centre de tous les nerfs, il est le siége, ou, si l'on veut, l'instrument de l'intelligence, de la volonté, de la pensée ; il reçoit toutes les impressions, etc. » (3)

Le docteur Gall pense que « le cerveau est exclusivement l'organe de toutes les facultés intellectuelles et de toutes les qualités morales ; » et il accumule les preuves les plus directes qui confirment cette proposition (4). Je reprocherai encore ici à ce physiologiste d'avoir été injuste envers ses devanciers, qu'il accuse tous, *in globo*, de n'avoir point connu les fonctions du cerveau. Il a pourtant lu Bonnet, qui l'a précédé de plus de soixante années dans une carrière qu'il a si glorieu-

(1) *Palingénésie*, tome I, page 195.

(2) *Rapports*, *etc.*, tome I, p. 151.

(3) *Traité de l'Encéphale.*

(4) *Physiol. du Cerveau*, tom. II, p. 251.

sement parcourue, puisqu'il range souvent son nom parmi ceux de ses *adversaires*; Bonnet qui dit si positivement et démontre si bien, par un grand nombre de preuves dont se sert M. Gall lui-même, que le cerveau, chez l'homme et les animaux, est l'organe de la pensée et du sentiment, c'est-à-dire des idées et des passions. Combien d'autres exemples ne pourrais-je pas citer qui démontreraient que ce n'est pas uniquement de l'apparition de M. Gall que date l'origine des connaissances physiologiques sur le mécanisme et le siége des fonctions intellectuelles!

Je ne ferai qu'énoncer les deux propositions suivantes, dont les développemens se trouveront dans les articles relatifs aux âges et aux maladies du cerveau.

1°. L'intelligence se développe avec l'entrée en exercice du cerveau, avec l'action sensoriale; elle suit la même marche que les autres fonctions organiques, en parcourant successivement les périodes d'accroissement, de plus grande énergie, de décroissement et de décrépitude, avec l'enfance, la jeunesse, la virilité, l'âge de retour (Daubenton appelle ainsi la période de la vie qui s'étend de quarante-cinq ans à soixante ou soixante-cinq), la vieillesse et la décrépitude.

2°. L'intégrité et l'altération de cette fonction sont entièrement subordonnées à l'état sain et à l'état maladif du cerveau, suivant les lois de l'exercice de toutes les autres fonctions.

Autre proposition :

L'étendue, la diversité, l'énergie, la complication des opérations intellectuelles, sont en général, chez les animaux et chez l'homme, dans la proportion directe du volume du cerveau considéré soit d'une manière absolue, soit d'une manière relative, et sous plusieurs rapports.

Pour nous convaincre de la vérité de cette proposition, remontons du zoophyte à l'homme, en passant par les principaux degrés de l'échelle animale, qui séparent ces deux extrêmes.

Dans la classe des *zoophytes*, les polypes à bras, les actinies, les méduses, n'ont pas de nerfs, ou du moins le naturaliste n'a pu en découvrir chez eux; les microscopiques sont dans le même cas. Tous ces animaux vivent dans l'eau; les zoophytes, attachés à des rochers, attendent que la nourriture leur soit apportée par le liquide. On a beaucoup parlé de la sensibilité des polypes qui reconnaissent la présence de la lumière, semblent, comme l'a dit M. le professeur Dumeril, la *palper*, et se dirigent vers elle : les actinies aussi, s'épanouissent à la clarté du jour. Mais ces mouvemens, les plantes les présentent de même; elles dorment la nuit; des pommes-de-terre qui germeront dans une cave porteront leurs tiges du côté du jour; un arbre qu'on tient la racine en haut et la tige vers la terre, fait des efforts et finit par retourner celle-ci du côté du ciel, etc. Au reste, il pourrait se faire que ces animaux eussent quelques vestiges nerveux que leur finesse et leur délicatesse empêchassent d'apercevoir; toujours est-il que leur animalité est très voisine de la vie végétatrice. Quant aux animaux microscopiques, Buffon ne les regardait pas comme des animaux; il en faisait des élémens nutritifs des êtres vivans.

Parmi les *vers*, les lombrics de l'homme, les néréides, ont des nerfs sans cerveau. Dans tous les autres genres, le système nerveux se compose d'une suite de ganglions dont l'antérieur, situé au-dessus de l'œsophage, représente le cerveau. Ces animaux n'ont pas d'yeux ni d'oreilles; ils possèdent sans doute le toucher et le goût; ils vivent dans des milieux liquides.

Les *mollusques* acéphales, parmi lesquels se trouve l'huître, n'ont pas, à proprement parler, de cerveau; leurs nerfs communiquent avec deux ganglions, dont l'un est situé près de la bouche, et l'autre vers l'anus. Ces êtres n'ont que le sens du goût; ils vivent dans l'eau attachés à des rochers, ou comme perdus sur le sable. Les mollusques céphalopodes, et gastérapodes, ont un cerveau, des yeux, et quelques uns le sens de l'ouïe. On sait que le limaçon ne se distingue pas par un degré bien élevé de capacité intellectuelle.

Dans ces trois classes, les animaux n'ont pas de membres; quelques uns restent toujours dans le même lieu attachés au sol; la plupart rampent. D'autres ont certains moyens de se déplacer; l'huître, par exemple, en ouvrant et refermant subitement et fortement ses valves, chasse l'eau qu'elle contient, et en même temps est lancée plus ou moins loin.

Les *crustacés* et les *insectes* ont un cerveau, des membres, un tronc régulier. Les premiers vivent dans l'eau. Les insectes ont cinq sens, un tronc articulé, des membres nombreux; ils peuvent vivre dans l'eau, l'air et la terre.

Plus nous nous élevons, plus le système nerveux se complique, et plus aussi les phénomènes intellectuels se manifestent nombreux et bien décidés. Nous n'avons d'abord rencontré aucune apparence de ces organes chez des êtres qui n'avaient presque aucun des caractères de l'animalité; quelques autres ne nous ont offert que des nerfs sans cerveau, et ne pouvant posséder que les sens très imparfaits du goût et du toucher. Enfin nous venons de voir l'insecte doué d'un cerveau et de cinq sens. Comparez déjà la distance immense qui sépare cet être du zoophyte ou de l'huître; voyez l'industrie de cette abeille, ses travaux, ses habitudes sociales, son amour de ses semblables, son obéissance: admirez cette prévoyante fourmi amasser l'été pour l'hiver, vivre en société nombreuse, sauver son œuf menacé d'un danger pressant: considérez cette araignée qui choisit un lieu commode, y tisse une toile qui offrira un endroit pour la loger, et un autre pour prendre les mouches qui viendront s'y reposer; voyez-la raccommoder sa toile si quelque accident la dégrade. Toutes ces merveilles ont leurs causes dans le perfectionnement de l'organisation cérébrale.

Jusqu'ici le cerveau n'a consisté qu'en un seul ganglion qui ne diffère des autres que par sa position;

il est toujours situé le premier antérieurement (cependant dans les coléoptères parfaits, tels que le cerf volant, par exemple, le cerveau est formé de deux lobes).

Le cerveau des *poissons* et des *reptiles* n'a pas de circonvolutions; ses diamètres latéral, et vertical, sont à peu près les mêmes que ceux de la moelle épinière. Chez les premiers il est composé de plusieurs tubercules placés à la file les uns des autres.

Le cerveau des *oiseaux* et des *mammifères* présente des circonvolutions, deux lobes ou hémisphères, etc.

Dans ces quatre classes, le cervelet ne manque jamais; les lobes postérieurs du cerveau n'existent que chez le singe et chez l'homme, ce qui fait que, chez les autres animaux, le cervelet est superficiellement situé, et non recouvert par le cerveau.

L'on a comparé la masse du cerveau de l'homme et des animaux 1°. à la masse totale du corps, 2°. à la masse de tous les nerfs; l'on en a comparé la largeur à la largeur de la moelle épinière; et il est résulté de ces observations ce fait, que c'est l'homme qui, sous tous ces rapports, a le cerveau le plus considérable. Chez lui, cet organe est surtout très développé dans ses circonvolutions, dans les parties antérieures et postérieures de ses lobes ou hémisphères. L'homme est aussi l'être dont les opérations intellectuelles sont les plus étendues, les plus supérieures, etc.

Dans les oiseaux, et surtout dans les mammifères, dont l'organisation cérébrale approche davantage de celle de l'espèce humaine, nous observons les mêmes penchans, plusieurs des facultés intellectuelles que l'on croit être l'apanage exclusif de cette espèce. Ainsi dans ces animaux l'on rencontre l'amour, l'amitié, l'amour pour les petits, le courage, l'esprit de propriété, de domination, de guerre, la colère, la jalousie, la haine, la crainte, la frayeur, la terreur, la joie, le chagrin; ils savent se construire des abris, des demeures, des nids; ils apprennent à mettre en usage les moyens propres à leur conservation, à éviter les dangers, à tendre des piéges, à s'emparer de la proie destinée à leur nourriture; *ils sont donc susceptibles d'éducation*; ils règlent leur conduite d'après les circonstances, la motivent d'après les cas qui se présentent; *ils n'agissent donc pas automatiquement, sans cause extérieure, sans motifs* : ces animaux ont donc le jugement, la comparaison, le discernement, la mémoire, le souvenir, etc.

Les partisans de l'automatisme, au contraire, refusent à tous les animaux la liberté, l'éducabilité, la perfectibilité; ils attribuent toutes leurs actions à *l'instinct*, à une force aveugle, nécessaire, qui les pousse sans qu'ils puissent agir autrement : ils disent qu'il a été donné à l'abeille de faire des cellules, et qu'elle les fait toujours de la même forme; que l'araignée tisse sa toile, que le ver à soie fait son cocon, l'oiseau son nid, toujours de la même manière, sans en avoir reçu le modèle de leurs parens, etc. Mais il n'y a qu'un sot orgueil qui ait pu porter l'homme à rabaisser ainsi les animaux, sans doute pour prétendre s'élever d'autant, et se placer dans un cadre tout-à-fait distinct. Il n'y a qu'à observer journellement les animaux qui nous approchent continuellement, pour se convaincre de la fausseté du principe de ces sectaires, et rendre à l'animal le rang qu'il occupe dans l'échelle des êtres. On lira, sur ce sujet, avec autant d'intérêt que de fruit, l'excellent ouvrage de Georges Leroi, sur l'intelligence des animaux, et un article sur l'instinct, riche de faits concluans, qui se trouve dans le premier volume de la Zoonomie de Darwin.

Les abeilles, qu'on cite si souvent comme un exemple remarquable d'automatisme, commettent pourtant certaines actions qui prouvent qu'elles jugent avant d'agir. Dans une ruche les neutres ou les ouvrières forment la nation; s'il existe plus d'une femelle ou reine, les ouvrières tuent les autres; dès que la fécondation de cette femelle est terminée, ils tuent les mâles, qui dès cet instant deviennent des êtres inutiles et parasites. Cette araignée voit sur sa toile une mouche, et en même temps un corps qu'elle craint; elle se garde bien de sortir de sa demeure; on fait un trou à sa toile, et elle sait parfaitement la raccommoder, faire un morceau additionnel justement où il en faut un : elle juge donc sainement dans ces deux cas. Les oiseaux émigrans qui se trouvent arrêtés par des vents trop forts, s'élèvent pour rencontrer une atmosphère plus tranquille. Le chien que l'on a frappé pour un acte, s'en ressouvient très bien, si les mêmes circonstances se renouvellent, et sait choisir entre le plaisir de commettre encore cet acte et la peine de recevoir une punition assurée; il devient, de la sorte, le gardien du mouton, il respecte la proie qu'il a aidé au chasseur de tuer, etc. Tous les animaux que l'homme a effrayés ont peur de lui, le fuient, jettent des cris d'alarme lorsqu'ils le reconnaissent pour avertir de sa présence les autres animaux. Les renards, les loups âgés et expérimentés se laissent bien plus rarement prendre à des piéges que ceux qui sont jeunes et sans expérience; ainsi ce n'est pas sans raison que l'on dit d'un homme rusé, qu'il est fin comme un vieux renard. Voilà certainement des résultats d'une éducation. Qui d'ailleurs n'a pas vu, à Paris, le chien *Munito*, faisant sa partie de domino; les serins savans, exécutant des choses admirables, et les chevaux de Franconi dressés à des exercices tout-à-fait extraordinaires? Les animaux ont un langage. La poule qui voit ses petits en danger les rappelle autour d'elle, les couvre même de ses ailes au besoin, puis les avertit de reprendre leur liberté si elle le juge convenable. Il faut bien que ceux qui posent des sentinelles pour leur sûreté, qui voyagent, qui s'entr'avertissent de ce qui peut les inquiéter, aient des signes de convention pour s'entendre. Leur voix nous paraît exprimer à peu près toujours les mêmes sons; mais Leroi remarque très bien qu'il est fort possible que nous n'en saisissions pas toutes les nuances, et dit, pour justifier cette présomption, que lorsqu'on entend parler un langage que l'on ne comprend pas, l'on croit de même que la voix rend des sons qui semblent peu différer.

Si par perfectibilité l'on veut exprimer le *développement* des facultés accordées à chaque être, les animaux sont perfectibles comme l'homme; si, au contraire, l'on exprime par ce terme *l'acquisition* de nouvelles facultés, la perfectibilité est une chimère, et par conséquent ne forme pas un caractère propre à l'espèce humaine. L'entendement des bêtes ne reste stationnaire dans les espèces, que parce qu'il ne renferme point en soi les moyens d'étendre ses opérations. Le défaut de *signes*, d'un langage arrêté, écrit, perfectible; un cerveau qui d'ailleurs est peu capable de s'élever à la production d'idées abstraites et générales; l'impossibilité, et en même temps le non désir de transmettre les connaissances acquises, arrêteront à jamais un développement plus étendu des connaissances des animaux. « Il nous a été facile de reconnaître les conditions extérieures qui manquent, et seraient nécessaires pour que les espèces pussent faire des progrès sensibles, dit Leroi; ainsi nous avons vu la perfectibilité resserrée par les bornes de l'organisation et du besoin, afin que chaque espèce restât dans l'ordre où elle a été placée par l'auteur de la nature. » (1)

Quant à l'homme, ses facultés sont les mêmes depuis les premières traditions, et très probablement depuis la création; leurs opérations seules,

(1) Ouvrage cité, pᵉ 89.

celles exclusivement des facultés intellectuelles (car les penchans n'ont guère varié dans leurs déterminations), se sont de beaucoup perfectionnées, augmentées, étendues, variées; les hommes ont observé, noté, tracé, enregistré, écrit, peint les remarques qu'ils ont faites, les ont, de cette façon, transmises à leurs successeurs, qui en ont profité pour les vérifier, les comparer, les réunir à d'autres, les étendre, etc. De la sorte, les siècles ont hérité des siècles précédens, et fourni aux siècles suivans, les trésors des connaissances humaines enrichis de l'expérience de tous les hommes. Ajoutez à cela qu'il est très vraisemblable, comme nous aurons occasion de le dire ailleurs, que de même que les maladies cérébrales, la folie, entre autres, sont fréquemment héréditaires (au reste, comme toutes les autres dispositions organiques), l'état de perfection acquis au cerveau par l'exercice, a pu se transmettre jusqu'à un certain point, de génération en génération, de manière à ce que, aujourd'hui, cet exercice soit plus facile, toutes choses égales d'ailleurs, que dans les premiers âges du monde.

Ainsi donc l'organisation cérébrale de l'homme et des animaux n'ayant point varié, du moins bien sensiblement, les facultés intellectuelles de l'un et des autres sont restées les mêmes, les opérations de ces facultés n'ont point changé de nature, et tout nous porte à penser qu'elles n'en changeront pas davantage dans la suite des siècles; seulement, par les progrès de la civilisation, les avantages des sociétés, celles de l'homme ont été cultivées et ont produit des résultats qui font de l'homme instruit, d'un Newton, d'un Bacon, des êtres privilégiés, presque autant au-dessus du vulgaire que le vulgaire est au-dessus de la brute.

« Tous les mouvemens ont leur point d'appui dans le système cérébral, comme toutes les impressions quelconque y vont chercher leur point de réunion » (1). Les physiologistes sont généralement d'accord sur ce point, que c'est le cerveau qui, chez l'homme et les animaux qui en sont pourvus, perçoit les impressions reçues par les extrémités sentantes des nerfs, et que c'est dans cet organe que réside la cause première des mouvemens volontaires; qu'enfin, dans ces opérations du cerveau, les nerfs des sens et la moelle épinière deviennent des instrumens particuliers de cet organe, au moyen desquels, dans un cas, il s'étend jusqu'aux objets extérieurs, et dans l'autre il met en action le système musculaire. Cette double proposition est démontrée par les faits suivans :

1°. Dès qu'un nerf ne communique plus avec le cerveau, il ne produit plus ni sensations ni mouvemens. C'est un fait qui s'observe souvent en pathologie, et qu'il est facile de vérifier sur un animal; aussitôt que, chez celui-ci, l'on a lié ou détruit les nerfs d'un membre, on ne peut plus, par aucun moyen,

(1) Cabanis, *Rapports, etc.*, tome I, page 194.

provoquer la sensation de la douleur. L'on connaît les suites de la compression ou de la section de la moelle épinière ; la paralysie du sentiment et du mouvement qui accompagne ces accidens, ne survient jamais qu'au dessous de l'endroit comprimé ou séparé ; si l'accident arrive au-dessus de la naissance du nerf diaphragmatique, tous les muscles inspirateurs étant paralysés, la mort arrive en peu d'instans par une véritable asphyxie.

2°. L'on a souvent observé que, long-temps après avoir perdu un membre par l'amputation, les malades ressentaient encore la douleur que leur avait fait éprouver la maladie qui avait nécessité l'opération ; c'est là une réminiscence de la sensation passée qui ne pourrait se reproduire si les extrémités sentantes des nerfs percevaient les impressions qui les irritent.

3°. Dans toutes les affections cérébrales il existe toujours des désordres plus ou moins graves dans la perception des sensations et les déterminations volontaires, tels que, dans les affections fébriles (*fièvre ataxique, pernicieuse, cérébrite*), l'affaiblissement des sensations et des mouvemens, l'adynamie, les convulsions, etc. ; la perte du sentiment et du mouvement, la résolution des membres dans les compressions cérébrales, suite d'épanchemens sanguins, purulens, d'enfoncemens de pièces osseuses, de la présence de tumeurs internes, etc. Des expériences faites directement sur des animaux produisent les mêmes résultats Les vertiges, les bourdonnemens d'oreille, une exaltation extrême de ce qu'on nomme la sensibilité physique, sont des symptômes fréquens de la prétendue hypochondrie. Les convulsions partielles ou générales, la suspension plus ou moins complète de l'action des sens (comme des autres opérations intellectuelles du cerveau), caractérisent la prétendue hystérie et l'épilepsie. L'on rencontre souvent chez les aliénés trois phénomènes qui viennent à l'appui de cette opinion; chez eux les sensations sont souvent fausses, nullement en rapport avec les impressions qui les frappent; ils dénaturent les qualités des objets, croyent voir ou entendre des personnes, des êtres, des voix qui les obsèdent. M. Esquirol a donc bien raison de penser que ce symptôme, connu sous le nom d'hallucination, ces sensations sans objet qui les excitent, existent dans le cerveau des malades, proviennent de mouvemens pathologiques qui se passent dans cet organe; ceci nous explique pourquoi rien ne peut les convaincre d'une erreur aussi étrange. La plupart des aliénés sont peu sensibles, surtout dans la période d'excitation, à l'action des agens de douleur, tels que le froid, les maladies, les vésicans, etc. La même chose, au reste, a lieu dans les autres affections cérébrales; voilà même pourquoi les malades ressentent d'autant moins de douleur que leur mal faisant plus de progrès, le cerveau, lésé sympathiquement, perd la propriété de percevoir ses propres souffrances. Les idiots sont encore bien moins sensibles que les aliénés; on les voit quelquefois atteints de plaies énormes sans qu'ils s'en plaignent, sans qu'ils paraissent y faire attention. M. Esquirol a vu une petite idiote qui, avec son doigt, était parvenue à s'user la joue, à la percer de dedans en dehors, sans proférer un seul cri, sans s'arrêter dans l'exécution de son projet de destruction. Enfin les aliénés ne sont pas exempts de désordres musculaires, soit de mouvemens convulsifs dès le début, ce qui est assez rare, soit de paralysie, ce qui est très commun lorsque la folie dégénère en démence.

De plus, ce qu'il est bon de remarquer, c'est que tandis que les lésions idiopatiques du cerveau entraînent nécessairement des désordres des organes sensoriaux et locomoteurs, les affections idiopathiques des sens ou des muscles, des nerfs des sens ou de la moelle épinière, n'ont d'influence sur les fonctions du cerveau, qu'à la manière des autres organes; dans les ophtalmies, les amaurosis idiopatiques, les névralgies, les rhumatismes, les compressions de la moelle, le mal de pott, la pensée et l'action des sens et des muscles qui sont restés sains, se fait sans une altération manifeste, à moins que le mal, faisant des progrès fâcheux, ne gagne par sympathie jusqu'au cerveau.

L'on s'est prévalu de certains faits pour contester que le cerveau soit la cause des sensations et des mouvemens. L'on a dit : Les animaux qui n'ont point de cerveau se meuvent néanmoins, et doivent être affectés par le contact des objets; l'on peut enlever la tête à une mouche, à une tortue, à une grenouille, sans que ces êtres soient privés sur-le-champ de la vie et de la faculté sensoriale et locomotrice ; un ver étant coupé en deux, chaque portion devient un nouvel être.

Le physiologiste qui suivra les lois de l'organisation dans tous les degrés, depuis le végétal jusqu'à l'homme, arrivera à la connaissance de ces deux lois importantes de la vie : l'unité des actions organiques devient d'autant plus indispensable que la machine devient plus compliquée, plus animale, si je puis m'exprimer ainsi. A mesure que les fonctions d'un organe s'étendent, se développent, s'ennoblissent, cet organe acquiert plus d'empire, devient plus nécessaire, plus indispensable à l'entretien, à la conservation de l'harmonie vitale.

Pour ce qui est de la première loi, qu'on se rappelle que les végétaux et quelques animaux inférieurs peuvent se reproduire par bouture, caïeux, greffe ; tandis qu'en remontant l'échelle animale vers l'homme, l'acte générateur seul reproduit les êtres. De même encore, les êtres les moins parfaits sont impunément divisés, séparés en portions, sans qu'ils perdent la vie, tandis que ceux qui sont plus compliqués, périssent dès qu'un organe important vient à perdre sa vie propre. Pour ce qui concerne la seconde, nous voyons les végétaux et des animaux vivre sans être pourvus d'un système nerveux ; d'autres animaux qui ont des nerfs sans cerveau ; et enfin nous voyons successivement le cerveau se développer, augmenter, et en même temps devenir utile, nécessaire, puis indispensable ; en sorte que l'oiseau, le mammifère, l'homme, périssent promptement, si on leur enlève entièrement cet organe.

Ainsi donc, de ce que l'observation nous démontre que la vie, des mouvemens, et probablement des sensations, peuvent se manifester chez les êtres les plus rapprochés des plantes, il ne s'ensuit pas que la même chose doive nécessairement se passer chez ceux qui ont d'autres instrumens de vie, des instrumens plus nombreux, plus compliqués et plus parfaits. D'ailleurs l'observation démontre le contraire. Tâchons d'étudier la nature, la variété de ses effets sans les confondre; cherchons à apprécier les conditions diverses de la formation des phénomènes des corps vivans, dans les différens degrés de la grande série de ses œuvres.

Cependant, quoique le cerveau soit le centre des sensations et le point d'appui des mouvemens volontaires, il est pourtant certain que les nerfs concourent directement, d'une manière quelconque, à la manifestation de ces phénomènes; et ce qui le prouve incontestablement, c'est que le volume de ces organes est, chez les divers animaux, dans un rapport constant avec l'étendue, la force des sensations et des mouvemens auxquels ils président. Ainsi le nerf olfactif du chien est plus gros que les cinq nerfs des sens de l'homme; les nerfs musculaires, la moelle épinière des cachalots, des baleines, des serpens, sont énormes, comparativement au cerveau, dont le volume égale ou surpasse à peine l'un des renflemens nombreux de ce principal centre des nerfs musculaires.

Une autre considération importante touchant le siége et le mécanisme des sensations est celle-ci : le pouvoir sensorial et le pouvoir pensant ne peuvent reconnaître la même cause dans le cerveau, car les résultats de l'un et de l'autre sont souvent contradictoires ; c'est-à-dire que dans des cas nombreux, avec des sens qui perçoivent très bien les qualités des objets, il y a nullité, ou peu de développement de l'intelligence, et avec des sens peu parfaits, l'on observe une grande profondeur d'esprit, une force de combinaison intellectuelle très étendue. Remarquez d'abord que les animaux supérieurs ont quatre sens à peu de chose près aussi bons que ceux de l'homme ; que même il est très commun qu'ils en aient un d'une finesse extrême, comme on le voit pour le toucher de la chauve-souris et de l'éléphant, l'odorat du chien, la vue de l'aigle, etc., quoique chez eux le pouvoir pensant soit très borné ; ils reçoivent et sentent des impressions, mais ils ne les conservent et ne les combinent point comme l'homme ; leur cerveau a donc quelque chose de moins que celui de ce dernier. L'on objecte que l'homme seul a le sens du toucher d'une grande perfection, et que c'est là la cause de sa supériorité ; mais cette objection tombe d'elle-même, si l'on observe que tous les hommes ont la même main, et non la même intelligence ; que les idiots ont les cinq sens souvent très parfaits, voyent, entendent, etc., sans comparer, associer deux sensations, deux idées; que les imbécilles (ce sont les idiots les plus intelligens), les pauvres d'esprit, ont des sens tout aussi bons, perçoivent les impressions tout aussi bien, quelquefois mieux, que des personnes habituées à méditer, à réfléchir, à penser. Il est des aliénés dans une démence complète, qui n'ont plus la moindre trace de mémoire, qui ne savent pas émettre deux idées suivies, et qui cependant font très bien usage de leurs sens pour se promener, manger, jouer au billard, etc. Dans tous ces cas les nerfs sentans sont impressionnés, irrités; le cerveau perçoit ces irritations, ces impressions; il y a sensation, perception avec conscience; mais il n'a point ou n'a plus le pouvoir de tirer parti de ces sensations. Il faut donc distinguer dans cet organe, je le répète, comme deux ordres de phénomènes auxquels il préside séparément, les sensations et la pensée.

Les mêmes nerfs, les mêmes fibrilles nerveuses, servent-ils à la production du mouvement et du sentiment, ou bien ces deux sortes de phénomènes ont-ils des nerfs, des fibrilles nerveuses, distincts? Les physiologistes ont beaucoup et long-temps agité cette question. Aujourd'hui l'on admet généralement que le sentiment et le mouvement sont transmis par les mêmes nerfs. Il est cependant un fait qui semblerait prouver le contraire. Ce fait résulte de ce que la paralysie est quelquefois incomplète, seulement musculaire, le sentiment étant conservé, ou au moins non entièrement éteint, susceptible d'être réveillé. Mais l'on se rend compte de cette apparente contradiction en l'expliquant ainsi : les mouvemens sont une opération active, qui exige certains efforts cérébraux, le concours de la volonté ; au contraire, les sensations cutanées sont tout-à-fait passives, involontaires, exigent par conséquent de moindres efforts du cerveau : il n'est donc pas étonnant qu'une lésion cérébrale qui suffit pour anéantir une action où il est besoin d'efforts, d'un état actif, laisse encore subsister la faculté passive de recevoir des impressions. Ce qui semble confirmer cette manière de voir, et prouver que les paralysies incomplètes tiennent à une plus faible affection cérébrale, c'est que toutes les fois que cette affection est portée assez loin pour paralyser le sentiment, le mouvement l'est aussi ; d'où il suit que c'est une même lésion organique, intense à différens degrés, qui donne naissance à ces phénomènes. Il est assez singulier que dans les paralysies musculaires les plus générales qui viennent du cerveau, le diaphragme et les autres muscles inspirateurs ne soient jamais paralysés, à moins d'une altération capable de déterminer la cessation de la vie.

« La passion a toujours un objet ; on ne désire point ce qu'on ne connaît point. La passion a donc son principe dans la volonté : elle est une volonté qui s'applique fortement à son objet (1). — La liaison des fibres céré-

(1) Bonnet, *Essai analytiq. sur l'âme*, page 243.

brales avec certains plexus ou certains nœuds des nerfs, y exécutera une sorte de commotion qui se communiquera à toute la machine (1) ; » ce qui veut dire, en d'autres termes, que *les passions et les affections ont leur siége dans le cerveau, sont des actions, des opérations cérébrales*. La plupart des physiologistes, à l'exemple de Lacaze, Bordeu, Buffon, Bichat, Cabanis, Reil, etc., placent le siége des phénomènes qu'ils désignent indifféremment, et sans les distinguer, sous les noms de passions et d'affections, hors du cerveau, dans les viscères thoraciques ou abdominaux, dans les nerfs ganglioniques, etc. Les trois premiers de ces auteurs, Lacaze, Bordeu et Buffon, font jouer le rôle principal au diaphragme, quoique le diaphragme ne soit qu'un muscle, et qu'il manque dans les oiseaux, les reptiles, les poissons, etc., qui ne sont pourtant pas exempts de passions ou d'affections. D'après ce que j'ai dit et ce que je dirai sur ce sujet, je me bornerai ici à quelques réflexions générales.

1°. Les métaphysiciens qui comprennent sous le nom de volonté tout ce que l'on entend par passions et affections, rattachent la volonté et l'intelligence à une même cause qu'ils font siéger dans le cerveau, agir par cet organe.

2°. Les affections ne viennent qu'à la suite de la perception d'un objet ; l'on n'a de frayeur qu'à l'approche inattendue d'un danger imminent ; la colère

(1) BONNET, *id.*, page 248.

est ordinairement la suite des blessures de l'amour-propre ; l'on n'est chagrin que parce que des sensations désagréables, des nouvelles inattendues et défavorables ont été reçues par le cerveau ; le cerveau est donc toujours affecté le premier ; et c'est aussi de lui que partent ces mouvemens subits et plus ou moins violens qui irradient vers les principaux organes de l'économie, et quelquefois vers tous.

3°. Si les affections et les passions ne tenaient point à l'action du cerveau, dépendaient des autres viscères, elles seraient, pour le nombre, l'étendue, la force, etc., en rapport direct avec le volume et la santé de ces derniers, et nullement avec celui du premier. Cependant voyez les paisibles herbivores aux quatre estomacs, au foie volumineux, aux poumons et au cœur énormes ; toute leur vie consiste à brouter l'herbe. Ils ont de même les nerfs sympathiques très développés ; ce qui prouve que ces nerfs président spécialement aux fonctions nutritives, et pas à autre chose. Voyez encore les idiots, les imbécilles, les aliénés en démence, tous les pauvres d'esprit, tous ceux qui préfèrent vivre plus tranquillement sous l'empire de l'estomac que sous celui du cerveau ; tous ces individus sont généralement gros et gras, ont des viscères énormes, un estomac des mieux constitué ; et cependant les idiots, les imbécilles et les démences n'ont ni passions, ni affections ; les autres sont à peine émus par ces mouvemens qui ébranlent toute la machine des êtres à cerveau sensible. Cabanis est donc tombé dans une erreur grave, lorsqu'après avoir dit : « Chez d'autres enfans, l'état du cerveau empêche entièrement la pensée ; ils n'en vivent pas moins sains et vigoureux ; » il ajoute : *et les déterminations instinctives qui tiennent à la nature humaine générale, se manifestent chez eux à peu près aux époques et suivant les lois ordinaires.* » (1)

4°. Comment d'ailleurs concevoir des effets généraux aussi variés que ceux qui accompagnent ou suivent la manifestation de ces affections, de ces secousses morales, subites et vives, sans leur reconnaître une même source ? Vous placerez donc la honte dans les joues, le chagrin dans les organes épigastriques, la joie dans les organes thoraciques, parce que ces parties sont ordinairement plus spécialement affectées dans ces cas. Mais alors, vous ferez dépendre la plupart du temps ces phénomènes de l'économie entière, car souvent toute l'économie en est atteinte ; ainsi dans une frayeur vive, l'on observe du côté du cerveau un trouble moral extrême ; du côté du cœur, des palpitations ; les déjections sont rendues involontairement, la peau se couvre d'une sueur froide, ou fait *chair de poule*, les jambes ne supportent plus le corps, une ictère subite survient, etc. Ou bien quelquefois ils auront des siéges différens, selon les divers individus ; car chez l'un c'est l'estomac qui est plus vivement affecté, chez un autre c'est le foie,

(1) *Rapports*, *etc.* tome I, *Mémoire sur les Sensations.*

chez un troisième, le cerveau, chez un quatrième, les poumons ou le cœur, etc. Peut-on admettre de pareilles opinions? Si vous reconnaissez, au contraire, la véritable cause de tous ces troubles, si vous remontez au cerveau, tout s'explique; cet organe est en relation avec tout l'organisme; il est susceptible d'éprouver des impressions variables par leur nature et le degré de leur intensité; ses réactions sympathiques peuvent être aussi variées que ses affections particulières, et que les organes sur lesquels il a de l'influence.

5°. L'on objecte que, dans ces grands mouvemens de l'économie, le cerveau ne participe en rien au trouble général des autres viscères. Cela est faux, cela ne peut être vrai. Sans compter que c'est par lui qu'est perçue la sensation qui a précédé immédiatement la passion ou l'affection, ne voyez-vous pas que l'effet moral que vous appelez colère, chagrin, peur, etc. n'est qu'un effet cérébral, qu'il est toujours accompagné de grands désordres dans les idées; qu'il est très souvent suivi de maladies cérébrales, de folie, de prétendues hystéries, hypocondries et de toute cette cohorte de symptômes appelés nerveux, de paralysies, d'apoplexies, de maladies cérébrales fébriles, etc. Le cerveau, comme tous les autres organes, décèle ses souffrances par des changemens dans l'exercice de ses fonctions, dans la manifestation des phénomènes dont il est la source. Dans ces cas, par exemple, l'état moral et le désordre des idées sont l'expression de la souffrance cérébrale.

D'ailleurs n'arrive-t-il pas assez fréquemment que les signes de la lésion d'un organe se rencontrent plus manifestes dans d'autres organes avec lesquels il a des rapports sympathiques? Direz-vous que dans les phlegmasies qui approchent d'une fin funeste, l'organe qui en est le siége n'est pas malade, parce que le cerveau, sympathiquement lésé, ne peut plus percevoir les sensations douloureuses qu'il percevait d'abord?

Dès que les physiologistes considéreront les affections et les passions comme de simples actions cérébrales, des opérations organiques, il sera bien nécessaire qu'ils modifient ou changent même le langage, beaucoup trop métaphorique et figuré, dont ils se servent si souvent pour en peindre les effets. A la manière dont ils s'expriment, l'on croirait, en vérité, qu'il s'agit d'êtres particuliers, de monstres dévorans qui sortent on ne sait de quel lieu, et portent leurs ravages partout. Ce langage doit être réservé aux poëtes et à certains moralistes, et banni des récits de l'observateur de la nature.

Procédés employés pour mesurer le degré d'intelligence des animaux et de l'homme. Cranioscopie.

Divers moyens ont été mis en usage dans tous les temps pour reconnaître, à des signes extérieurs, l'étendue et la variété des forces et des opérations intellectuelles. Ces moyens sont tous relatifs à l'arrangement, au volume, aux formes des parties, des organes auxquels ont été attribuées ces forces et ces opérations; car il est bien entendu que les spiritualistes purs ne pouvaient avoir aucune confiance dans ces dispositions de l'organisation. Je parcourrai succinctement les divers systèmes des naturalistes.

1°. Ceux qui ont cherché la source de l'intelligence ou d'une partie de cette fonction ailleurs que dans le cerveau, ont dû consulter aussi d'autres organes pour en connaître le développement. Faisant dériver de toute l'économie, ou de quelque organe en particulier, de l'arrangement des divers systèmes, du cœur, du foie, des vaisseaux sanguins et lymphatiques, etc. les opérations intellectuelles, ils ont dû chercher dans les dispositions de ces organes, de ces systèmes, etc. les signes de la nature de ces opérations. Nous examinerons cette manière de voir en parlant des tempéramens. En attendant nous pouvons dire qu'elle est erronée, que le foie comme le cœur, ou l'estomac, ou les vaisseaux sanguins et lymphatiques, n'étant chargés que de sécréter la bile, de digérer, ou de servir à la circulation, ne produisent point l'intelligence, et ne doivent fournir positivement que des phénomènes caractéristiques de l'état de leurs fonctions. Toutefois nous ne nierons pas que le cerveau, en influençant ces organes, ne puisse leur donner une physionomie particulière, indicatrice de son mode d'action, et dont nous aurons soin de parler dans la suite.

2°. C'est même sur l'influence exercée par le cerveau sur la face, que Lavater a fondé sa doctrine physiognomonique. La face est tellement liée aux opérations cérébrales, qu'on l'a appelée *le miroir de l'âme*. A la longue et par la répétition des mêmes idées, des mêmes passions et affections, et conséquemment des mêmes mouvemens des muscles et de la peau des différentes parties qui la composent, elle conserve ordinairement une expression particulière, assez régulièrement la même chez les différens individus. Rien n'est en général plus facile que de reconnaître ainsi les affections morales vives, la préoccupation, l'habitude de la méditation, du repos intellectuel, etc. Mais Lavater est allé beaucoup trop loin dans les applications qu'il a voulu faire de ces observations. Par exemple, il est impossible de rien inférer des dispositions natives des différentes parties de la face, parce qu'elles n'ont eu aucun rapport avec l'exercice cérébral. Que le nez soit long ou court, aquilin ou épaté, que la bouche soit petite ou grande, le cerveau n'est pour rien dans ces formes; ce ne sont que les dispositions acquises, l'arrangement, l'expression des traits, des yeux, de la peau du front et d'entre les sourcils, qui ont pu dépendre de l'influence cérébrale, et pourraient indiquer la nature de cette influence. Dans tous les cas, comme l'expression de la physionomie n'est qu'un effet, il vaut mieux remonter à la cause qui la détermine, sans néanmoins la négliger lorsqu'elle fournit des documens utiles.

3°. Le cerveau, considéré dans son volume d'une manière absolue, avait paru à Aristote, à Pline, plus développé chez l'homme que chez tous les autres animaux. Mais celui de l'éléphant, de la baleine, du cachalot, sont beaucoup plus volumineux que le sien. D'autre part, l'araignée, l'abeille, en ont un très petit, et sont fort industrieuses; le castor et le chien sont aussi plus industrieux, plus intelligens que le bœuf et le cheval, quoique ces derniers aient un cerveau plus volumineux.

4°. L'on a ensuite comparé le volume du cerveau au volume du corps, et l'on a trouvé que la proportion du premier au second était généralement plus grande chez l'homme que chez les animaux. Cependant M. Cuvier observe que, sous ce rapport, le moineau, quelques singes, sont plus favorisés que l'homme.

5°. Sœmmering, comparant la masse de tous les nerfs à la masse du cerveau, trouve la première plus forte chez les animaux que chez l'homme; mais M. Gall note des exceptions dans le marsouin, le singe, le petit chien marin, et dans beaucoup d'oiseaux.

6°. Comparant enfin le crâne à la face, l'on observe que chez tous les animaux celle-ci est volumineuse, allongée en museau pour réparer en partie l'absence des mains, tandis que chez l'homme elle est située au dessous du crâne, et forme, en s'unissant avec lui, à peu près un angle droit. Le singe seul approche plus ou moins de cette conformation. Tout le monde connaît la ligne faciale de Camper, laquelle consiste à tirer une première ligne verticale parallèlement au front et à la face, et une seconde horizontale, parallèle au bord inférieur de la mâchoire, de manière à ce qu'elle vienne croiser la première; l'angle qui résulte de leur union donne, suivant Camper, la mesure du degré d'intelligence de l'animal. Ce procédé ne donne que des résultats approximatifs, et ne sert à rien pour exprimer les formes diverses du crâne; il n'indique ni la hauteur, ni la largeur du front; et ensuite, quoiqu'on ait en général mauvaise opinion d'*une grosse mâchoire*, cette disposition n'implique néanmoins nullement la petitesse de l'organe intellectuel, et une étendue bornée de ses facultés.

Malgré l'imperfection de chacun des quatre derniers procédés, il est pourtant vrai de dire, qu'à très peu d'exceptions près pour chacun en particulier, ils assignent à l'homme le premier rang dans l'échelle intellectuelle. C'est surtout en ayant recours à toutes ces comparaisons qu'on arrive à annuler les cas exceptionnels qui sembleraient indiquer un autre résultat. Si tel oiseau a un cerveau très volumineux, relativement à la masse totale de son corps; ou même de ses nerfs, ce qui paraîtrait le placer au dessus de l'homme, l'aplatissement de son front, l'allongement de ses mâchoires, lui feront un angle facial très aigu qui l'en éloignera de beaucoup.

7°. M. Gall, admettant que le cerveau n'est point un, qu'il est divisé en autant d'organes particuliers, plus ou moins indépendans, pouvant agir, exister actifs plus ou moins isolément les uns des autres, pense qu'il faut bien moins consulter l'ensemble de l'organisation cérébrale que les diverses parties qui la composent, pour se faire une idée juste de l'état des opérations intellectuelles. S'il est parvenu, en effet, à assigner le siége des facultés qu'il a cru découvrir comme fondamentales, à les rattacher à des lobules cérébraux ; si ces lobules ou organes jouissent de toutes les propriétés des autres organes, ce sera par chacun d'eux que l'on pourra s'assurer du degré de développement des facultés qu'ils représentent ; il suffira que l'un de ces organes soit très actif, très bien conformé, pour qu'il manifeste des fonctions énergiques ou étendues, quoique les autres restent dans l'inaction. De cette manière on explique les idioties partielles, les facultés uniques, les aptitudes industrielles qui étonnent chez les animaux dont le cerveau est très petit.

M. Gall croit avoir découvert le siége des vingt-sept facultés dont nous avons donné les dénominations. Nous n'entrerons dans aucuns détails à cet égard; nous dirons seulement qu'il place les facultés intellectuelles dans les lobes antérieurs du cerveau qui forment le front, les sentimens moraux et religieux dans les parties supérieures et antérieures, l'amour physique dans le cervelet, l'amour des petits, l'amitié, dans les lobes postérieurs du cerveau, l'orgueil, l'amour-propre, dans les parties supérieures et postérieures, la rixe, le meurtre, la ruse, dans les parties latérales et inférieures, la circonspection, la poésie, la propriété, dans les parties latérales et supérieures, etc. Cette partie de la doctrine de Gall appartient en propre à ce physiologiste; personne avant lui, même parmi ceux qui ont admis la pluralité des organes, n'a cherché à déterminer le siége de chacun.

Il y aurait bien des considérations à faire ici, si l'on voulait examiner toutes les questions qui se rattachent à ces recherches cranioscopiques; je ne m'en occuperai pas maintenant, remettant à une autre époque cet objet sur lequel je n'ai point encore assez de données positives, quoique je n'en aie pas négligé l'étude en observant depuis long-temps des aliénés en grand nombre. Les seules remarques cranioscopiques que je croye pouvoir me permettre de faire sont les suivantes : 1°. Le crâne de l'homme, qui, à très peu d'exceptions près, donne le volume et la forme du cerveau, doit avoir de dix-neuf à vingt-deux pouces de circonférence; en deçà ou au-delà l'intelligence est rarement en bon état. Chez beaucoup d'idiots il n'offre que de seize à dix-huit pouces, ou bien, lorsqu'ils sont hydrocéphales, de vingt-trois, vingt-sept, trente à trente-six pouces. La tête de la femme est presque toujours plus petite que celle de l'homme, surtout vers la région frontale. 2°. L'on a pensé de tous les temps que c'est plus spécialement par le front que l'on pense. Les anciens nous ont représenté l'Apollon pythien, leurs prêtres et leurs philosophes, avec cette partie large, haute et bombée, tandis qu'ils l'ont rétrécie chez leurs gladiateurs et leur Bacchus. Si l'on examine les bustes de Socrate, de Bacon, de Locke, de Leibnitz, de Voltaire, de Rousseau, de tous les penseurs, enfin, l'on observe la même disposition. La plupart des idiots, au contraire, ont le front rétréci, déjeté en arrière comme les animaux; quelquefois il paraît très développé, mais alors, si l'on y fait bien attention, l'on voit qu'il est déprimé circulairement au-dessus de la racine du nez et des sourcils, ce qui rend les bosses frontales extrêmement saillantes. Une conformation du front contraire à celle-ci, se rencontre assez fréquemment chez des personnes douées d'intelligence; cette partie est, dans ce cas, très développée inférieurement vers les sourcils, les sinus frontaux, et l'est très peu supérieurement vers les bosses frontales. Ces personnes sont, en général, meilleurs observateurs que profonds penseurs.

A ces faits, qui tendent à accorder aux parties frontales du cerveau une prééminence sur les autres, en leur attribuant pour fonction la portion la plus noble des opérations intellectuelles, les physiologistes, qui veulent ne voir dans le cerveau qu'une seule puissance, opposent cet autre fait, que si l'espèce humaine se distingue des animaux par le front, elle ne s'en distingue pas moins par l'occiput, car aucun animal, si l'on excepte le singe (qui a aussi le front assez développé), n'a, comme le remarque Daubenton, la cavité cranienne prolongée derrière le trou occipital.

DEUXIÈME SECTION.

ÉTAT DES FONCTIONS CÉRÉBRALES DANS DIVERSES CIRCONSTANCES DE LEUR EXISTENCE.

Nous venons d'étudier d'une manière générale le mécanisme des fonctions intellectuelles du cerveau, et sans avoir égard aux différences qu'apportent à l'exercice de ces fonctions les circonstances variées de leur existence. Maintenant nous allons prendre connaissance de ces circonstances et de leurs effets.

Les fonctions du cerveau présentent des différences suivant que cet organe est sain ou malade. Il ne sera point ici question du cerveau malade, les affections cérébrales devant être traitées dans une autre partie de cet ouvrage.

Les différences de l'état sain sont relatives 1°. aux dispositions du cerveau ; 2°. à l'action des excitans sensoriaux ; 3°. aux dispositions du cerveau et à l'action des excitans réunies. Aux premières nous rapporterons l'influence des âges, des sexes et des tempéramens ; aux secondes, celle des climats, de l'éducation, des professions, du genre de vie, de la civilisation et du progrès des lumières, des religions et des institutions politiques ; aux dernières, celle du sommeil et de la veille, des rêves, du somnambulisme naturel, et du somnambulisme magnétique.

Dans le cours de nos discussions précédentes nous

avons déjà fait sentir combien il règne de vague et d'incertitude dans l'observation des phénomènes de la vie, sur la nature, la source, la cause, le mode de production d'un grand nombre d'entr'eux, qui, confondus, grouppés sous des noms semblables, quoique de nature différente, de sources opposées, n'en sont pas moins considérés comme faisant partie d'un tout identique, ayant sans doute le même siége ou n'en ayant aucun, et étant ainsi *essentiels*, c'est-à-dire, existant par eux-mêmes. Plus nous allons avancer dans l'étude de notre sujet, plus nous rencontrerons de difficultés de ce genre, plus nous aurons à reconnaître et à combattre les funestes effets de ce défaut d'une véritable analyse, de la puissance de termes généraux, de mots indéterminés dans leur valeur, mis à la place des choses, de ce langage d'abstractions, de fictions, qui, bien que susceptible d'être traduit dans l'idiome des sciences, n'en est pas moins toujours difficile à comprendre, inexact, puisqu'il exprime des propriétés à la place des causes; faux, puisqu'il indique quelque chose et qu'une propriété n'est rien sans la cause qui la produit; erroné, puisqu'il consacre des erreurs et éclipse des vérités. Ne vous dit-on pas tous les jours, par exemple, que les climats exercent une influence manifeste sur les tempéramens, que tels âges disposent à telles maladies, que telles ou telles professions ont tels ou tels effets? Eh bien! commencez par demander ce que c'est que climat; si c'est la terre, les arbres, les monts, l'air, la température, l'eau, etc., qui influencent ; ce que c'est que tempérament, quelles dispositions organiques, quelles prédominances organiques les caractérisent, et informez-vous ensuite par quelles voies, par quels organes ces élémens du climat agissent sur ces dispositions, ces prédominances, et vous aurez tellement embarrassé que vous ne recevrez aucune réponse, ou qu'on ne vous répondra que vaguement, qu'on ne vous donnera que des explications mécaniques parce qu'on n'a que des notions vagues et indéterminées et quelquefois fausses sur cette matière. Faites la même chose pour les âges, les professions, l'éducation, et vous ne serez pas plus satisfait.

Tâchons de suivre une autre route, ou plutôt de continuer celle que nous avons déjà commencé de suivre et que nous poursuivrons sans relâche. Tâchons d'éclairer du flambeau de l'analyse, des sujets qui sont pour nous du plus haut intérêt, puisqu'ils font la base de l'étiologie des affections cérébrales. Mais pour éviter des répétitions fastidieuses et inutiles, et en prévenir d'autres, car d'une part nous nous sommes déjà occupés de beaucoup de choses qui sont relatives à ces sujets, et d'autre part nous serons forcés d'y revenir souvent dans la suite ; nous nous bornerons ici à des considérations aussi concises que possible ; nous nous contenterons fréquemment de classer les objets, les faits, les phénomènes, de montrer les rapports, les liaisons des effets aux causes, sans entrer dans de longues discussions. D'ailleurs, nous n'avons ici en vue que de nous occuper du rôle que joue le cerveau dans les circonstances de la vie que nous voulons examiner, et ce n'est qu'accessoirement, et pour éclairer le point principal de nos recherches actuelles, que nous empiéterons sur les autres parties du domaine physiologique que nous parcourrons plus en détail dans la seconde partie de cet ouvrage.

CHAPITRE PREMIER.

DIFFÉRENCES DE L'EXERCICE INTELLECTUEL DU CERVEAU, RELATIVES AUX DISPOSITIONS DE CET ORGANE.

§. Ier. *Des Ages.*

L'AGE est la durée de la vie, divisée en époques et en périodes.

L'enfant naît après avoir vécu pendant à peu près neuf mois dans l'utérus. Après sa naissance, il croît, se développe, puis décroît et meurt; et cela dans un espace qui varie beaucoup suivant une foule de circonstances. La vie est ordinairement partagée en première enfance, qui comprend les sept premières années; seconde enfance, qui s'étend jusqu'à la puberté; adolescence, ou passage de la seconde enfance à la virilité, qui dure de quinze à vingt-cinq ans; jeunesse, de vingt-cinq à trente-cinq; virilité, de trente-cinq à quarante-cinq, ou cinquante pour les hommes; âge de retour et vieillesse, de quarante-cinq ou cinquante à soixante-dix ou quatre-vingts, décrépitude, et se termine enfin par la mort. On n'attachera pas une trop grande importance à ces divisions, car d'un côté, la vie est une course qui se fait sans repos, sans interruption ; de l'autre, toutes ces époques se présentent avec des différences individuelles trop fréquentes. Pourtant, envisagées d'une manière générale, elles offrent beaucoup d'intérêt.

Pendant le séjour du fœtus dans l'utérus, le cerveau est dans une inaction à peu près complète ; les sens sont fermés aux impressions extérieures ; la peau elle-même est séparée de l'eau et des membranes qui l'entourent, par une couche cébacée, grasse, assez épaisse. Le cerveau ne peut donc recevoir que de bien légères impressions du côté de cet organe. Du côté des organes intérieurs, elles ne doivent pas être plus fortes, puisqu'il n'y a point de besoins ; ce ne serait qu'en cas de maladies qu'il pourrait survenir de la douleur. Dans tous les cas, bien certainement l'enfant n'a point conscience de ces sensations, ne peut les apprécier ; car, comme le prouve Condillac, pour être appréciées, jugées, senties avec conscience, il faut que les sensations soient multiples ; un être qui n'en éprouverait qu'une seule prendrait ce changement, cette modification de son existence, pour une partie de lui-même ; il serait incapable d'en démêler la cause.

A la naissance, la scène change. Le cerveau va bientôt prendre une activité inaccoutumée. En passant de la température de l'utérus à la température de l'atmosphère, l'enfant éprouve des impressions qui lui sont bien douloureuses ; les cris qu'il pousse indiquent ces souffrances et celles qu'il a dû ressentir dans les efforts de l'accouchement. Il est donc contraire aux préceptes bien entendus de l'hygiène de plonger ces faibles êtres dans l'eau froide, ou de les exposer au froid. Au contraire, il faut, autant que possible, les habituer peu à peu au monde nouveau qu'ils habitent. Je suis persuadé que beaucoup de convulsions, d'asphyxies par inaction des muscles inspirateurs, naissent dans ces instans de ces excitations trop inattendues du cerveau. Le goût est le premier sens en activité, nous verrons qu'il subsiste ordinairement le dernier. Les yeux, l'ouïe et l'odorat n'entrent en action que quelques jours ou quelques semaines après la naissance. Peu à peu l'enfant aperçoit la lumière, dirige ses yeux vers le lieu d'où elle vient, cherche à palper les objets, est frappé par le son, etc. ; bientôt il exprime des affections de peine ou de plaisir ; ses forces musculaires se développent en proportion des organes des sens ; ce n'est guère que de douze à vingt mois, qu'après beaucoup d'essais, l'enfant se hasarde à marcher seul ; ce n'est guère non plus qu'alors qu'on peut reconnaître qu'il possède un fonds d'idées, qu'il a la mémoire d'une foule de sensations, de perceptions, qu'il sait souvent juger, comparer, etc. Pendant cette première période d'activité du cerveau, les affections de cet organe sont à la fois nombreuses et dangereuses, et fréquemment mortelles. Nous parlerons aussi plus tard des accidens cérébraux causés par la dentition, ou du moins qui surviennent en même temps.

C'est vers la fin de la première enfance et pendant la seconde que se contracte par la presque universalité des enfans des deux sexes, la funeste habitude de la masturbation. Qu'on ne se fasse aucune illusion sur ce point, le fait est réel; et une chose tout-à-fait digne de remarque, qui ne sert pas peu à induire les parens en erreur, c'est que, jé ne sais trop pour quelle raison, les enfans cachent toujours avec le plus grand soin cette habitude, soit qu'ils aient été instruits par d'autres, soit qu'ils aient découvert cette funeste source de jouissance. La plupart des affections cérébrales de cet âge, l'idiotie accidentelle, l'épilepsie, les langueurs prétendues vermineuses ou chlorotiques, des congestions, des convulsions prétendues hystériques, ne reconnaissent ordinairement pas d'autre cause. Il est néanmoins une affection morale qui occasionne souvent l'épilepsie; c'est la peur. L'on ne peut éviter avec trop de soin toutes les circonstances qui peuvent la faire naître.

Les enfans ne sont pas sujets à la folie ni à l'hypochondrie, ni en général à toutes les maladies mentales, excepté à l'épilepsie. Peu susceptible, et peu à même de ressentir les vives impressions des affections morales, de toutes les passions qui naissent des relations sociales, l'enfant est exempt des maux variés qu'elles développent. Vivant sous l'empire de l'estomac, recevant des sensations en grand nombre, exerçant beaucoup sa mémoire, se trouvant en dehors du fracas de ce monde, il est soustrait à l'influence de ces grands mouvemens conservateurs de l'existence.

Au développement de la puberté et pendant l'adolescence, le cerveau va étendre ses relations, recevoir plus d'impressions, jouer enfin un rôle plus important, surtout chez les filles.

La puberté est l'époque de l'établissement de la puissance génératrice, laquelle arrive de huit à onze ans dans les pays chauds, de dix-sept à vingt dans les pays froids, et de douze à quinze dans les pays tempérés, chez nous, par exemple. La femme est en général pubère une ou deux années plus tôt que l'homme.

Il n'est pas de mon objet de décrire tous les phénomènes qui tiennent à ce changement si intéressant, tels que l'accroissement plus rapide de tous les organes, et en particulier des organes génitaux qui s'ombragent de poils, la sécrétion du sperme, les mutations de la voix, la production de la barbe chez l'homme, et chez la femme, le développement des seins et l'établissement de la menstruation. Relativement à l'écoulement menstruel, je ferai pourtant remarquer qu'il est plus abondant chez celles qui ont le cerveau très irritable, qui sont nerveuses, et dans les pays chauds où cet organe reçoit continuellement les impressions de la chaleur; tandis que les personnes peu sensibles, peu irritables, sont ordinairement peu réglées; et celles qui habitent les pays très froids, comme la Laponie, le sont à peine quatre ou cinq fois par an. Plus loin nous étudierons avec plus de détail l'influence de la température sur la vie cérébrale.

Mais une passion nouvelle, peut-être la plus impérieuse, la plus tyrannique, vient subjuguer le cœur et troubler l'esprit; l'amour avec toutes ses chimères, avec toutes ses espérances, avec toutes ses craintes, fait irruption chez le jeune homme comme chez la jeune fille. Jusque-là les plaisirs solitaires avaient seuls excité des désirs, maintenant ce sont des jouissances prises en commun, avec un être sensible, c'est un penchant d'un sexe vers l'autre, qui distinguent cette existence si nouvelle, c'est enfin la nature reproductrice qui commande l'accomplissement de l'acte conservateur de l'espèce. Cependant, sans les entraves nécessaires, inévitables, apportées par les convenances sociales à la satisfaction de ce besoin, l'économie, loin d'en souffrir, ressentirait avec délices les heureux effets que produit ordinairement le rapprochement des sexes. Voilà pourquoi l'homme, qui, sous ce rapport, est presque aussi libre que possible pour le présent, et à peu près sans inquiétudes pour l'avenir, n'a que rarement des peines, des chagrins, et par suite des maladies cérébrales provenant de cette cause; l'on a plutôt à craindre pour lui des excès d'un autre genre, qui ne sont toutefois pas moins nuisibles à sa santé. La femme est dans une position toute particulière, qui, considérée de la nôtre, doit nous paraître et est en effet embarrassée, pénible, j'allais presque dire digne de pitié. L'on s'en fait souvent une fausse idée. Que l'on se persuade bien que la jeune fille a tous les désirs du jeune homme, et que de plus elle commence à apprécier le poids de ses chaînes, en perdant le peu de liberté qu'une mère laissait à son enfance, que, naturellement indiscrète, elle doit se renfermer en elle-même. Peut-être lui reprochera-t-on la rougeur pudibonde qui décèlerait quelque trouble caché, quelque pensée secrète. Ajoutez à cela le désir de plaire, la crainte de rester fille, la jalousie provenant de préférences accordées, d'un abandon, le chagrin de recevoir d'un père barbare la main d'un second père pour mari, et une foule de tourmens, de tracas, quelquefois l'abus de soi-même, et vous aurez assez de causes pour expliquer tous les accidens propres à cet âge, tels que prétendue hystérie, chlorose, catalepsie, folie, etc.

La jeunesse et l'âge viril sont les époques les plus orageuses de la vie cérébrale, celles où toutes les affections, toutes les passions sont mises en jeu, où l'activité des travaux de l'esprit se manifeste davantage. L'homme alors est dans le monde au milieu de ces milliers d'intérêts qui se froissent, s'embarrassent, se gênent, etc.; il a pris rang dans la société, il faut qu'il le soutienne, qu'il surmonte des obstacles, etc. C'est aussi l'époque la plus féconde en folies, hypochondries, vapeurs. L'âge critique des femmes nous offrirait plusieurs considérations utiles si nous en examinions toutes les circonstances; il ne nous importe que de faire mention des affections morales très fréquentes alors chez elles, et entr'autres des chagrins domestiques, de la jalousie, des regrets causés par la perte de l'empire de la beauté et des grâces: les conséquences en sont faciles à déduire.

A cinquante ou cinquante-cinq ans, plutôt ou plus tard, l'homme sent qu'il n'est plus jeune, que ses facultés cérébrales ont déjà perdu quelque chose; il n'a plus cette activité d'esprit, cette fougue d'imagination, cette impétuosité dans ses désirs, cette exaltation dans ses affections, cette vigueur et cette agilité musculaire, cette finesse des sens qui caractérisaient sa jeunesse. Il ne serait donc pas naturel de croire que ce n'est que dans ce que l'on appelle *la maturité de l'âge*, que l'homme est le plus capable de grandes productions intellectuelles, d'actions qui exigent de l'énergie et de la fermeté. Sans doute qu'alors il aura plus d'expérience, il connaîtra davantage les rapports des choses; mais en revanche il lui manquera la puissance, l'activité, souvent le temps, l'aiguillon de la gloire ou de l'ambition; ses productions auront toujours je ne sais quoi de froid, de minutieux, de trop complet, d'inégal par le temps trop long employé à les faire, etc. Pourvu que l'homme de vingt-cinq à trente-cinq ou au plus quarante ans, possède bien ou suffisamment son sujet, il le traitera sans contredit mieux que s'il avait cinquante-cinq ans. Voyez, au surplus, à quel âge tous les grands hommes se sont signalés par leurs chefs-d'œuvre ; observez d'ailleurs les lois de la nature chez tous les êtres, et vous serez bien convaincu que cette proposition ne souffre que très peu d'exceptions. *Si vieillesse pouvait et si jeunesse savait*, est un adage très vrai en général; mais vieillesse ne peut pas pouvoir, et jeunesse peut savoir, si elle veut borner son sujet à l'étendue de ses forces ; voilà la différence. Plus nous avancerons dans la vieillesse et plus nous serons à même de constater les phénomènes cérébraux indiqués ; le vieillard a beau vouloir s'abuser en disant que son esprit n'a point changé ; son esprit n'a pas d'autre source que ses forces musculaires, ses sensations, ses passions et ses affections, et les unes et les autres annoncent leur affaiblissement d'une manière trop évidente, trop extérieure, pour être inaperçue. Que l'on nous vante la sagesse des vieillards, à la bonne heure; s'ils ne regrettent pas trop le temps passé, s'ils ne sont pas trop enclins à blâmer dans les autres ce qu'ils ne sont plus en état de faire, s'ils ont été bons observateurs d'eux-mêmes et de leurs semblables, leur expérience passée pourra éclairer le présent, leurs jugemens pourront ne point être dictés par les passions ; ils seront plus justes par cela seul qu'ils seront plus indépendans ; revenus des illusions de ce monde, ils agiront avec calme et circonspection, et retiendront l'ardeur trop impétueuse de la jeunesse. Dans les gouvernemens, les vieillards sont plus propres à la confection qu'à l'exécution des lois ;

dans toutes les anciennes républiques il a existé des sénats, des aréopages de vieillards. C'est précisément leur faiblesse qui fait ici leur force.

Les maladies du cerveau de cette époque de la vie sont, pour ainsi dire, un héritage des époques précédentes; plus l'homme aura exercé cet organe, plus il en aura abusé, et plus aussi il sera susceptible d'en éprouver des dérangemens. Ces maladies sont plus particulièrement des hémorragies cérébrales ou apoplexies, des cérébrites locales ou ramollissemens, des démences séniles, des paralysies, etc. La folie et l'hypochondrie sont plus rares : les affections morales vives ne sont plus de cet âge; le vieillard, devenu égoïste par expérience, désenchanté des illusions d'ici-bas, a appris à considérer l'existence comme un fardeau que chacun supporte plus ou moins de temps, et ses semblables comme autant de sphères actives dont les rapports mutuels ont pour motifs leur conservation, leur bien-être individuel ou commun. Triste et pénible vérité! avec laquelle ne se familiariseront sans doute pas facilement ceux dont l'orgueil les porte à s'identifier avec la divinité, ou qui, par une connaissance superficielle du cœur humain, plus souvent pour en imposer sur leurs propres sentimens, présentent l'amour du bien d'autrui pour l'unique mobile des actions des hommes!

La décrépitude est la dernière période de la vie; elle est fort rare, parce que la mort naturelle l'est elle-même, et aussi parce qu'on voit des individus s'éteindre subitement sans avoir présenté le triste tableau de cet état. La décrépitude commence plus ou moins tard; tantôt à soixante-dix, quatre-vingts ou quatre-vingt-dix ans. Elle est caractérisée par un affaiblissement extrême de toutes les forces cérébrales; les mouvemens sont lents, difficiles, ou impossibles; les articulations sont roides, quelquefois ankylosées; les lunettes, le cornet acoustique, ne sont souvent plus d'aucun secours, tant l'ouïe est dure et la vue basse! le goût seul se conserve au milieu de cette destruction; l'intelligence, les passions et les affections n'offrent plus que de faibles débris de leur énergie passée; fréquemment le décrépit tombe tout-à-fait dans la démence, dans l'enfance, comme le vulgaire s'exprime; alors plus de raison, de mouvemens étendus; déjections involontaires, paralysie de la vessie, etc.

Pendant que le cerveau perd ainsi l'usage de ses facultés, les organes digestifs, circulatoires et respiratoires, conservent ordinairement assez de force pour remplir encore assez bien leurs fonctions. Bichat, qui a observé ce fait, le considère comme une nouvelle preuve que le cerveau, ou, comme il le dit, la vie animale n'a aucune influence directe sur la vie organique. Relativement au fait considéré en lui-même, nous ferons remarquer que, si l'organe intellectuel cesse plus tôt d'être capable de remplir ses fonctions, c'est qu'en général il est celui dont on use et on abuse le plus, celui qui est le plus souvent malade dans tout le cours de la vie. Cela est si vrai, que les personnes qui vivent très long-temps sans perdre l'usage de leur raison, et dont l'existence s'éteint naturellement, mais sans être précédée ni de décrépitude, ni de démence, ont vécu toujours loin du tumulte des passions, continuellement occupées de travaux mécaniques et capables de distraire; ce sont d'anciens militaires, des paysans, etc. Quant aux conséquences qu'en veut déduire Bichat, tout ce que nous avons dit et tout ce que nous dirons en démontrera le peu de justesse; nous rapporterons dans la suite assez de faits à l'appui d'une opinion contraire à la sienne.

Les maladies de cet âge sont presque toutes cérébrales; ce sont des démences, des apoplexies, des ramollissemens, etc., et une foule d'infirmités, directement ou indirectement causées par ces maladies.

La mort naturelle est, comme je viens de l'énoncer, fort rare; l'homme est soumis à trop d'influences destructives de sa santé, pour pouvoir vivre autant que le type de son organisation le comporterait. Elle arrive à soixante-quinze, quatre-vingts, cent, cent vingt, ou même cent trente ans. Les signes qui l'annoncent, la précèdent quelquefois de très peu de temps, de quelques heures, par exemple; dans ce cas, l'individu se sent pris d'une faiblesse générale, c'est-à-dire de tout le système musculaire; probablement par la même cause, la respiration s'embarrasse, devient plus difficile, plus lente, et la vie cesse sans que la raison ait été égarée un instant. Néanmoins, ordinairement quelques désordres précurseurs datent de plus loin; rien n'est d'un plus mauvais augure pour les vieillards et les décrépits, que l'affaiblissement de la puissance digestive, la constipation; *rien ne passe plus*, dit-on, *la vie ne subsistera pas long-temps;* cela est, en général, très vrai; au contraire, tant que la digestion se fait bien, quoiqu'il y ait démence, paralysie chronique, et tous les signes de la décrépitude, la mort peut encore être éloignée.

Eh bien! s'écrient les spiritualistes, qu'y a-t-il donc de moins dans ce corps qui vient de rendre le dernier soupir? il vivait, et il n'existe plus; trouvez-nous donc la cause matérielle d'un tel phénomène. Il y a de moins dans ce corps qu'il n'est pas ce qu'il était, car autrement il vivrait encore; que ses organes, et en particulier son cerveau qui entretient la puissance respiratoire, dont la cessation d'un seul instant devient mortelle, se sont usés à force d'agir, qu'ils sont arrivés au terme de leur action. L'organisation de tous les êtres vivans, qui va se développant, se perfectionnant, acquiérant des forces pendant une partie de la vie, s'affaiblit, se détériore, s'use, pendant l'autre. Cette peau âpre et desséchée ne vous annonce-t-elle pas une pareille âpreté, un pareil desséchement à l'intérieur? Qu'ont donc perdu ce chaume, cet arbre, ce moucheron, qui cessent de participer des propriétés des corps vivans, arrivés au terme de leur existence? ce que vient de perdre ce cadavre. Ils ont assez vécu, leurs organes n'ont plus les conditions nécessaires pour les servir; les fonctions de ces organes et leurs rapports sympathiques ne peuvent se prolonger. Ainsi pour le cerveau, non-seulement il n'est plus intelligent, mais n'influençant plus suffisamment le système musculaire, les muscles inspirateurs n'agissent plus, et la respiration n'a plus lieu, etc.

Y a t-il des moyens de prolonger l'existence au-delà du terme naturellement fixé? Pas plus qu'il n'y en a pour donner des facultés nouvelles. De même que des plantes sont annuelles, d'autres bisannuelles, d'autres vivaces; de même aussi les animaux vivent quelques heures, quelques jours, quelques mois, quelques années, un demi-siècle, un siècle ou davantage. Il n'est de chose possible, sous ce rapport, que d'empêcher la fin d'arriver avant le temps prescrit par le type de l'organisation, en soustrayant l'organisme à toutes les influences qui tendent à le détruire. Ce sont donc des rêves de s'imaginer que nos premiers pères vécussent plusieurs siècles, à moins que nous ne soyons terriblement dégénérés, ce que je ne crois pas du tout. En effet, les sauvages de la Tartarie ou du mont Caucase, qui n'ont pas beaucoup quitté l'état de simple nature, nous présentent-ils rien qui puisse nous déterminer à de pareilles croyances? ont-ils un sort bien digne d'envie?

§. II. *Des sexes.*

Les caractères différentiels des sexes proviennent de deux sources, du cerveau et des organes génitaux; on pourrait en ajouter une troisième, mais qui n'est qu'une conséquence de ces deux-là, et qui résulte de la position sociale différente de l'homme et de la femme.

Pour ce qui concerne le cerveau, l'on peut avancer comme une proposition générale et vraie : *que la femme sent plus qu'elle ne pense, et que l'homme pense plus qu'il ne sent*; ou en termes plus physiologiques, que les facultés intellectuelles sont moins développées chez la femme et davantage chez l'homme, que les facultés effectives de l'une sont plus actives que celles de l'autre. De ce fait découle presque entièrement toutes les conséquences relatives au caractère de l'homme et de la femme, à la nature de leurs relations réciproques, à l'empire de l'un, à la soumission de l'autre; c'est bien moins, en effet, la force musculaire que la force de la raison qui est faite pour asservir, sans retour, une moitié de l'espèce humaine à l'autre moitié : relatives, enfin, aux maladies cérébrales plus particulières à chaque sexe, telles que les affections convulsives, prétendues hystériques aux femmes, et l'hypochondrie aux hommes. En général, les maladies dites nerveuses de toute espèce sont plus communes chez les premières que chez les seconds, parce que les affections morales, véritables causes de toutes ces maladies, sont beaucoup plus vives, plus fréquentes et plus tenaces chez les femmes que chez les hommes.

Du côté des organes génitaux, la femme est chargée d'actes d'une toute autre importance que l'homme;

la grossesse, l'accouchement et l'allaitement deviennent la source d'une foule de phénomènes physiologiques et pathologiques, locaux et plus ou moins généraux, souvent cérébraux, et ainsi d'une influence sur l'organisme, très capable d'en modifier la constitution, soit partiellement, soit généralement, soit d'une manière, soit d'une autre. Hors ces actions, l'influence des organes génitaux est à peu près la même dans les deux sexes; et dût-on toujours, comme on le fait encore, placer le siége des désirs vénériens dans l'utérus, ou même considérer avec Platon, Aretée, Hippocrate, cet organe comme un animal intelligent et doué de sens, susceptible de fureurs, à moins que de commettre une faute impardonnable, l'on serait forcé de chercher dans l'appareil génital de l'homme une cause semblable à des phénomènes analogues.

Quant aux différences des sexes naissant de leur position sociale, elles sont bien dignes de tout notre intérêt.

La position sociale de la femme rend ce sexe, déjà malheureux par son organisation, victime des affections morales les plus vives, les plus pénibles, les plus variées. Sa vie morale est tout-à-fait en opposition avec ses facultés; elle a une volonté et reste constamment accablée sous le joug des préjugés et des convenances sociales dans son enfance et son adolescence, d'un mari dans sa jeunesse, de l'indifférence d'autrui dans sa vieillesse; elle est très sensible, très aimante, et ne doit aimer que quand un maître l'ordonne; elle est presque toujours contrainte de concentrer en elle les effets des passions les plus fortes, des plus douces inclinations, de dissimuler ses désirs comme ses besoins, de feindre le calme de l'indifférence alors qu'un feu intérieur la dévore, que des orages éclatent dans tout son organisme; de sacrifier par devoir, ou plutôt pour le bonheur des autres, le bonheur et la tranquillité de toute son existence.

L'éducation des filles, qui devrait tendre à comprimer leurs facultés affectives déjà si prédominantes, est suivie, telle qu'elle est aujourd'hui, de résultats opposés. Une mère serait désolée si sa fille ne donnait de bonne heure des signes d'une *vive sensibilité*; rien n'est donc épargné pour lui procurer ce funeste présent; inaction du système musculaire, culture de la musique, fréquentation des sociétés, des bals, des spectacles, désœuvrement de l'intelligence, ou lecture des livres les plus propres à exalter certaines passions, à nourrir l'esprit d'illusions, d'idées contraires à l'état réel de la société: telles sont trop souvent les influences diverses auxquelles sont soumises les jeunes filles dans l'âge où les facultés du cerveau auraient besoin d'une direction toute contraire. La fin suit les moyens; un ordre de facultés est seul exercé; il acquerra un empire immense, dominera et conduira les facultés raisonnables, calmes et philosophiques, sera la cause d'une foule de désordres vaporeux, hystériques, hypochondriaques, de folies, etc.

Il faut être à même de connaître les secrets des

ménages pour se faire une juste idée des rapports qui règnent fréquemment entre les époux, apprécier les causes sans cesse renaissantes qui amènent et entretiennent les querelles de ménage, les tracasseries, les tourmens de toute espèce, s'assurer que le plus souvent dans les cas où, si l'on s'en tenait aux apparences, au dehors, l'on serait tenté de croire à un état de paix perpétuelle, cette paix n'est que simulée, que l'intérieur est embrasé. Je ne crains pas de le dire, le plus ordinairement ce sont les hommes qui apportent les semences de la discorde. L'un, vieux et usé, violant les droits de la nature, veut qu'une femme, trois ou quatre fois moins âgée que lui, le paie d'un tendre retour; un autre se marie pour se reposer; valétudinaire, il prend une garde-malade; impotent et jaloux, il prétend que tout le monde doit partager sa captivité: presque toujours les hommes donnent le mauvais exemple d'une vie déréglée, de mœurs dissolues. Combien de contrariétés, de peines, de chagrins, naissent de semblables causes! et ce qui rend ces affections encore plus nuisibles, c'est que le devoir de l'être malheureux qui en est la victime l'oblige à les cacher, à les comprimer, à paraître tranquille quand le cœur est agité, l'estomac oppressé; à manifester du calme ou même de la gaîté alors que l'âme est en souffrance.

L'homme, en avançant en âge, grandit en pouvoir, en fortune, en dignités, en considération. C'est tout le contraire pour la femme: les progrès de l'âge, passé la jeunesse, sont pour elle une véritable déchéance dans l'ordre social, et la source de pénibles affections morales. Il en est peu qui voient sans regrets le dépérissement de leurs charmes, la fuite des ris et des amours, la perte de l'empire des grâces et de la beauté; ces pertes sont d'autant plus vivement senties, que c'est d'autrui qu'en viennent les premiers avertissemens, car l'amour-propre combat long-temps, la persuasion n'en est acquise qu'ensuite de bien des défaites; le cœur conserve long-temps ses prétentions après que l'extérieur a perdu ses droits. Comment, hélas! en effet, oublier des grandeurs passées, des biens qui ont disparu pour toujours! Si la dévotion ne détermine une diversion salutaire dans les idées, si une résolution vraiment philosophique ne donne de bonne heure à la femme le courage et la fermeté nécessaires pour franchir ce terrible abîme, l'âge critique deviendra une époque très orageuse, féconde en vapeurs, en folies, hystéries, hypochondries et autres désordres de ce genre, qu'on a coutume de rapporter à une cause générale, à l'âge critique, sans expliquer le mécanisme de leur production; ou qu'on attribue à la cessation du flux menstruel, comme si le cours naturel des actions de l'organisme devait constituer un état pathologique, comme si cette cessation et toutes ses anomalies n'étaient pas des effets, et non des causes des accidens de l'âge critique!

Quoique les femmes soient plus particulièrement disposées et exposées à ces grandes commotions de la vie cérébrale, les hommes sont loin d'en être exempts; ils se trouvent dans une foule de circonstances qui les font également naître : ainsi ils sont colères, jaloux, effrayés, chagrins, ambitieux, etc.

S'il est vrai que ce soient le cerveau et les organes génitaux qui distinguent les sexes, ce devra être surtout à l'époque de la plus grande activité de l'un et des autres, que la distinction ressortira davantage. C'est en effet ce qui a lieu. A l'époque de la naissance, ce n'est qu'à l'inspection des parties génitales qu'on peut reconnaître le sexe; la première et la seconde année de la première enfance ne présentent rien de suffisant dans l'extérieur et le caractère, qui décèle le sexe. Ce n'est guère que vers quatre ou cinq ans que le petit garçon montre ses dispositions à la domination, à la querelle, à la violence, et la petite fille les siennes à la douceur, à la finesse, à la soumission; il casse et brise ses joujoux, elle les conserve; il veut tout par la force, elle réclame par la prière; il se bat avec ses camarades, elle s'amuse avec ses compagnes, etc. Le maintien, les gestes, les propos, l'expression de la physionomie, tout chez l'un et chez l'autre commence à suivre une direction nouvelle et distincte. Mais ce n'est qu'à la puberté, que tous les caractères se montrent, que les mœurs, les habitudes, comme l'extérieur, se développent de la manière propre à chaque sexe. Plus tard, lorsque la faculté génératrice sera éteinte, et que le cerveau aura perdu de son énergie, vers soixante, soixante-cinq ou soixante-dix ans, les différences commenceront à s'effacer. Alors les sexes se rapprochent, ne sont plus aussi séparés : ainsi le caractère de la femme est presque celui de l'homme ; sa voix devient plus forte, sa figure plus dure, son menton ou sa lèvre supérieure se couvrent quelquefois de barbe. Dans la décrépitude il serait souvent difficile de juger au premier abord du sexe des individus.

§. III. *Des Tempéramens.*

Dans le temps où, passablement crédule, j'écoutais avec avidité les leçons de mes maîtres, et accueillais comme divin tout ce qu'ils me disaient, j'avoue que la question des tempéramens me paraissait pourtant, comme plusieurs autres, tant soit peu embrouillée. Si je cherchais à m'éclairer par la lecture des auteurs, j'apprenais « que les signes et les circonstances des tempéramens ne peuvent pas être regardés comme des indices toujours certains. Qu'avec la physionomie et les formes organiques, ou physiognomoniques d'un tempérament, *on peut avoir un tempérament tout contraire* ; que souvent le médecin a besoin d'un coup d'œil très exercé pour ne pas s'y laisser tromper *complétement*. (1) » Après avoir lu que dans le tempérament sanguin il y a prédominance du système sanguin, je lisais : « Dans ce

(1) Cabanis, tome I, p. 435.

tempérament (le bilieux), les vaisseaux artériels et veineux ont un plus grand calibre, et la quantité du sang paraît beaucoup plus considérable que dans le sanguin proprement dit. (1) » Enfin ma faible raison était tout-à-fait confondue en lisant : « Ces six tempéramens se mélangent et se compliquent les uns avec les autres. Les proportions de ces mélanges sont aussi diverses que les combinaisons et les complications elles-mêmes ; et celles-ci peuvent être aussi multipliées, que les divers degrés d'intensité et les nuances dont chaque tempérament est susceptible, pour ainsi dire, *à l'infini*. (2) » Dès lors je me résignai à entendre parler et à parler moi-même de tempérament, comme de tant d'autres choses que je ne comprenais pas davantage ; et comme j'étais obligé de noter en tête de mes observations cliniques le tempérament du malade, je le notais sanguin, bilieux, mélancolique ou lymphatique selon que la face était rosée, jaune clair, jaune foncé, ou blême ; c'était là toute ma science ; et c'est aussi celle de bien des gens qui paraissent plus instruits sur cette matière.

Mais je lus ensuite dans un excellent observateur, dans Zimmermann : « En conséquence de ces observations et de mille autres qui me sont connues, je dis que ce serait donner à gauche que de vouloir se faire un système sur les tempéramens, parce que les exemples

---

(1) CABANIS, tome I, p. 447.
(2) *Id.* p. 473.

qui font des exceptions à la règle générale sont, pour la plupart, plus nombreux que ceux sur lesquels on voudrait établir un système. Il y a long-temps que j'ai appris à douter à cet égard, etc. » (1)

Je lus encore dans un ouvrage de Clerc (2), des réflexions assez judicieuses sur le peu de fondement des principes de la doctrine des tempéramens, et son peu d'utilité dans les maladies. « Je demande à tous les médecins, dit-il, lorsqu'ils approchent d'un malade, et qu'ils cherchent à se faire une juste idée du tempérament de ce malade, si cette idée n'est pas bien vague. Je leur demande de quelle utilité peut leur être cette idée vague, lorsqu'ils sont appelés chez un malade attaqué d'une maladie. aiguë. Je leur demande de quelle ressource elle leur est, si la maladie est chronique. En supposant que la notion vague de tempérament se présente à l'esprit, et modifie l'application des remèdes, on conviendra que cette modification est bien indéterminée. — Par là même, ajoute-t-il, que le tempérament tient à l'habitude et aux fonctions générales de l'animal, j'en conclurais que c'est une notion dont il est difficile de faire usage dans la pratique. Par la même raison que la notion abstraite des tempéramens renferme un si grand nombre d'idées, et d'idées vagues, indéterminées, il n'y

(1) *Traité de l'Expérience*, tome III, p. 332.

(2) *Histoire naturelle de l'homme considéré dans l'état de maladie*, tome II, pages 173 et suiv. *Paris*, 1767.

en a aucune qui fournisse davantage à la médecine systématique et homicide. »

Enfin je lus une réfutation aussi complète que bien raisonnée de cette doctrine dans la *Physiologie du cerveau*, de M. Gall.

Après de telles données, après aussi une étude plus approfondie de la nature et de l'étendue des relations sympathiques des principaux organes, de leur influence réciproque, de la puissance de cette influence, je fus tout-à-fait convaincu que la doctrine des tempéramens, telle qu'elle est professée dans Cabanis, ne renferme qu'un petit nombre de vérités de fait, renferme beaucoup d'erreurs de fait, et est entièrement erronée dans ses dogmes. Elle est à mes yeux un legs de l'humorisme, plus ou moins défiguré par les différens systèmes qui se sont succédé dans l'explication des phénomènes physiologiques.

Les anciens admettaient dans le corps humain quatre humeurs principales auxquelles ils rapportaient tous les phénomènes physiologiques et pathologiques, ne faisant mention que secondairement des organes, et comme s'ils n'étaient que les agens des premières; c'étaient la bile, le sang, la pituite et l'atrabile. De là quatre dispositions, quatre modes différens de production des phénomènes selon la prédominance de l'une de ces humeurs; quatre tempéramens, le bilieux, le sanguin, le pituiteux et l'atrabilaire. Il y en aura un cinquième qui résultera du mélange parfait de ceux-là, on l'appellera *temperamentum temperatum*. Voilà la doctrine dans sa primitive pureté.

A mesure qu'on a mieux étudié l'organisme, le solidisme est venu disputer l'empire à l'humorisme, et la victoire étant restée indécise, un accommodement a été fait à l'amiable. L'humorisme a cédé un tempérament au solidisme, et celui-ci en a acquis deux nouveaux ; de sorte qu'ils en ont aujourd'hui chacun trois. Ce sont, d'un côté, le bilieux, le sanguin et le lymphatique ; de l'autre, le mélancolique (en place de l'atrabilaire), le nerveux et le musculaire. Je me dispenserai de donner les caractères attribués à chacun ; je dirai seulement que la coloration de la peau en fournit toujours le principal. A ce sujet, je me suis souvent demandé quels étaient les tempéramens des nègres, s'ils avaient les mêmes caractères que les nôtres, ou s'il ne conviendrait pas de faire un septième tempérament pour la coloration noire.

Remarquons pourtant qu'il n'est pas de système, d'hypothèse, de doctrine scientifique, dénués de toute vérité, entièrement supposés, qui n'aient été bâtis, fondés sur des faits quelquefois bien observés dans leurs rapports de cause et d'effet. La doctrine des tempéramens nous en fournira un exemple. Mais ce qu'elle renferme de vrai n'a été ni bien observé, ni bien conçu. Lorsqu'on voulut chercher à expliquer certaines concomitances de dispositions organiques et de facultés, l'on a le plus souvent pris des effet pour des causes, ou établi des relations qui n'existent pas. Ainsi ses partisans ont quelquefois raison de rapprocher, de grouper, comme caractères de ce qu'ils appellent le tempérament bilieux, le teint foncé, brun, jaune, de la peau, la fermeté des tissus extérieurs, l'énergie musculaire, l'activité de l'esprit, la fermeté de caractère, l'ambition, etc.; mais ils ont toujours tort de considérer le foie ou la bile comme les causes de ces effets; d'abord, quant à la coloration de la peau, il est certain, d'un côté, qu'à part le type qu'elle reçoit dès le moment de sa formation, on doit l'attribuer à l'action de la lumière, et peut-être un peu à celle de la chaleur, comme le prouvent les différences qu'elle présente dans les pays chauds, tempérés, froids, en été et en hiver, etc.; de l'autre, que les peuples de ces pays, et pendant ces saisons, ont le foie également actif, chargé des mêmes fonctions. Quant aux autres dispositions, le plus souvent elles sont originelles, concomitantes, actuellement peu dépendantes les unes des autres.

Il ne faut pas croire que dans l'état sain, il arrive fréquemment qu'un organe ait assez d'influence et de prépondérance pour produire accidentellement, et entretenir des changemens bien marqués dans la constitution générale de l'organisme, rompre l'équilibre originairement établi. Nous mettrons cette vérité dans tout son jour, en nous occupant, dans l'étude des relations sympathiques des organes en général, de la loi constitutive de la société organique sur la dépendance et l'action réciproque des organes, sur leur indépendance et leur force de réaction.

Nous verrons alors, qu'à l'exception du cerveau, tous les organes vivent très isolément, n'exercent guère d'influence en santé que par le résultat de leur fonction, c'est-à-dire le foie sur le canal alimentaire, au moyen de la bile, celui-ci au moyen du chyle, etc.; et que dans les maladies seulement ils mettent en jeu tous les agens sympathiques, et avertissent toute l'économie de leurs désordres; cet état, ou dure peu, soit que la santé se rétablisse, soit que la mort survienne, ou n'existe que faiblement. Dans beaucoup de cas, comme nous le verrons encore, de prédominance d'action d'un système ou d'un autre, de l'estomac ou des muscles, et par suite d'un affaiblissement dans l'exercice intellectuel, il faut se donner de garde de prendre cette prédominance pour une véritable cause de la faiblesse cérébrale, car c'est ordinairement celle-ci qui a provoqué celle-là; c'est parce que le cerveau n'était point stimulé par de grandes passions, disposé à des affections vives et continues, à des travaux de l'esprit, à des méditations profondes, qu'il a laissé prendre de l'activité à ses propres dépens, à l'estomac et aux muscles. Le cerveau est le seul organe qui puisse, par sa puissante influence, par ses rapports avec toutes les parties du corps, modifier par son action les dispositions de l'organisme, donner naissance à de nouvelles combinaisons organiques, à des ensembles de phénomènes enchaînés les uns aux autres ; et ce qu'il y a de positivement vrai dans la doctrine des tempéramens s'explique parfaitement bien dans ce sens.

En effet, considérez que leurs caractères se dessinent presque exclusivement dans les âges, le sexe, les individus où le cerveau a acquis de l'énergie, de l'activité ; et qu'ainsi les enfans et les vieillards n'ont aucun tempérament marqué ; que les femmes qui ne sont pas nerveuses, c'est-à-dire dont le cerveau n'est pas très irritable, sont ou sanguines ou lymphatiques. Considérez surtout que les individus dont l'intelligence ne s'est pas développée, les idiots, et ceux chez lesquels elle s'est oblitérée accidentellement, les aliénés en démence, n'ont pas non plus de tempérament ; ils sont bouffis, graisseux, lymphatiques ; leur estomac est très actif. Voyez au contraire les savans, dont le cerveau est continuellement exercé, livré à de hautes spéculations, à de profondes méditations ; les femmes vives et irritables, les individus opiniâtres, ambitieux, leur corps est grêle, leur peau sèche, leur système musculaire ordinairement peu développé ; ils sont nerveux, quelquefois mélancoliques. Si le système musculaire est bien développé, la peau jaunâtre, on les dit bilieux, etc.

Zimmermann avait très-bien entrevu cette vérité. « Il se proposait, nous dit Tissot (1), de faire impri-

(1) *Vie de Zimmermann*, par Tissot, placée en tête du *Traité de l'Expérience*, p. xxiv.

mer en latin, mais avec des notes fort étendues, son discours inaugural sur les tempéramens, dans lequel il prouvait que c'était aux nerfs qu'il fallait attribuer les différens tempéramens des individus ou des nations. » « J'entends par tempérament, dit Zimmermann lui-même, cette constitution du corps, suivant laquelle l'homme sent, pense, et agit, en taut qu'abandonné à cette force impulsive corporelle, il pense et agit comme il sent (1). » Et ailleurs : « car ce sont ces marques (du tempérament) qui résident dans les sens, dans le tact, dans les affections et dans les passions qui déterminent nos sentimens et nos actions, et qui sont conséquemment la cause prochaine de toutes les impressions du corps matériel et de l'âme immortelle (2). » Ces passages prouvent évidemment que Zimmermann rattachait à l'influence cérébrale les circonstances organiques des tempéramens.

Dans tous les cas il faut ne plus employer l'expression de tempérament, qui ne signifie rien, et encore moins les qualifications accoutumées, qui signifient des choses absurdes, ou au moins le contraire de ce qui est. Il faut, comme nous en donnerons l'exemple, étudier les sympathies des organes, leur influence réciproque, les effets de la prédominance ou de la faiblesse de l'un d'eux sur les autres; par là on parviendra à des résulats satisfaisans, utiles à l'hygiène et à la thé-

(1) Même ouvrage, tome II, p. 109.

(2) *Id.* tome III, page 183.

rapeutique ; tandis qu'en suivant l'ancienne routine, en continuant à employer un terme vague et indéterminé dans sa valeur, en attribuant des effets à des groupes de causes différentes dont l'action n'est point analysée, ou à des organes et à des agens dont l'action est bornée, peu étendue, l'on n'arrivera jamais à rien de positif ; loin de là, on perpétuera une foule d'erreurs qui sont déjà beaucoup trop enracinées.

CHAPITRE II.

DIFFÉRENCES DE L'EXERCICE INTELLECTUEL DU CERVEAU, RELATIVES A L'ACTION DES EXCITANS FONCTIONNELS OU SENSORIAUX.

§. Ier. *Climats. Saisons.*

Je commence par l'examen de l'action particulière des causes modificatrices de l'exercice cérébral, que l'on a coutume de désigner par l'expression de *climat*, parce que cette action est la plus continue, la plus universellement répandue sur les êtres vivans, et l'une de celles dont les effets sont le plus remarquables. Ces causes peuvent se réduire à toutes les circonstances qui proviennent de l'état de l'air, des eaux, des lieux, de la température. Nos réflexions sur ce point seront courtes, parce que nous y reviendrons en parlant de l'influence des impressions du froid et de la chaleur, impressions qui, comme nous l'allons voir, sont les principales et presque les seules circonstances des climats qui modifient, d'une manière si manifeste, l'existence de tous les êtres vivans. Les qualifications différentielles des climats, toujours tirées de l'état de la température, prouvent déjà que les observateurs de tous les temps ont épousé unanimement cette opinion.

Voyons d'abord quels peuvent être les effets de chacun de ces élémens du climat; ensuite nous verrons quels sont les principaux caractères des peuples des différentes régions du globe.

L'air pur de tous les pays, de tous les lieux, de la plaine et de la montagne, de toutes les saisons, ne varie point dans sa composition; analysé en Egypte, ses élémens ont été trouvés dans les mêmes proportions qu'à Paris, à Vienne, à Londres, en Amérique. Ce fait prouve, d'une manière incontestable, que cet agent ne doit être pour rien dans les grandes variations des formes et des facultés des différens peuples, dont nous nous occupons. Lorsqu'il est impur, imprégné de corps délétères, comme il arrive auprès des marais, dans les lieux clos et renfermant un grand nombre d'êtres vivans, dans les environs de matières en putréfaction, circonstance qui n'est qu'exceptionnelle et très rare, il devient la cause de maladies graves, et non point de ces modifications constitutionnelles, caractéristiques des races, et compatibles avec la santé. Je sais bien qu'on a coutume d'attribuer le tempérament lymphatique des Hollandais à l'humidité de l'atmosphère; mais nous, qui ne considérons point l'homme comme une éponge, nous chercherons ailleurs la raison de ce fait; nous observerons, d'une part, qu'en Hollande la température y est froide, que les productions du sol humide ne fournissent que des alimens et des boissons d'une nature aqueuse, peu stimulante; d'autre part, que les dispositions des Hollandais se rencontrent chez des peuples dont l'atmosphère est sèche mais froide, et dont le sol ne produit pas de vin; tels sont les Flamands et les Belges, leurs voisins, la plupart des Allemands du Nord, etc. Nous ferons de plus observer qu'en généralisant le principe, en déduisant les caractères des peuples, de la séche-resse ou de l'humidité de l'air, l'on serait très embarrassé d'expliquer les différences des habitans du Nord et du Midi, car ces climats ne sont en général ni plus secs, ni plus humides l'un que l'autre.

L'eau, pour être potable, doit contenir un air plus oxigéné que celui de l'atmosphère, quelques sels solubles, tels que du mariate de soude, du salfate de soude, de magnésie, etc. Si elle recèle des sels indissolubles, elle est lourde, pesante, peu digeste, ne cuit pas les légumes, etc.; si ce sont des corps en putréfaction qui l'infectent, elle devient un poison plus ou moins actif; enfin, si elle n'est point aérée, elle jouit à peu près des mêmes qualités que lorsqu'elle retient en dissolution du sulfate de chaux. L'eau de source, recueillie avant qu'elle n'ait coulé quelque temps, celle de citerne, peu souvent renouvelée ou non battue à l'air, ne contenant pas de ce gaz, n'est pas saine; il en est de même de l'eau de fosses, d'étangs, etc. Mais comme ce ne sont là que des circonstances de localités, dont les effets sont ordinairement bornés ou faciles à prévenir, et que partout les rivières, les fleuves et les ruisseaux qui fournissent l'eau d'usage, sont en plein air, toujours en mouvement et exposés aux rayons solaires, ce ne sera pas par l'action de ce liquide sur le cerveau, plus que par celle de l'air, que nous trouverons les causes des différences des peuples. D'ailleurs je ne vois pas trop comment ces deux corps, si peu énergiques naturellement, qui ne peuvent agir sur cet organe que par l'intermédiaire de deux autres, seraient dans le cas de donner lieu à de notables effets.

Les lieux, *le sol*, par leur position, leurs qualités agricoles, par la nature de leurs productions, peuvent avoir, de diverses manières, une influence assez marquée sur l'intelligence et le moral de l'homme, sur ses mœurs, ses habitudes, ses occupations, etc. C'est ce que Cabanis a aussi bien saisi que bien exprimé dans ce passage :

« Mais pour descendre à quelques faits moins généraux, le caractère du sol, la nature de ses productions, la température des lieux et leurs rapports particuliers avec tout le voisinage, n'invitent-ils pas, de préférence, à la culture de certains arts? ne la commandent-ils pas même, en quelque sorte? n'interdisent-ils point en même temps celle de certains autres arts, dont on ne peut s'y procurer qu'avec peine et à grands frais les matériaux ou les instrumens? Sur les hautes montagnes où croissent spontanément des herbages féconds, mais où la culture ne pourrait obtenir aucune autre récolte aussi profitable, les hommes doivent se borner à l'éducation des troupeaux ; ils deviennent pasteurs, ils préparent le beurre, ils fabriquent le fromage; et le commerce de ces produits de leur industrie, ou celui de leurs animaux eux-mêmes, est souvent le seul nœud qui les unisse aux habitans des vallons les plus voisins. Dans les plaines où le labourage est plus facile, où les recoltes en grains, en légumes, en fruits, sont plus riches et plus variées, les hommes deviennent agriculteurs. Sur le penchant des heureux coteaux où la vigne prospère, ils deviennent vignerons; au fond des bois ils mènent une vie grossière, et, pour ainsi dire, compagnons des bêtes farouches, ils deviennent, comme elles, sauvages et cruels. Les bords de la mer invitant à des pêches plus hasardeuses en même temps que plus lucratives, exercent le courage de leurs habitans, leur fournissent plus de réflexions pour braver les flots et les orages, développent en eux le goût des voyages lointains et des aventures romanesques. Enfin, et cette seule circonstance suffit pour créer un genre très particulier et très etendu de travaux; ces mêmes bords offrent de nombreux entrepôts au commerce, et des asiles aux navigateurs.

« Les pays qui fournissent à l'homme une nourriture facile, surtout quand la chaleur y vient encore augmenter le penchant à l'oisiveté qu'inspire l'abondance ; ces pays, dis-je, énervent les forces corporelles. Mais comme on y a plus de temps pour la réflexion, l'esprit se développe plus complétement, les mœurs sont plus douces et plus cultivées. Dans les pays froids, comme nous l'avons dit, il faut des alimens plus abondans, et la terre est souvent plus avare; mais aussi, de plus grandes forces musculaires y mettent en état de supporter les pénibles et plus longs travaux; ces travaux, ou de violens exercices destinés à les suppléer, y sont même nécessaires au maintien d'une bonne santé. Ainsi donc l'homme de ces pays sera supérieur à celui des pays chauds dans tous les travaux qui demandent un corps robuste; il lui sera souvent inférieur (et il le serait toujours si les autres circonstances étaient égales) dans les travaux qui tiennent à la culture de l'esprit, particulièrement dans les arts d'imagination. » (1)

Il faut aussi tenir compte de la nature, de l'action du régime que fournissent les production du sol: ainsi dans les pays vignobles, où l'on boit plus généralement du vin, le cerveau doit en recevoir une excitation particulière et capable, à la longue, d'effets sur le moral des habitans, qui, unis à ceux qui résultent d'une plus grande population, d'un commerce social plus facile et plus fréquent, doivent être regardés comme les causes de l'avancement de la civilisation et de la propagation des lumières dans ces pays. Ailleurs on fait usage de condimens stimulans; là on ne boit que des boissons miellées, etc.

Néanmoins, quoique les lieux aient une influence

---

(1) *Rapports, etc.*, tome II, pages 334, 335, 336.

plus générale et plus multipliée sur l'intelligence humaine que l'air et l'eau, cette influence est insuffisante pour résoudre les plus grandes difficultés de la question qui nous occupe; outre que tous les individus n'y sont pas également soumis, puisque le riche s'exempte des travaux et des souffrances du pauvre, que le citadin mène une autre vie que le campagnard, etc., son action est variable aussi selon les âges, l'enfant n'y étant pas soumis à la manière du père, selon l'état de veille ou de sommeil, etc. De plus elle est presque bornée aux fonctions du cerveau, sans qu'il y ait réaction bien marquée de cet organe sur le reste de l'économie, comme il arrivera par la cause que nous allons indiquer; elle est moins héréditaire, en sorte que l'individu en changeant de lieu, de condition, contractera facilement, s'il est jeune, le caractère, les mœurs d'une nouvelle condition. En somme, l'influence des différentes circonstances des lieux est accidentelle, inégale, non nécessaire; il est possible de s'y soustraire en tout ou en partie.

Il n'en est point ainsi de la température; son action est générale, permanente, absolue, elle n'épargne ni l'âge, ni le sexe, ni le rang; ses effets, que nous étudierons ailleurs plus en détail, sont immédiats, profonds sur le centre sensitif, et par réaction sur le reste de l'organisme. Deux sortes de preuves démontrent, de la manière la plus directe et la plus positive, que la chaleur et le froid sont les grands modificateurs de l'espèce humaine. 1°. Les animaux et les végétaux présentent des changemens dans leur constitution selon les divers climats, absolument comme les peuples. 2°. Les saisons, les expositions au Midi et au Nord, les serres chaudes pour les végétaux, nous offrent la répétition des effets des climats. Or, dans ces cas, on ne peut rapporter qu'à l'influence de la température les phénomènes observés.

L'espèce humaine se compose-t-elle de plusieurs races? Comment concevoir l'hérédité de dispositions acquises? Telles sont deux questions du plus haut intérêt, et qui ont occupé les philosophes de tous les temps. La seconde se résout presque entièrement par la solution de la première; car si l'on admet des races primitivement distinctes, l'on n'étendra point aussi loin la possibilité d'acquérir et de transmettre certaines modifications de l'organisme.

L'homme est le seul être qui existe dans toutes les régions de la terre habitable; les végétaux et les animaux diffèrent extrêmement pour les genres et les espèces dans les climats chauds, et froids. L'homme possède encore une autre qualité; c'est, en prenant des précautions convenables, de changer de climat, d'en habiter un d'un caractère après être resté dans un d'un caractère opposé; de passer ainsi d'un pays chaud dans un pays froid, et de pouvoir y vivre. Ces émigrations ne sont cependant pas sans danger, surtout si les positions sont extrêmes; on sait combien d'Européens périssent en abordant les îles des Antilles; une fatale expérience nous a appris avec quelle rigueur la température des plaines de Moscou a moissonné nos guerriers ; elles sont d'autant mieux supportées que les individus sont d'un climat plus voisin, moins épuisés par toutes les causes communément appelées débilitantes, telles que l'abus des plaisirs vénériens, les excès alcooliques, etc. Dès que les nouveaux venus ont résisté plusieurs années, ils peuvent se regarder comme aclimatés, quoiqu'ils restent toujours plus exposés que les naturels du pays aux mauvais effets d'une chaleur ou d'un froid excessifs. A l'aide de moyens factices on parvient pourtant à conserver des végétaux dans des régions qui ne sont pas les leurs ; mais rarement on parvient à les naturaliser, c'est-à-dire, à les faire exister sans ces moyens ; encore est-il ordinaire, en cas de réussite, qu'ils viennent à dégénérer au point de n'être plus reconnaissables.

Les naturalistes divisent l'espèce humaine en plusieurs races distinctes ; M. Lacépède en admet quatre, qu'il comprend sous les noms d'*arabe européenne*, *mongole*, *nègre*, et *hyperboréenne*. Au premier abord, si l'on s'en tenait à la stricte observation de l'homme, il est bien certain qu'on trouverait des dispositions particulières à chacune de ces races, suffisantes pour les distinguer et les croire sorties de souches séparées. Mais si l'on compare l'homme aux autres animaux et aux plantes, si l'on s'assure que les uns et les autres sont modifiés, altérés par les objets extérieurs, que la même plante, considérée dans l'état sauvage ou de culture, sur une montagne aride ou dans une plaine fertile, ne se ressemble quelquefois que de très loin et par quelques caractères spécifiques, tandis que sa forme, sa hauteur, sa fleur, ses fruits, sont souvent méconnaissables aux yeux peu exercés, l'on adoptera l'opinion de Buffon, de Cabanis et de quelques autres, qui pensent que l'espèce humaine est *une*, et que les variétés qu'elle présente sont l'œuvre des climats, de tous les excitans extérieurs de l'organisme, et spécialement des excitans sensoriaux. Tout être produit toujours des êtres semblables à lui; aucune cause ne fait dégénérer une espèce au point de se transformer en une autre espèce. Ces peuples qui paraissent tellement différens, perdent leurs caractères à la longue en changeant de climat, et prennent celui des habitans auxquels ils viennent se mélanger; voyez en effet si en France vous reconnaîtrez des Gaulois, des Francs et des Romains. Il est très probable que les Nègres eux-mêmes finiraient, en abandonnant les régions équatoriales pour des régions froides, et par une suite de générations dont le nombre est incalculable, par cesser d'être Nègres; tout comme les Européens qui vont d'Europe dans l'Amérique méridionale, ou en Afrique, ne tardent pas à contracter de nouvelles habitudes, à recevoir de nouvelles impressions, à présenter des dispositions nouvelles.

On objecte, avec une apparence de raison, qu'il est impossible que le Nègre dont le front est rétréci et peu élevé, que le Caraïbe dont le front est aplati presque comme celui des idiots, égalent jamais les Européens dans l'exercice moral et intellectuel. D'abord, une partie de la nation nègre commence déjà à nous montrer qu'elle est capable de se gouverner tout aussi bien que nous, et beaucoup mieux que nombre d'autres peuples; l'état actuel de Saint-Domingue est une réponse énergique aux sophismes et aux préjugés d'oppresseurs avides, de maîtres inhumains, de tyrans odieux; aux mâles accens de la liberté, l'intelligence de ces victimes infortunées a pris son essor, et par les progrès rapides que les Nègres ont faits dans l'art du gouvernement, dans les arts, dans l'agriculture, les philanthropes doivent espérer de voir dans peu cette nation singulière se placer au rang des nations civilisées. Tenez compte de deux choses: la première, qu'un organe non exercé diminue de volume, s'atrophie; or les Nègres, soit dans les contrées brûlantes de l'Afrique, soit dans les champs des colonies, ne savent pas ce que c'est que penser; la seconde, que les dispositions des organes se transmettent héréditairement, et vous apprendrez à n'être point étonné si les facultés et les organes intellectuels de ces hommes sont moins développés que chez ceux habitués depuis des siècles à l'exercice de la pensée; et aussi vous concevrez que par des habitudes contraires ils parviendront à ressaisir des droits qu'ils tiennent de la nature.

Cette transmission héréditaire est si manifeste qu'il n'est personne qui voulût la nier; on l'observe journellement pour la conformation extérieure, et même pour le caractère, les mœurs, l'intelligence, par conséquent pour le cerveau. Georges Leroi, qui a passé une partie de sa vie à étudier les mœurs et l'intelligence des animaux, assure avoir observé que des races de chiens de chasse se perfectionnaient par l'éducation, que les petits étaient plus intelligens, plus facilement éducables que leurs pères et mères. Le docteur Dannecy a fait des expériences dont les résultats sont très curieux et bien dignes d'être cités ici; ces expériences lui furent suggérées par ce fait : en Angleterre l'on est parvenu à faire produire des moutons qui ont des gigots énormes, en accouplant toujours ensemble les individus qui avaient cette partie le plus volumineuse. M. Dannecy a élevé et fait procréer environ cent couples de lapins pendant dix ans, ayant l'attention d'arranger les accouplemens d'après certaines circonstances individuelles, toujours les mêmes dans les mêmes lignées, en unissant, par exemple, tantôt les petits avec les petits, les grands avec les grands, etc.; il est parvenu ainsi à obtenir une foule de conformations différentes, de monstruosités en quelque sorte, de tout le corps ou de chacune de ses parties. Il a obtenu de semblables résultats sur des pigeons, des souris, et sur des végétaux.

La pathologie nous fournirait de nombreux exemples de transmissions des maladies du cerveau des ascendans aux descendans; aucun organe n'est certainement autant que lui susceptible d'affections héréditaires.

§. II. *Éducation.*

L'éducation est l'art de perfectionner les facultés et les actes de la vie cérébrale par un exercice bien entendu. Selon qu'elle s'applique au système musculaire, aux facultés intellectuelles, ou aux facultés affectives, elle a reçu les noms divers de *gymnastique*, expression tirée de la dénomination des lieux particuliers où l'on se livrait aux exercices chez les anciens, d'*instruction*, et d'*éducation morale :* c'est ce que dans le langage du monde, on appelle *développer le corps*, *cultiver l'esprit*, *former le cœur ;* ou encore, *éducation physique*, *et éducation morale et intellectuelle.* Nous nous servirons des trois premières expressions, comme étant les plus généralement reçues.

Je dirai plus loin quelque chose de l'exercice musculaire. Les personnes qui voudraient acquérir des connaissances sur cet objet, liront avec fruit l'interressant ouvrage que vient de publier le docteur Londe, sur la gymnastique médicale.

L'instruction est un des premiers élémens du bonheur de l'homme. Par elle il apprend à connaître les objets qui l'entourent, leurs rapports, leurs modifications, à se connaître lui-même, à connaître ses semblables, ses droits et ses devoirs, et par-là à guider sa conduite d'après les règles les plus sûres, résultant de la juste appréciation de soi et du monde extérieur. Mais la direction de l'exercice intellectuel demande une étude approfondie de la nature des fonctions auxquelles elle s'applique, de leur mode de développement général, de leurs dispositions originaires générales à l'espèce humaine, et particulières aux individus. La comparaison des animaux à l'homme ne sera point à négliger. Sous tous ces rapports il n'appartient qu'au médecin philosophe de tracer à l'instituteur la route qu'il devra suivre, de lui poser les principes fondamentaux de son art.

Rousseau s'est plaint avec raison des vices des méthodes d'enseignement qui tendent à fatiguer la tête des enfans, en leur apprenant des choses qu'ils ne comprennent pas, à faire d'eux des raisonneurs avant qu'ils n'aient acquis les élémens du raisonnement. Il est évident, en effet, pour quiconque comprend le mécanisme de l'action intellectuelle, qu'avant de raisonner il faut observer, puisque le raisonnement n'est qu'une suite de comparaisons établies entre des faits. Rousseau aurait encore beaucoup à se plaindre aujourd'hui, que les études se font presque de la même manière que de son temps, aujourd'hui que partout on accable l'entendement des enfans mâles de grec et de latin, lorsqu'à peine ils sortent de la première enfance, qu'ils n'en conçoivent pas l'utilité, qu'ils sont incapables d'entendre le langage des abstractions, et qu'on laisse l'entendement des filles dans une inaction peu en rapport avec l'état de leurs facultés. « Dans les études de la plupart des écoles, des colléges, des pensionnats, dit le docteur Douet (1), tout est grave, froid, silencieux; des devoirs arides, des règles abstraites que l'on n'entend pas, des méditations forcées et monotones, un repos contraint, et, dès le commencement, d'effrayans dictionnaires, des grammaires, des pensums; rien de tout cela n'est ni gai, ni varié, ni agréable. Rien non plus ne s'adresse aux sens, ou parle à l'esprit; ces règles et ces théories ne mettent en jeu que l'imagination, le jugement, qui précisément n'existent point encore chez les enfans. »

Les méthodes d'enseignement, la nature des objets de l'instruction doivent être relatives au sexe, à l'âge et aux dispositions individuelles; en un mot, elles doivent être d'accord avec l'organisation, ou plutôt fondées sur l'organisation, source première de toutes les facultés, réceptacle de toutes les connaissances.

1°. *Sexes.* En parlant des sexes nous avons fait la remarque que chez la femme les facultés affectives prédominent sur les facultés intellectuelles. Il est plus que généralement vrai qu'elle possède, beaucoup moins que l'homme, la puissance du raisonnement, la profondeur de l'esprit, le pouvoir de la méditation. Elle a de la sagacité, un excellent tact pour juger des choses ordinaires, de la mémoire, une grande facilité de conception lorsque les objets sont à sa portée, etc.;

(1) *Dissertation sur l'éducation*, *collection des thèses de la Faculté de Paris*, 1818.

mais il lui manque ordinairement cette faculté sublime en vertu de laquelle l'homme s'élève, par des abstractions, à la connaissance des causes que nous appelons premières, embrasse les rapports généraux des choses, s'élève des faits particuliers aux résultats qui les représentent. Nous ne ferons point de la femme un métaphysicien, un philosophe, un législateur ; ses forces ne sont pas dans le cas de l'élever jusque-là, et ses devoirs sociaux ne s'accordent point avec ce genre d'étude. Un petit nombre d'exceptions ne peut détruire une règle sanctionnée par l'expérience des siècles. Le joli front de Vénus diffère trop du beau front d'Apollon pour être susceptible du même ordre de connaissances.

Mais si la femme ne peut et ne doit point chercher à atteindre à ces hautes conceptions, son esprit facile et pénétrant lui permet de cultiver avec fruit les sciences d'observation, les beaux-arts, les langues, la littérature ; et, quoique encore dans ces matières elle se trouve ordinairement au-dessous de l'homme, non seulement elle y acquerra suffisamment pour connaître et juger, mais aussi quelquefois pour occuper dignement les fauteuils des maîtres les plus habiles. Toutefois je pense qu'il serait convenable de borner l'instruction ordinaire des femmes à l'étude des langues vivantes, de la littérature nationale, des beaux-arts, et en particulier de la musique, de la peinture et du dessin, et d'y ajouter peut-être quelques notions générales sur les sciences dont les objets ont le plus de rapports avec les occupations accoutumées de la vie, telles que la botanique et la physique ; car l'étude approfondie d'aucune science, ou des langues latine et grecque, outre qu'elle exige un esprit philosophique, conduit à des idées spéculatives, à des considérations abstraites trop générales, demande trop souvent une application soutenue, une grande force d'attention ; elle ornerait l'esprit de la femme de connaissances qui la déplaceraient dans l'ordre social, la dépareraient en altérant son caractère naturel, en affaiblissant ces sentimens affectueux, cette sensibilité vive et profonde, qui font le charme de la société qu'elle embellit, le bonheur d'une moitié de l'espèce humaine. Qu'on y songe bien ; si l'inoccupation et l'oisiveté sont la source de grands maux, nos grandes dames ne peuvent être qu'inoccupées ou oisives ; car je n'appelle pas occupation un ennuyeux caquetage, la lecture de romans incendiaires, surtout pour les jeunes personnes, la fréquentation de bals, de spectacles, de cercles tout aussi pernicieux à la jeunesse ; et l'on trouvera dans le défaut d'une instruction à la fois positive, agréable et attrayante, la cause première d'une foule d'accidens et de maux, de peines et de malheurs, qui les tourmentent si souvent. L'occupation, l'étude, sont les meilleurs correctifs d'une imagination ardente et déréglée, de bien des imperfections et de bien des vices. L'homme instruit ne s'ennuie jamais ; le travail lui procure toujours de nouvelles jouissances, de nouveaux et puissans moyens de distraction.

L'instruction ne doit pas être la même pour toutes les classes de la société. Mais toutes, depuis la dernière jusqu'à la première, doivent participer aux bienfaits d'une instruction quelconque. L'ignorance est la mère des vices et des crimes, la source de toutes les superstitions, le marchepied du despotisme religieux et politique, l'élément de la sédition et l'instrument de la tyrannie. Les peuples éclairés et bien gouvernés sont heureux et sages, laborieux et vertueux, n'aspirent qu'au repos et à la tranquillité. Les peuples ignorans, au contraire, sont fanatiques, vicieux, hypocrites, pauvres, et portés à la paresse pour ne pas enrichir des maîtres avides, au crime pour subsister. Les exemples de ces propositions seraient nombreux et frappans de vérité.

On peut établir trois degrés d'instruction ; l'un pour les pauvres, et tous ceux qui exercent un art purement mécanique ; un autre pour les classes moyennes ; et enfin un troisième, qui comprend l'étude des sciences de haut goût.

2°. *Ages.* L'homme s'instruit à tout âge ; depuis le moment où ses sens sont mis en relation avec le monde extérieur, jusqu'à celui où il n'est plus impressionné par les objets, son entendement agrandit le domaine de ses conceptions. Mais on a réservé à l'éducation l'âge où il a besoin de guide, où des conseils deviennent indispensables : elle doit commencer à la naissance, et finir plus ou moins tard selon les dispositions du sujet, et la nature des études. Nous l'étendrons jusqu'à vingt-quatre ans, pour les études les plus longues et les plus difficiles. Nous la diviserons en quatre périodes, dans chacune desquelles les méthodes et les objets de l'enseignement devront nécessairement varier, pour suivre l'ordre naturel de développement, les progrès de l'exercice des facultés de l'intelligence. Chaque période sera de six années.

Dans la première, c'est la mère, c'est la nourrice, ce sont les parens qui sont les instituteurs. L'enfant se meuble la tête de perceptions isolées, s'essaye, palpe, cherche, écoute ; à force d'entendre répéter certains sons il les retient, et puis s'efforce de les répéter ; il distingue bientôt certaines qualités des objets, celles surtout qui lui ont procuré les affections de peine ou de plaisir ; il bégaye quelques mots, bientôt exprime ses besoins, et enfin à deux ans et demi ou trois ans il sait appliquer un assez bon nombre de mots aux choses, pour qu'on dise qu'il sait parler. C'est alors que les enfans commencent à recevoir des opinions, des préjugés, qui influent tant sur le reste de leur vie ; comme ils sont naturellement très curieux, très désireux d'apprendre, comme aussi l'on est naturellement très ignorant, on prend l'habitude de leur expliquer des effets par des causes inconnues, occultes, imaginaires ; souvent alors ils entendent les contes de bonnes femmes sur les revenans, les sorciers, les diables, l'enfer, etc. Jamais les impressions produites par ces sortes d'idées ne s'effacent entièrement ; l'esprit en conserve toujours des traces. Si l'homme est si enclin à la superstition, si peureux, s'il craint tant la mort, c'est en grande partie là qu'il en faut chercher la cause. L'enfant aime à raisonner, à se rendre compte de tout ce qu'il observe, à connaître le mobile de tous les phénomènes; au lieu de lui parler le langage de la sincérité et de la vérité, tantôt on le fait taire, tantôt on l'induit en erreur par des explications qu'il n'entend pas, et qu'on ne comprend pas souvent soi-même, en lui remplissant la tête de mots vides de sens. Le grand principe de l'éducation de cet âge, comme au reste de tout le cours de la vie, c'est de ne rien admettre au-delà de l'action des sens, que des probabilités, et tout au plus des vraisemblances, et non des choses dont l'existence n'est susceptible d'aucune démonstration. L'erreur, commise alors, a moins de conséquences fâcheuses pour les sciences: elle peut même exciter l'esprit d'observation, et faire découvrir tout ce que nos sens sont capables de saisir et qu'ils n'aperçoivent point encore.

La seconde période est d'une haute importance pour l'instruction de l'enfant, car c'est ordinairement vers six ou sept ans qu'il passe du giron maternel sous la direction de l'instituteur. Rousseau voulait que son élève ne sût rien avant douze ans : s'il eût entendu laisser ses facultés dans le repos et l'inaction, il se fût trouvé en opposition avec les lois de l'organisme; toute faculté non exercée perd nécessairement de son énergie et disparaît à la longue. Telle n'était point sa pensée; mais il prétendait, avec raison, qu'à cet âge l'instruction devait être toute pratique, toute positive, toute démonstrative, toute en observations, et que, par conséquent, l'étude du grec et du latin, et surtout l'étude des dogmes religieux, qui exige de la foi, c'est-à-dire une disposition à croire et admettre des vérités divines et révélées, mais inintelligibles, ne sont point à la portée des facultés de l'entendement, fatiguent les enfans sans les instruire, leur faussent l'intelligence, consument un temps précieux et qu'on emploîrait avec fruit à l'étude d'autres objets. C'est un raisonnement sans réplique: remarquez bien que le but n'est pas seulement d'instruire, il faut en même temps que l'enfant s'instruise avec plaisir, prenne goût au travail, sinon les résultats sont fâcheux, comme les moyens vicieux. Pour cela faites en sorte de présenter à son esprit des objets simples, finis, peu étendus; que chaque leçon puisse former un ensemble de connaissances, ne soit pas une partie d'un tout indivisible. L'enfant vit dans le présent, aime à apercevoir l'utilité de ce qu'il fait, à finir promptement ce qu'il entreprend, à savoir la fin de ce qu'il commence; son attention, toute du moment, n'existe point dans l'avenir. Comment, avec de telles dispositions, pourra-t-il de bonne grâce entreprendre des études de plusieurs années sur le même sujet, dont les progrès sont insensibles, et ne s'offrent que hérissées de difficultés, sans aucune compensation du côté de la méthode? Je pense qu'on remplirait bien mieux le vœu de la nature en substituant au latin et au grec, dans cette seconde période, plusieurs langues vivantes, un peu de géographie, le dessin, l'écriture, les élémens du calcul. L'expérience vient à l'appui de cette manière de voir; que l'on considère, en effet, qu'il est commun de voir des enfans de sept à huit années connaître et parler plusieurs langues qu'ils ont apprises de leurs parens, tandis que sept à huit années de séjour dans un lycée, presque uniquement destinées à étudier les langues anciennes, suffisent à peine pour arriver au but, et l'on sera pleinement convaincu qu'une route est bien plus sûre et bien plus profitable que l'autre. Ce genre d'instruction aurait en outre le double avantage d'être en harmonie avec les facultés et facilement communiqué, et de donner des connaissances utiles à plusieurs classes de la société, à qui, dans la suite, la connaissance de ces dernières devient à peu près inutile.

A douze ans, l'esprit ainsi cultivé sans relâche, habitué au travail, riche de connaissances étendues et variées, souvent conduit à comparer et à juger, sera en état d'atteindre à des sujets d'un ordre plus élevé, de concevoir le langage des fictions et des abstractions, de s'appliquer à des études plus longues et plus difficiles, moins positives, plus abstraites; c'est alors et pendant la troisième période, qu'il conviendrait de se livrer à l'étude du latin et du grec, des mathématiques et de la science physico-chimique, de l'histoire et de la littérature.

Dans les six ou sept dernières années, de dix-sept à

vingt-quatre ans, le jeune homme complétera son instruction par l'étude des sciences philosophiques; il s'occupera de l'esprit de l'histoire, de la morale universelle, des formes des gouvernemens; il acquerra des notions sur la législation de son pays, le droit des gens et le droit naturel, etc. Après s'être familiarisé avec les élémens du raisonnement, après avoir souvent raisonné, il cherchera à connaître les règles du raisonnement; car, que l'on ne s'y trompe pas, c'est en faisant que l'on apprend à faire : il ne suffit pas de bien posséder les règles de la logique, de la prosodie ou de l'éloquence pour être dialecticien, poète ou orateur. Nos écoles pèchent encore beaucoup sous ce rapport; on s'y charge trop la mémoire de règles qu'on oublie aussitôt, de définitions scholastiques sans préceptes d'une application pratique.

Avec ce fonds d'instruction, qu'il n'est donné qu'à un petit nombre d'avoir, avec cette direction imprimée à l'intelligence, l'homme peut plus sûrement être abandonné à ses propres forces; il devient citoyen du monde éclairé, et il saura y exercer ses droits. Qu'il ne cesse cependant jamais de s'instruire, qu'il ne dédaigne jamais d'examiner les faits nouveaux, de se mettre au courant des sciences qu'il cultive plus particulièrement; qu'il ait des opinions arrêtées, mais qu'il doute dès qu'on les lui conteste, sauf à engager le combat s'il sent le bon droit de son côté. Il est une disposition bien malheureuse de l'esprit humain, laquelle ne contribue pas peu à élever la séparation d'opinions qui existe généralement entre la vieillesse et la jeunesse. L'homme, naturellement paresseux et présomptueux, travaille et apprend peu, croit tout savoir, et mieux savoir qu'autrui ; dès que le devoir ne l'aiguillonne plus, il veut fermer le cercle de ses connaissances ; les années se succèdent, les sciences font des progrès, tout change autour de lui sans qu'à peine il s'en doute, sans qu'il y fasse attention tant qu'il n'y est point excité ; il se fait un rempart de l'ignorance qui l'isole. D'un autre côté apparaissent des générations nouvelles qui savent mettre à profit le fruit de son expérience, et apprennent plus et mieux que lui par le perfectionnement des méthodes d'enseignement, par l'ardeur que fait naître l'avancement des sciences, le progrès des lumières ; il méconnaît leur mérite, leur savoir ; il ne conçoit d'ailleurs pas que des enfans naguères soient devenus des hommes qui osent penser, juger ; il attribue à l'effervescence de l'âge, à une imagination vive, ce qui, en réalité, n'est dû qu'à l'observation et à la raison ; enfin il reste où il est, il nie et ne se donne même pas la peine de l'examen. De là une lutte qui ne tarde pas à être fort inégale, quoique l'issue en soit toujours éloignée, car le pouvoir est ordinairement plus fort que la raison, et l'âge en exerce un, très légitime du reste, qui ne laisse pas de se faire sentir quelquefois d'une manière assez tyrannique, mais qui diminuera nécessairement avec le temps. Osons le dire sans craindre d'humilier ou d'exalter l'orgueil humain : les générations présentes valent mieux que les générations passées, nos pères valent mieux que ne valaient leurs aïeux, nous vaudrons mieux que nos pères, nos neveux, les générations qui nous suivront vaudront mieux que nous. Soyons de bonne heure pénétrés de cette grande et importante vérité, et nous en retirerons d'immenses avantages pour notre avenir; nous y puiserons de sages règles de conduite. Nous n'en aurons pas moins de respect et de vénération pour nos maîtres; et nos sentimens seront d'autant plus purs qu'ils seront plus libres et que la source en sera moins entachée de superstition.

3°. *Dispositions individuelles.* Si toutes les classes de la société ne doivent pas recevoir le même degré d'instruction, tous les individus ne sont pas susceptibles d'apprendre les mêmes choses, n'étant pas doués également de facultés aptes à les concevoir. Les facultés cérébrales, comme toutes les autres facultés organiques, varient en étendue, en énergie, et offrent une foule de combinaisons presque aussi variées que les individus, que les visages, que les formes intérieures et extérieures du corps; depuis l'idiot complet jusqu'au plus vaste génie, tous les degrés de l'échelle intellectuelle sont occupés. Malheureusement l'on n'est point assez convaincu de cette vérité, l'on accorde trop peu aux dispositions primitives, trop de pouvoir à l'éducation. Helvétius et tous les philosophes du dix-huitième siècle ont accrédité cette opinion; ainsi Cabanis nous dit à ce sujet: « Mais de tous les animaux l'homme est le plus soumis à l'influence des causes extérieures, etc. Tout se réunit pour lui faire prendre un caractère et des formes analogues ou correspondantes au caractère et aux formes des objets qui l'entourent, des corps qui peuvent agir sur lui. C'est en cela que consiste à son égard la grande puissance de l'éducation physique, d'où résulte immédiatement celle de l'éducation morale ; c'est par là qu'il est *indéfiniment perfectible*, et qu'il devient, en quelque sorte, capable de tout. » Ajoutez à cela que l'amour paternel ou maternel, toujours indulgent, est ordinairement disposé à juger favorablement de l'esprit des enfans, à les croire de petits génies, de dignes descendans de leur père, dès qu'ils savent exercer leur babil, faire quelque espiéglerie souvent long-temps enseignée, et chaque fois applaudie. Quel père conviendra que son fils est pauvre d'esprit ? et n'est-ce pas un sentiment bien naturel que l'illusion sur toutes les qualités d'un objet tendrement aimé ! Les parens et le vulgaire croyent donc que leurs enfans sont en état d'avoir des connaissances généralement apprises, et rejettent sur la faute ou la maladresse de l'instituteur, la non-réussite de l'éducation; ils ont quelquefois raison, car nous avons vu que le vice des méthodes d'enseignement est propre à dégoûter du travail et à fausser la marche de l'entendement ; mais qu'ils s'en prennent le plus souvent à l'organisation, à la nature elle-même, qui offrent des barrières insurmontables à l'avancement, au perfectionnement des facultés, et posent les différences entre les individus.

Il faut distinguer le défaut d'aptitude à une étude quelconque, du dégoût qui tiendrait à des circonstances extérieures. Le premier est incurable ; et la plupart du temps, lorsqu'on prétend contrarier, forcer la nature, elle perd au lieu de gagner ou de rester stationnaire, et l'on rend imbécilles, stupides, incapables de rien, des enfans qui seraient devenus d'utiles citoyens dans certaines conditions de la société. Convenons toutefois que l'hérédité des conditions sociales est un motif puissant d'employer tous les moyens possibles de légitimer, en quelque sorte, cette hérédité par une instruction consacrée aux diverses positions dans lesquelles les hommes se trouvent placés par le sort. Convenons aussi que les difficultés ne sont pas toujours tellement absolues, qu'on ne puisse y apporter quelque remède, cultiver plus ou moins l'intelligence par des impressions convenables, aborder l'étude de sciences positives, etc. C'est justement à savoir connaître, observer, deviner les dispositions de l'entendement et les objets de leur application que gît l'embarras, que doit se montrer la sagacité, l'habileté de l'instituteur. Quant au dégoût, il provient tantôt de l'impossibilité de faire, du vice des méthodes, tantôt de la paresse, de la mauvaise volonté. C'est à l'homme sage, à l'esprit éclairé, d'employer, pour le faire surmonter, des moyens appropriés, d'abord avec modération, bonté, bienveillance ; en cherchant à inspirer et gagner la confiance, en excitant tour à tour la raison, l'intérêt, l'amour-propre ;

puis avec plus de fermeté, mais sans jamais avoir recours à aucun mauvais traitement dont le souvenir ineffaçable reste gravé dans le cœur de l'enfant, et y produit toujours de fâcheux effets, des idées de ressentiment, des sentimens d'aversion et de haine contre ses maîtres. S'il a réellement un bon fonds, l'envie de bien faire lui viendra dès qu'il y trouvera du plaisir, de l'intérêt, de la considération.

L'éducation morale n'est pas moins essentielle que l'instruction à l'homme destiné à vivre en société. Elle a pour objet la connaissance des penchans naturels des hommes, des modifications qu'apporte l'état social dans les tendances de ces penchans ; elle a pour but d'apprendre les règles de la conduite privée, de famille, et publique, des individus, des corps, des assemblées, etc. Elle n'exige pas moins de connaissances physiologiques sur la nature des facultés affectives de l'homme, leurs résultats nécessaires, évidens ou cachés, que l'instruction, que l'éducation des facultés intellectuelles.

L'éducation morale doit être réglée d'après ce fait général : les individus se recherchent ou se fuient, selon qu'ils ont des connaissances, des goûts, des habitudes, des prétentions, plus dissemblables ou plus analogues ; le savant veut des élèves ou des auditeurs ; l'ambitieux, des esclaves ; le vaniteux, des humbles qui l'écoutent complaisamment ; l'amour-propre place souvent au-dessous ce qui est de niveau ou supérieur, dans tous les genres de connaissances, d'industries, d'états, de conditions sociales, etc.; d'où ce principe : subordonner les penchans, les facultés, les désirs les plus actifs et les plus généraux, et plus spécialement l'amour-propre, aux facultés philosophiques ou rationnelles; faire en sorte que l'homme ait le moins d'amour-propre, de présomption, de vanité, d'orgueil, penchans communs, conservateurs de l'individu, et ainsi souvent en contact, froissés, irrités dans le commerce de la vie; qu'il ait le moins des désirs les plus impérieux chez tous les hommes, et pour la satisfaction desquels il est forcé de se mettre continuellement dans une concurrence qui a ses inconvéniens et ses dangers comme ses avantages. De ce principe découle naturellement deux règles à suivre dans la direction morale à imprimer aux enfans : 1°. ne jamais, ou au moins très rarement, exciter leur amour-propre; 2°. les habituer de bonne heure à subordonner leurs volontés à leur raison ou à celle d'autrui. La dernière nous apprend à blâmer la tendresse excessive des parens qui *gâtent* leurs enfans en souffrant toutes leurs volontés, leurs imperfections même qu'ils prennent souvent pour des traits de génie, ou des qualités éminentes. Ces enfans gâtés ne peuvent plus vivre avec leurs camarades, se soumettre aux privations imposées, aux exercices ennuyeux, et quelquefois pénibles des études, et deviennent, de quinze à vingt ans, des êtres malheureux, ignorans, parfois stupides, presque toujours incapables de jouer aucun rôle dans la société, d'y soutenir dignement le rang qui leur y est assigné.

Loin de chercher à réprimer l'action de l'amour-propre, tout, depuis l'âge le plus tendre jusqu'à la fin de l'éducation, est propre à l'exalter. Ce sont d'abord les parens qui ne cessent d'admirer leur ouvrage, de lui prodiguer caresses et louanges toujours bien senties, car les enfans comprennent de bonne heure la valeur de ces sortes d'impressions ; puis les instituteurs qui les excitent au travail et à l'étude par tous les ressorts de l'émulation, par des distinctions, des honneurs, des récompenses qui indiquent la supériorité des uns sur les autres, etc. L'émulation est un puissant stimulant des facultés intellectuelles des enfans ; mais elle nuit beaucoup à leur état moral. Il est même assez remarquable que si, sous le premier rapport, elle est d'une utilité générale, elle produit néanmoins ordinairement des effets sur ceux qui se distinguent le plus, dont les résultats futurs ne seront point avantageux pour ces enfans devenus des hommes ; et cela, pour deux raisons : la première, c'est que plus leurs succès auront été brillans, plus ils seront présomptueux, et par cela même portés à négliger le travail et l'étude ; la seconde, c'est que les succès dans les écoles s'obtiennent par un genre de travail qui n'exerce guère que la mémoire, et tend à laisser dans l'inaction les facultés les plus éminentes de l'homme, celles qui le placent tant au-dessus de la brute, je veux dire les facultés qui lui permettent d'abstraire, d'établir les rapports des effets aux causes, celles enfin avec lesquelles les Platon, les Bacon, les Descartes, les Newton, s'élevèrent aux plus sublimes conceptions. Il est remarquable, en effet, que presque tous les génies des colléges et des écoles sont des hommes médiocres à quarante ans.

Je ne m'étendrai pas davantage sur l'éducation morale; le sujet est difficile, et hérissé encore de plus de difficultés, de préventions, de préjugés, que celui relatif à l'instruction.

§. III. *Professions.*

En médecine on s'est toujours trop attaché à l'étude extérieure des objets, à considérer les phénomènes éloignés, les effets des actions. Cette méthode est d'autant plus vicieuse qu'elle multiplie davantage les points d'observation, et éloigne de sa connaissance la plus essentielle, celle des causes. Nous n'avons eu et n'aurons que trop souvent l'occasion de confirmer ce fait. Au lieu, par exemple, de prendre pour base de l'examen des professions, la nature des exercices organiques qui en sont les agens actifs, on se perd dans les détails variés et presque infinis de leurs objets; on pénètre tous les ateliers, on s'enfonce dans un dédale de faits peu utiles à la recherche des actes de l'organisme, un peu plus utiles seulement à la santé des individus; avantage qui n'est sans doute point à dédaigner, mais qu'on obtiendrait également en procédant d'une manière plus philosophique, sinon plus naturelle. Dans l'enfance des sciences, les faits sont tout; plus tard, le raisonnement les emploie pour arriver à des lois générales.

Prenant donc les faits de plus haut, nous diviserons les professions (qu'on pourrait définir un mode d'actions de la vie cérébrale, souvent ou continuellement répété dans un même but) en trois classes, et à la rigueur en deux. Dans une première nous rangerons celles qu'on pourrait appeler mécaniques, en ce sens qu'elles ne mettent en exercice que le système musculaire et l'action sensoriale, sans besoin d'une attention forte et de presque aucune combinaison intellectuelle; elles sont les plus faciles, les plus nombreuses, font l'occupation de l'immensité des citoyens; tels sont la culture de la terre, le métier des armes, presque tous les travaux des artisans, des manufactures, etc. Dans une seconde nous placerons celles qui s'effectuent par la pensée, la force de l'attention, la méditation, sans une intervention bien nécessaire du système musculaire; elles sont en petit nombre et peu répandues, eu égard à la totalité de la population; nous la composerons de tous les individus qui cultivent les arts et les sciences, des hommes de lettres, des savans, des administrateurs. Enfin nous comprendrons dans une classe de professions intermédiaires, les commerçans, les négocians, tous ceux qui se livrent à des spéculations plus ou moins hasardeuses, ou font des ouvrages qui, quoique mécaniques, exigent une attention soutenue, comme les orfèvres, les graveurs, les bijoutiers, etc. Ici, il y a à la fois actions, exercices musculaires, et de plus, exercices cérébraux, mouvemens et travaux, tourmens de l'esprit.

Avec de pareilles données, et sans s'occuper de détails qui tiennent à une foule de circonstances, tels que les objets variés des professions, les dispositions nombreuses des individus, modifiées encore par les localités, nous pouvons, sans consulter même les faits probatoires, nous élever à des résultats généraux de physiologie et de pathologie du cerveau et des autres organes.

Dans les professions de notre première classe, le cerveau est peu actif, les affections sont peu vives, les passions peu exaltées, l'intelligence peu développée. Tout doit nous porter à penser que les individus qui les embrassent seront peu sujets aux maladies mentales, nerveuses, etc.; que si le cerveau, chez eux, est affecté, ce sera par d'autres voies, par les liaisons qu'il a avec des organes en général très exposés à de fâcheuses influences, avec la peau et les voies gastriques; qu'ils nous offriront peu de tempéramens nerveux, de prédominances nerveuses; qu'ils seront peu mélancoliques, etc.: c'est en effet ce que démontre l'observation. Au contraire nos deux dernières classes devront nous présenter des dispositions opposées, beaucoup plus de maladies mentales, hypochondriaques, hystériques, de prédominances nerveuses, etc. C'est aussi ce qui a lieu. Nous ferons particulièrement ressortir cette différence en traitant des causes des maladies; nous verrons les maladies gastro-intestinales bien plus fréquentes chez les pauvres, les militaires, les ignorans, les artisans, les laboureurs; et les maladies cérébrales dites nerveuses, dans une proportion bien plus grande dans les autres classes de la société.

§. IV. *Genre de vie.*

Ce sujet, quoique très voisin et souvent confondu avec le précédent, fournit néanmoins la matière de quelques réflexions: on fait si souvent jouer un rôle à la vie active, à la vie oisive, au passage de l'une à l'autre, à la vie sédentaire, etc. qu'il n'est pas inutile d'en analyser les effets et les causes.

User de la vie, c'est se servir des facultés soumises en tout ou en partie à la volonté; c'est mettre en action les organes de ces facultés. Le genre de vie s'entend de la manière dont on dirige cet usage.

Trois systèmes d'organes sont plus ou moins sous l'empire de la volonté: ce sont le cerveau et les muscles, les organes gastriques, et les organes génitaux. C'est dans le mode de leur exercice qu'on prend les caractères du genre de vie.

On appelle vie active celle dans laquelle le système musculaire est souvent exercé; vie sédentaire, le défaut d'exercice musculaire; et vie oisive, le défaut d'exercice musculaire et des facultés cérébrales. Les militaires, en campagne surtout, mènent une vie active; les gens de lettres, les employés, sont sédentaires; je rapproche ces deux classes d'individus, parce qu'on attribue certaines affections à la vie sédentaire, qui ne dépendent que d'un exercice trop soutenu du cerveau. Telle est l'hypocondrie, si commune chez les premiers, et beaucoup plus rare chez les derniers. Dans la société nous rencontrerons d'autres classes tout aussi sédentaires et qui n'en sont presque jamais atteintes, si ce n'est par des causes indépendantes de leur état; tels sont un grand nombre d'artisans, de marchands, qui du matin au soir restent assis dans leur boutique. Les oisifs sont dans une inoccupation continuelle, dans un désœuvrement complet; pour eux toutes les jouissances, tous les amusemens sont bientôt épuisés, et l'ennui, ce tyran de la vie, finit ordinairement par s'emparer de leur existence entière, et les conduire à tous les désordres mentaux, hypocondriaques, etc. L'homme qui veut vivre long-temps et sans infirmités, ne doit pas plus abuser de ses facultés que les laisser dans un repos contre nature. Rien surtout ne lui sera plus funeste que le passage trop rapide, et opéré sans ménagement, d'un état à un autre, de l'activité à l'oisiveté, par exemple; le militaire qui quitte les camps, l'administrateur mis à la retraite, le négociant qui abandonne son commerce, ne tardent pas, s'ils ne se font de nouvelles occupations, à devenir apathiques, insoucians, indifférens, ennuyés, las de l'existence, et souvent hypocondriaques, fous, portés au suicide. Le soldat, obligé de reprendre le métier qui le faisait vivre, la personne qui sait tourner ses goûts et ses habitudes vers la culture des champs, le jardinage, sont ordinairement dispensés de ces fâcheux accidens. Ainsi, dans la vie active, rarement l'organisme est dérangé par l'influence des fonctions cérébrales ; dans la vie sédentaire, il faut tenir compte de l'exercice cérébral bien plutôt que du repos musculaire ; dans la vie oisive, ce sont des affections morales tristes, l'ennui, qui deviennent la cause des effets dus à cette situation ; cette cause et ces effets sont bien plus marqués par le passage de l'état d'activité à l'état d'oisiveté.

Les fonctions gastriques offrent, comme les fonctions cérébrales, des différences d'exercice dont les effets sont remarquables ; nous parlerons ailleurs de l'ivrognerie, de la faim, de la soif, des diverses espèces de régime, etc.

Nous ferons la même chose pour l'exercice des fonctions génitales ; nous indiquerons les suites de la sensation vénérienne, de la continence et des excès vénériens, etc. Nous ferons seulement observer que, dans ces sortes d'excès, il se joint le plus ordinairement des circonstances aggravantes et d'une autre nature, quoique aboutissant au même résultat, telles que des veilles et des fatigues, l'abus des liqueurs alcooliques, etc.

§. V. *Civilisation. Progrès des lumières.*

S'il est vrai que le nombre, la clarté des idées, la vérité des déductions, soient en raison du nombre des sensations, du temps laissé à la réflexion, à la méditation, les premiers hommes, nos antiques aïeux, habitans, à la manière des animaux, des vastes forêts qui couvraient la terre, isolés pour trouver une subsistance difficile et rare, obligés d'employer tous leurs moyens et toutes leurs facultés à deux seuls objets, leur propre défense contre les injures extérieures, la recherche de leur nourriture, devaient avoir un nombre d'idées fort limité, peu de passions, peu d'affections; ils n'en avaient pas besoin; elles n'étaient point excitées. Peu à peu, sentant sans doute le besoin et l'avantage de vivre réunis, ils se sont rassemblés d'abord en petites sociétés, autant par les dispositions des choses que par la nécessité de pouvoir s'entendre et subsister; par ce changement de position, le cercle de leurs connaissances a dû nécessairement s'étendre, et cela par deux causes puissantes : la première, c'est que chacun, pour le bien commun, a été chargé d'un rôle différent, et non plus forcé de consumer toutes ses forces, de fixer toute son attention sur les mêmes objets; de là il est résulté une masse d'observations, de faits, plus variés, plus considérables; plus de loisir, de temps pour l'expérience. La seconde, c'est que ces hommes, ainsi réunis, ont pu se communiquer leurs propres observations, leurs sensations, leurs besoins et leurs désirs, et s'apprendre mutuellement le fruit de leurs réflexions, de leurs expériences. Les connaissances recueillies par les plus intelligens, conservées par les plus âgés, ont été transmises par les pères aux enfans, reçues par des traditions, etc. Plus la société s'est perfectionnée, augmentée, plus les sources d'instruction se sont multipliées, agrandies, répandues, plus aussi l'intelligence a fait de progrès dans l'étude de la nature et des événemens. Mais ce qui a manqué long-temps, et apporté de grands obstacles à l'avancement des connaissances humaines, c'est que le langage, les signes, les mots, les sons représentatifs des choses et des idées n'ont pu avoir qu'une formation lente, difficile, informe, isolée, et ainsi peu transmissible; c'est la difficulté ou l'impossibilité où l'on s'est trouvé de figurer avec des objets matériels, capables d'être conservés et consultés, ce langage, ces signes, ces mots, ces sons. Par ces deux causes, les idées et les opinions ont toujours dû être trop concentrées et souvent perdues pour les générations suivantes. Ainsi donc réunion des hommes, formation du langage, figuration matérielle de ce langage, voilà les trois conditions de la civilisation, des progrès de l'esprit humain.

Les mêmes causes qui ont produit l'ignorance des choses ont aussi produit l'erreur sur les rapports des choses. Les phénomènes les plus simples, les plus ordinaires de la nature vivante comme de la nature morte, étonnaient l'esprit d'hommes peu habitués à voir et à comparer, peu instruits de l'immutabilité des lois qui président au mouvement de la matière; tout leur paraissait surnaturel, par la raison qu'ils ne savaient pas que tout existe en vertu de lois positivement déterminées, puisqu'elles sont invariables, et ont résisté à la rouille des siècles. Ils déifiaient toutes les causes d'effets un peu remarquables, les actes et les facultés même de leurs semblables. La fable et la mythologie sont nées dans ces temps d'ignorance et de superstition.

Les peuples ont, pendant bien des siècles, vécu en petites sociétés isolées ; les guerres, les pillages, les brigandages exercés sans cesse par ces sociétés les unes contre les autres, ne contribuèrent peut-être pas peu à favoriser les progrès de la civilisation. Peu à peu les plus aguerries, les plus intelligentes subjuguèrent les plus faibles et les moins éclairées, et les grands états se formèrent. C'est alors seulement que les connaissances s'étendirent, que les découvertes utiles furent faites, qu'on prit date des événemens, qu'on inscrivit les faits, et que les sciences naquirent. Mais c'est surtout depuis l'admirable invention de l'imprimerie que les lumières se sont généralement répandues, sont devenues le patrimoine de toutes les nations, et en grande partie de tous les individus ; et malgré les vaines déclamations des détracteurs des temps modernes, par ce moyen, la raison a reconquis son empire pour ne plus le perdre ; les sciences ont immensément agrandi leur domaine ; la morale ne sera plus dominée par la superstition ; l'ignorance n'en imposera en aucune manière ; le charlatanisme religieux et politique se montrera sous son aspect hideux ; la vérité régnera.

Les personnes qui veulent nier le développement

graduel et successif de l'esprit humain, la propagation sans cesse croissante des connaissances et des lumières, qui veulent que le genre humain parcoure toujours le même cercle en passant tour à tour et nécessairement par l'état de barbarie et de civilisation extrême, appuient leur opinion, d'abord d'une comparaison tout-à-fait fausse, et ensuite de faits historiques nullement probatoires. Ils comparent les sociétés aux êtres qui naissent, croissent, sont au *summum* de vie, puis décroissent et meurent de décrépitude. Qui ne voit aussitôt que l'être a un terme fixe qu'il ne peut dépasser, des forces organiques qui s'usent sans se renouveler ; tandis que les sociétés se composent de générations qui se succèdent en se transmettant le dépôt de leurs connaissances, de leur expérience, se renouvellent chaque jour et partiellement; en sorte que, considérées d'une manière générale, leurs élémens ne varient jamais ; elles sont, relativement à l'âge, au sexe, et à toutes autres dispositions des individus, sauf celles qui résultent d'un perfectionnement graduel, toujours les mêmes. Les êtres meurent donc de toute nécessité. Les sociétés, entretenues et garanties des causes tout extérieures qui pourront les détruire, peuvent ne pas mourir. L'on a recours aux faits historiques, et l'on dit : telle a pourtant été la marche, pour ainsi dire, naturelle des sociétés, des peuples, des nations depuis l'antiquité jusqu'à nos jours; et l'Asie, ce berceau, cet asile conservateur de l'espèce humaine pendant la dernière grande révolution qu'a éprouvée le globe, une partie de l'Afrique, ont offert des sociétés, des peuples, des nations qui se sont élevées au dernier degré de gloire et de prospérité, riches d'industrie, de beaux-arts et de sciences; ces belles contrées sont aujourd'hui dans un état voisin de la barbarie, tandis que l'Europe, leur héritière sous tous les rapports, à son tour leur a succédé dans l'ordre de la civilisation; l'Amérique commence à naître, et remplacera l'Europe déjà arrivée à un degré de corruption (ce n'est pas moi qui parle ainsi) voisin de la décadence, de la barbarie. De grands et de petits empires, de grandes et de petites républiques sont nés, ont grandi, et se sont inévitablement écroulés. Mais si la comparaison des sociétés aux individus est fausse, la conclusion des successions passées aux successions futures n'est d'une application rigoureuse que dans la production des effets, des événemens, des phénomènes qui ont des causes éternelles, ou au moins invariables dans leur nature, dans leur mode d'agir; tels sont les phénomènes de la gravitation universelle et particulière, de l'affinité chimique: le cours des astres est, selon toute probabilité, fixe et éternel; les différens corps offrent les mêmes combinaisons, placés dans les mêmes circonstances; et cette conclusion est, au contraire, loin d'une application facile et sûre dans la production des effets dont les causes, les conditions peuvent varier, comme c'est le cas dont il est ici question. Les cerveaux humains conservent bien toujours le type primitif de l'organisation qui lui est propre ; mais les modifications dont cet organe est susceptible, et qui résultent de l'exercice de ses fonctions, sont presque infinies, aussi variées que les individus, transmissibles aux générations futures, et ainsi causes d'effets divers, de perfectionnemens, de développemens toujours croissans des facultés des individus, de la raison, qui n'est que l'application juste de ces facultés. A force de chercher, d'observer, d'expérimenter, de se tromper, de parcourir des sentiers tortueux, l'on finit par entrer dans le chemin de la vérité, l'on met sur la voie de pénétrer les lois générales de la nature et particulieres de l'espèce humaine. Beaucoup de sociétés ont péri : ce n'est point une raison pour que cela soit inévitablement ainsi ; tout au contraire, l'expérience passée servant à éclairer le présent, fournit les moyens d'éviter les fausses routes. Remarquez en outre qu'avant la découverte de l'imprimerie l'instruction était aussi restreinte que l'ignorance était générale. Si Athènes et Rome furent, à certaines époques, des foyers de connaissances, de lumières, de philosophie, les peuples soumis à ces maîtresses du monde étaient ignorans et esclaves. La plus grande partie de leurs habitans se composaient même d'esclaves qui n'exerçaient aucun droit. Il n'est pas étonnant, d'après cela, que ces masses ignorantes et sans patrie aient laissé périr les états qu'elles n'avaient aucun intérêt à soutenir, qu'elles avaient souvent intérêt à bouleverser et à détruire.

Je ne dis pas que nous soyons arrivés, en Europe, à un tel degré de civilisation, que les hommes y soient si bien instruits sur leurs droits et leurs devoirs, qu'ils aient tous assez d'intérêt au bon ordre, que les lumières soient assez généralement répandues, pour qu'il n'y ait aucune crainte sur le sort futur de la société telle qu'elle existe, et y compris le développement qu'elle pourra acquérir. Cependant, en réfléchissant bien à son état actuel, à la direction fortement imprimée à l'opinion générale, à la prédominance justement conquise par les gens instruits, à l'immense quantité, à l'admirable facilité des communications entre les nations et les individus, d'où autant de sources d'instruction, de lumières, d'où une barrière insurmontable à la supercherie et à l'erreur, ou au moins à leur propagation sans contradiction, l'on peut se permettre de prédire, de voir avec une grande satisfaction le genre humain, en Europe, sorti pour toujours des ténèbres de l'état de barbarie, et en voie de faire de grands progrès, d'avancer à grands pas vers une perfection si utile au bonheur et au repos individuel et commun.

Il est extrêmement facile de se faire une idée nette des effets des différens degrés de la civilisation, en jetant les yeux sur l'état actuel des sociétés, en comparant les nations du Nord et celles du Midi, le Tartare et l'Européen, le campagnard et le citadin, le provincial et l'habitant des capitales, etc.; quelles différences de mœurs, de langage, de connaissances, de désirs et d'affections! Combien se ressemblent peu la vie cérébrale de ce rustre qui sait à peine sillonner la terre, et celle de ce grand homme dont le vaste génie pénètre les secrets de la nature entière, découvre les lois des mouvemens des astres, les causes des phénomènes des êtres vivans! Quelles différences aussi dans la nature et l'espèce de maladies des uns et des autres! L'on peut appliquer ici ce que nous avons dit des effets des professions et du genre de vie.

Une question à laquelle l'on a souvent attaché une grande importance, et qui peut paraître à tout homme sensé très oiseuse, est de savoir si l'état social, les progrès de la civilisation ont plus d'inconvéniens que d'avantages, s'il serait préférable de vivre en sauvages plutôt qu'en hommes civilisés. Rousseau allait plus loin, car il soutenait que l'état sauvage est l'état naturel, et que l'homme qui pense est un animal dépravé. Mais, lui répondit très bien Charles Bonnet, ces facultés ne peuvent s'exercer que d'après les lois *bien naturelles* qui dérivent de l'organisation qui les détermine; l'homme est un animal susceptible de penser, et lorsqu'il pense il ne fait que se livrer à l'exercice d'un droit dont l'a gratifié la nature. Nous répondrons la même chose aux esprits chagrins et misanthropes, détracteurs de l'avancement de la raison, l'un des élémens les plus puissans et les plus essentiels du bonheur général des hommes. D'ailleurs il faut bien en prendre son parti, et suivre le torrent, ou se perdre dans des vagues impuissantes, ou bien fuir un monde qui tient avec tant d'opiniâtreté à parcourir la route que lui a tracée la cause première des choses.

§. VI. *Religion et Superstition.*

Autant la vraie religion élève l'âme, autant les croyances et les pratiques superstitieuses la dégradent et l'avilissent. Aidé de la première, fille de la vérité, compagne de la philosophie, source inépuisable de félicité et de consolations, condition puissante du bonheur individuel et social, l'homme n'oppose de bornes à ses facultés que celles créées par la nature; il les exerce et ne s'arrête que là où il ne lui est plus permis d'avancer; il soumet tout à son investigation et à sa raison, et cherche encore, quoique infructueusement, mais sans crainte, à remonter aux causes premières des choses. Abruti par la superstition, il ne pense plus par lui-même; son intelligence, frappée d'interdiction, doit, comme de la cire molle, recevoir d'une impulsion étrangère sa forme et sa direction; sa volonté est celle de ses directeurs, il n'a plus de liberté morale. Quelle honte pour le genre humain, quelle ignominie pour ses oppresseurs, que ces siècles de ténèbres et de barbarie qui nous présentent, d'un côté, un petit nombre de tyrans fondant leur pouvoir sur la crédulité et l'aveuglement de la multitude, des charlatans et des hypocrites prônant par toute la terre l'ignorance comme le type de la perfection de l'homme, la puissance sacerdotale envahissant tous les pouvoirs, et jusqu'au domaine de la pensée dont elle se prétend régulatrice; de l'autre, quelques esprits sensés, conservateurs de l'antique sagesse, de la divine raison, qui auraient pu faire entendre leur langage, réduits à gémir en silence sur les crimes des uns et l'état de dégradation des autres!!! « C'est sans doute déjà un très grand reproche à faire aux idées théosophiques, dit M. Foderé(1), que d'avoir retardé les progrès de l'art de guérir; mais elles sont plus déplorables encore, parce qu'elles ont perverti la morale; que, par l'ignorance qu'elles ont créée, elles ont donné lieu à la démence, et qu'elles ont fait couler des torrens de sang et de larmes. On ne rencontrait dans ces siècles que des sorciers et des possédés; c'était une vraie épidémie qui, d'après les mesures que l'on prenait, fut aussi meurtrière que beaucoup de pertes. On rapporte que dans la seule principauté de Clèves on fit périr en peu d'années six mille cinq cents personnes accusées de sorcellerie; » et plus loin, « ces folies avaient favorisé le crime et la démence. Je trouve en effet dans l'histoire de ces temps-là, que des hommes astucieux, profitant de la crédulité publique, imitaient les prêtres des faux dieux, exerçaient des vengeances, ou se procuraient des héritages par la connaissance qu'ils avaient acquise des plantes vénéneuses; jamais il n'y eut tant d'empoisonneurs que dans ces siècles de sorciers. »

(1) *Traité du Délire*, tome I, page 50.

Dans ces temps d'horrible mémoire, et que quelques esprits insensés ou hypocrites osent comparer à un âge d'or, toutes les folies revêtaient le caractère religieux, parce que la religion absorbait alors toutes les idées. Parmi ces aliénés, les uns, qui se croyaient *endiablés*, *ensorcelés*, *devins*, *magiciens*, etc. passaient pour des possédés du démon, étaient brûlés vifs; les autres, mieux partagés, qui se croyaient en relation avec Dieu ou quelqu'un de ses anges, saints ou saintes, étaient regardés comme des inspirés bienheureux, ou des prophètes, et considérés avec respect. Dans tous les cas, le médecin qui eût osé placer cet état prétendu surnaturel dans le cadre nosologique, réclamer pour refuge de ces malheureux, les Petites-Maisons au lieu de bûcher ou du temple des oracles, aurait risqué d'être victime de son courage. Avouons-le, néanmoins, des hommes de l'art, soit par ignorance, soit par faiblesse, ont quelquefois favorisé ces atrocités, en déclarant dans des rapports que leur demandait la justice, que ces prétendues possessions ou inspirations n'étaient pas des maladies, mais bien des états surnaturels. Le trop célèbre Urbain Grandier, curé de Loudun, eût-il été impitoyablement sacrifié, et cela il n'y a pas deux siècles, si le chirurgien ne se fût pas rendu complice de ses ennemis, en consacrant la supercherie des possédées du couvent de Loudun!

Que si quelques consciences timorées trouvaient ce tableau trop et inutilement surchargé de couleurs un peu sombres, je leur répondrais qu'en effet les classes supérieures de la société sont assez éclairées pour dissiper toute crainte du joug de la superstition, que les médecins ont plein droit de considérer la folie comme une maladie indépendante du diable ou des esprits, et de guérir ceux qui en sont atteints; mais je leur répondrais aussi qu'aujourd'hui, comme de tous les temps, le nombre des ignorans surpasse de beaucoup le nombre des gens sensés; qu'il est des intérêts supérieurs et puissans dont les efforts constans, soutenus, habilement dirigés, tendent constamment, bien inutilement sans doute, à entraver les progrès des lumières et de la raison, à nous replonger dans les ténèbres des siècles passés; deux causes qui dans tous les temps ont été les plus fermes appuis du despotisme politique et du fanatisme religieux. Et d'ailleurs nos campagnes ne sont-elles pas encore peuplées de devins et de sorciers, de paysans crédules qui croient aux sortiléges, à la magie, aux sorts? N'a-t-on pas exécuté à Blois, il y a deux ou trois ans, une vieille femme qui, ayant désigné un berger comme auteur d'un ensorcellement, lui fit éprouver des tortures affreuses pour qu'il se désistât du sort qu'il avait jeté? N'avons-nous pas vu, en 1816, un paysan de la Beauce, un véritable halluciné, ou un fripon bien endoctriné, le fameux Martin, obtenir assez de crédit comme prophète, comme inspiré, pour être présenté au roi de France, et oser lui prédire ses futures destinées, lui dicter des règles de conduite, et prétendre en imposer même à des médecins? Bellocq, dans sa médecine légale, ne traite-t-il pas, dans un chapitre exprès, des moyens de reconnaître les phénomènes surnaturels? Qu'on cesse donc de blâmer les amis de la vérité, de la raison, des lumières, les vrais philosophes, de poursuivre sans relâche leurs nobles travaux, d'éclairer les peuples pour les rendre meilleurs, de se tenir toujours en armes contre un ennemi qui n'est qu'assoupi et menace de son terrible réveil.

Les idées religieuses exagérées ont été la cause fréquente de folies de toute espèce, mystiques, démonomaniaques, théomaniaques, etc., d'hystéries, de catalepsies extatiques; maladies toujours très difficiles à guérir lorsqu'elles sont produites par cette cause.

§. VII. *Institutions politiques.*

Les religions et les institutions politiques sont deux des causes qui agissent le plus généralement et le plus fortement sur l'esprit et le caractère des peuples. Pour vous assurer de ce fait important, consultez l'histoire ancienne et moderne, observez la succession des générations et des révolutions, comparez les nations à différentes époques de leur histoire, avant et après les grands bouleversemens politiques; demandez-vous où sont les fils des valeureux habitans de l'antique Sparte, de ces fiers adversaires de Philippe, si Misitra ressemble à Lacédémone; où sont les descendans de ces spirituels Athéniens, des Aristide, des Miltiade, des Xénophon, des Léonidas et de ses trois cents invincibles, des Homère, des Apelles, des Socrate, des Platon, des Aristote, des Hippocrate; où est la patrie des Caton, des Brutus, des Cicéron, des Cincinnatus, des Pompée, des Scipion? le climat est toujours le même; mais hélas! les malheureux habitans de ces beaux pays vivent depuis des siècles plongés sous un joug pesant qui les a rapprochés souvent de l'état de barbarie; ils n'ont jamais changé de situation que pour changer de maître; ils n'ont plus de patrie! Athènes, Rome et Sparte n'existent plus!

Qui pourrait peindre avec autant de vérité les effets des gouvernemens que l'a fait Hippocrate dans ce beau passage, ainsi rapporté par Cabanis?

Il s'agit du climat de l'Asie:

« Mais ici les institutions politiques ont secondé puissamment l'action des circonstances locales; elles en ont singulièrement aggravé les effets. La plus grande partie de l'Asie vit sous la domination des rois. Or des hommes qui n'ont point part aux lois par lesquelles ils sont régis, qui ne s'appartiennent point à eux-mêmes, dont la tête est courbée sous un joug despotique, n'ont aucun motif de cultiver les arts militaires; ils ont, au contraire, de trop bonnes raisons de ne point paraître belliqueux. Rien de commun entre eux et leurs chefs; ni les travaux et les dangers, que les premiers supportent seuls; ni les avantages et la gloire qui devraient en revenir aux uns comme aux autres, mais auxquels le simple soldat n'a presque aucune part. Lorsque ces malheureux esclaves, forcés de quitter leurs foyers, leurs femmes, leurs enfans et leurs amis, vont chercher dans les camps les fatigues et le carnage; toutes les victoires obtenues par leurs efforts, ne servent qu'à grossir les richesses de leurs maîtres avides; et pour eux les périls, les blessures, la mort, sont les seuls fruits qu'ils en recueillent. Ainsi donc, indifférens sur les succès de la guerre, ils sont incapables de la soutenir; ils sont même inhabiles à cultiver un sol où nulle jouissance certaine, nulle espérance vraisemblable n'excite leur activité. De tels hommes laissent tomber en friche, et se dépeupler à la longue, la terre ingrate qu'ils habitent; ou s'il se trouve parmi eux des âmes douées par la nature de quelque courage et de quelque énergie, elles maudissent et rejettent des lois qui ne méritent que leur haine.

Un autre grand fait vient à l'appui de ce que j'avance. Les peuples les plus belliqueux de l'Asie sont des Grecs ou des barbares qui, foulant aux pieds toute espèce de pouvoir despotique, conservent encore leur indépendance naturelle. Comme ils ne forment que des entreprises de leur choix, ils en recueillent tous les fruits. S'ils affrontent les dangers c'est pour eux-mêmes, c'est pour eux seuls. Ils reçoivent donc toujours la récompense de leur courage; et toujours ils portent la peine de leur lâcheté.

« Si les Européens ont une grande supériorité sur les Asiatiques, c'est qu'ils ne vivent point, comme eux, sous des rois. Les peuples soumis aux volontés arbitraires d'un seul, sont nécessairement lâches ; des âmes foulées et dégradées par la servitude, perdent bientôt tout ressort et toute vertu. (1) »

Si les gouvernemens libres ennoblissent l'homme en développant son intelligence, en lui rendant l'exercice de ses droits moraux, ils causent par là même de plus fréquens dérangemens de l'organe de ces fonctions : ainsi, par exemple, les maladies mentales sont incomparablement plus nombreuses en Angleterre que partout ailleurs, qu'en France, en Allemagne, et surtout en Turquie, en Égypte, renommée autrefois pour l'habileté de ses prêtres et de ses médecins dans l'administration des moyens qui conviennent à la guérison de ces maladies.

CHAPITRE III.

DIFFÉRENCES DE L'EXERCICE INTELLECTUEL DU CERVEAU RELATIVES AUX DISPOSITIONS DE CET ORGANE, ET A LA FOIS A L'ACTION DE SES EXCITANS FONCTIONNELS.

Veille et Sommeil, Rêves, Cauchemar, Somnambulisme naturel, et Somnambulisme magnétique.

La veille est un état du cerveau, dans lequel l'exercice des fonctions de cet organe est soumis à l'empire

---

(1) *Rapports du physique, etc.*, tome II, page 253.

de la volonté, a lieu avec conscience. Je n'assigne point pour caractère de la veille l'activité du cerveau, mais seulement la possibilité immédiate, volontaire, de cette activité; c'est qu'en effet le cerveau peut très bien être éveillé et rester dans une inaction plus ou moins complète, l'œil être ouvert et ne pas voir, etc.; et depuis cette inaction jusqu'aux occupations, aux travaux les plus soutenus et les plus supérieurs, aux affections les plus vives et les plus profondes, il existe une foule de degrés intermédiaires qui font toujours partie de l'état de veille.

Le sommeil est un état contraire, dans lequel il y a suspension involontaire de la possibilité de l'exercice intellectuel du cerveau; la volonté, le pouvoir de diriger l'action des sens, des facultés et des mouvemens, n'existent plus pour un certain temps. Le sommeil est profond ou léger, complet ou incomplet, de longue ou de courte durée. S'il est profond, les sens sont difficiles à émouvoir, on s'éveille difficilement; les enfans, les personnes peu sensibles, peu occupées de l'esprit, sont plus spécialement dans ce cas. S'il est léger, le moindre bruit, l'apparition de la lumière, la ferme volonté de s'éveiller manifestée avant le sommeil, le font cesser. C'est une chose qui m'a toujours paru fort singulière, que la puissance de la volonté dans cette circonstance. S'il est complet, la suspension des fonctions cérébrales, sensoriales, morales, intellectuelles, musculaires, est complète aussi; il offre ce caractère chez les mêmes personnes qui l'ont profond. Cependant les muscles respiratoires ne cessent jamais leur action; on sent de suite qu'il n'en pouvait être autrement; c'est même là ce qui distingue extérieurement, au premier abord, le sommeil des syncopes vaporeuses. S'il est incomplet il en résulte des rêves, le somnambulisme, etc. Sa durée est subordonnée aux âges, aux sexes, aux dispositions cérébrales, à l'état de santé ou de maladie, etc. Les enfans dorment beaucoup, d'autant plus qu'ils sont plus près de la naissance; dans le sein de leur mère il n'y avait pas pour eux de véritable veille; les vieillards dorment peu; les femmes dorment plus que les hommes; les personnes qui travaillent des muscles, plus que celles qui sont inactives; les personnes qui ont l'esprit souvent occupé ou éprouvent des affections morales, vives, des inquiétudes, des chagrins, moins que celles qui ont l'esprit en repos et l'âme calme et tranquille. Enfin nous verrons que l'insomnie est un phénomène presque général des maladies, déterminé par des excitans de diverses sortes.

Pendant le sommeil, le cerveau seul est en repos, tous les autres organes alors exercent aussi bien, des auteurs disent mieux, leurs fonctions. L'on respire, l'on digère, les sécrétions s'opèrent, la circulation a lieu, etc. L'on a donc tort de dire qu'on repose le corps; mais ici, comme très souvent, l'on prend les fonctions cérébrales pour celle de tout l'organisme.

Cabanis pense que « le sommeil n'est point un état purement passif, mais une fonction particulière du cerveau (1). » La seconde partie de cette proposition est tout-à-fait fausse; la cessation d'une fonction ne peut être une fonction; Cabanis aurait dû se borner à dire une action. Quant à la première partie, voici ce qu'apprend l'observation : L'exercice de tous les organes est intermittent; le cœur lui-même, ainsi que le poumon, dont les fonctions existent sans interruption, ont des alternatives à peu près égales de repos et d'action, car ils présentent deux mouvemens opposés de relâchement et de contraction qui se succèdent continuellement. Le cerveau est soumis à cette loi générale d'activité et de repos; à force d'agir pendant la veille son irritabilité s'émousse; il devient peu à peu paresseux pour percevoir les sensations, pour former et combiner des idées, fournir aux contractions musculaires; l'on est lent, lourd, taciturne; les jambes supportent difficilement le poids du corps, on s'assied; la parole suit la lenteur et la rareté des idées, les réponses sont tardives, quelquefois peu en rapport avec l'objet de la conversation, les paupières s'abaissent et ne peuvent plus être retenues soulevées, les yeux sont plus secs, sensibles à la lumière; les muscles de la partie postérieure du col cessant d'agir, la tête retombe en avant, le menton vers l'extrémité supérieure du sternum; dans cet état, les sensations sont de plus en plus faibles; et enfin les fonctions cérébrales sont suspendues; il n'y a plus de perceptions, de volonté, etc.

(1) *Rapports*, *etc.*, tome II, page 204.

Est-ce un état actif, est-ce un état passif? je n'en sais rien. Mais si je voulais conjecturer, je serais contre l'opinion de Cabanis, je penserais que c'est un état passif; le cerveau semble succomber de lassitude; je m'appuierais sur deux faits qui, s'ils ne prouvent rien en ma faveur, n'en sont pas moins très dignes de fixer l'attention du médecin hygiéniste. Pendant le sommeil, la caloricité est diminuée; il n'est personne qui, pendant la nuit, n'étant point assez couvert, n'ait éprouvé une sensation de froid général, sans pour cela s'éveiller, ressentant seulement un malaise, un besoin de changer de position, et qui n'ait senti peu de minutes après le rétablissement des fonctions cérébrales, une douce chaleur se répandre partout, et notamment aux pieds. Le fait le plus important est celui-ci: c'est surtout pendant le sommeil que les miasmes contagieux, les effluves marécageux exercent une action pernicieuse sur l'organisme, et causent ces typhus, ces fièvres intermittentes, ces fièvres pernicieuses; tous les observateurs sont d'accord sur cette remarque. Si, d'un autre côté, nous rapprochions ce dernier fait de ce que nous dirons touchant le degré de la force de résistance du cerveau à ces mêmes causes, dans différentes situations morales, telles que l'énergie, la confiance, le courage, les affections gaies, comparativement à l'abattement, au chagrin, à la peur, la crainte, et toutes les affections tristes, pénibles, etc. nous serions dûment portés à conclure que l'activité, l'énergie du cerveau, la bonne direction de ses fonctions, sont autant de circonstances qui ajoutent à la force de résistance de cet organe, et qu'au contraire le sommeil, l'affaissement moral, tendent à diminuer cette force de résistance.

Je ne réfuterai point l'opinion de ceux qui regardent le sommeil comme provenant de l'afflux du sang vers la tête, d'une compression apoplectique. Un tel phénomène existât-il, qu'il faudrait toujours avoir recours à un état antérieur du cerveau pour l'expliquer.

Pendant le sommeil le cerveau se repose, répare ses forces. Les adultes ne doivent pas dormir plus de six ou sept heures, les femmes huit ou neuf, les enfans autant; il vaut, en général, mieux se coucher de bonne heure et se lever matin ; en voici la raison : c'est qu'on ne peut éviter le sommeil le soir, surtout dans les premiers temps, qu'au moyen d'excitans, soit café, liqueurs, etc., soit sensations de toute espèce, et il n'en résulte rien que de contraire à la santé du cerveau et de l'économie ; d'ailleurs, une fois ainsi excité, cet organe est peu porté au sommeil, ou celui-ci n'est point profond, complet, deux conditions qui le rendent essentiellement réparateur. Les travaux du cabinet long-temps prolongés, produisent de semblables résultats; sous ce seul rapport, les travaux du matin sont plus convenables.

Le retour du sommeil est un bon signe dans les maladies ; il annonce la diminution, la cessation de l'excitation du cerveau. Les auteurs disent que le sommeil répare les forces, repose l'économie; mais ils prennent encore les forces du cerveau pour celles de toute l'économie; cet organe seul est alors en repos; tous les autres n'y participent aucunement; le cœur, les poumons, l'estomac, les glandes exercent parfaitement leurs fonctions.

Les rêves ont servi de texte à bien des discussions métaphysiques, ont fait naître bien des croyances superstitieuses. Les uns ont vu dans ce phénomène la preuve la plus certaine de l'existence de deux natures; car, ont-ils dit, le sommeil est le repos du corps, et l'âme se trouve alors isolée, indépendante de ses liens terrestres, et pensant par elle-même; s'il en est ainsi, l'âme pense bien mal lorsqu'elle pense seule. Les autres ont vu dans les songes quelque chose de surnaturel, et par conséquent devant renfermer quelques vérités indicatrices de la conduite à tenir, des événemens futurs; mais comme ces vérités ne sont jamais bien claires, il a fallu recourir à l'art d'en expliquer le sens. L'on conçoit quelle lumière a dû en jaillir, quels résultats l'on en a tirés. Néanmoins, la gent ignorante et superstitieuse n'en a pas moins continué d'ajouter la plus grande foi aux rêves, et souvent d'en suivre les prétendues indications. Je ne sais plus quel tyran était cruel ou clément selon la couleur de ses songes. De fait, ce phénomène consiste en un travail du cerveau qui produit, pendant le sommeil, des idées incomplètes, bizarres, vraies ou fausses, ordinairement incohérentes, extraordinaires, invraisemblables, des passions, des affections, etc. dont il a conscience, et dont le plus souvent il conserve le souvenir au réveil ; les organes de la voix et de la parole peuvent être mis plus ou moins en action. Les rêves sont excités tantôt par l'état du cerveau, si cet organe n'est pas dans un sommeil complet, ou bien, en admettant qu'il est multiple, si toutes ses parties ne sont pas dans un égal repos ; tantôt par des sensations assez fortes pour être perçues, et assez faibles pour ne pas causer le réveil, telles qu'une fausse position, un besoin pressant, du bruit, etc. Du reste il n'est pas difficile de se rendre compte de la singularité des rêves, si l'on fait attention que l'intégrité de l'action cérébrale est nécessaire pour penser, que le moindre désordre, une hallucination, apportent les plus grands changemens dans l'intelligence d'un insensé, qui pourtant conserve l'usage de ses sens, souvent l'usage de plusieurs facultés, et déraisonne néanmoins sur tout, fait les rapprochemens les plus monstrueux, etc. Il n'est donc pas étonnant que la suspension plus ou moins complète de cette action détermine ces différens phénomènes ; remarquez que ce n'est pas lorsqu'on dort profondément, pendant le premier sommeil, dans l'enfance, que l'on rêve ; mais bien lorsque cet état est léger, le plus voisin de l'état de veille.

Les somnambules sont des personnes qui, quoique endormies, et n'ayant point l'usage de leurs sens, font quelques actes qui paraissent indiquer des dispositions contraires; les unes parlent, répondent à des questions, plus souvent causent seules, et n'entendent rien; d'autres se lèvent, ouvrent des portes, vont promener, et rentrent au lit; on en a vu sortant par leur fenêtre, grimpant sur des toits, nageant, etc. Elles sont, en général, d'une impéritie extrême, absolument comme lorsqu'on n'aperçoit point un danger. Dans ces cas, il est convenable de ne point les éveiller, car elles auraient une frayeur extrême, et il en résulterait très probablement des accidens. Les somnambules ne se souviennent ordinairement de rien à leur réveil. Nous parlerons tout à l'heure de particularités relatives à l'exercice de l'intelligence chez ces personnes.

Le cauchemar est un état particulier de sommeil caractérisé par un sentiment de gêne, d'oppression extrême de la respiration, qui semble résulter d'une compression mécanique du thorax, ordinairement précédé ou accompagné de rêves très pénibles, de craintes excessives, d'une situation morale embarrassée, difficile, dans laquelle on ne voit que dangers, précipices, etc., et quelquefois d'un grand besoin, ou même du désir infructueux de s'éveiller. Tous ces phénomènes cessent avec le réveil; à cet instant il se manifeste un mouvement de surprise, d'inquiétude, et l'on n'a rien de plus pressé que de s'assurer si réellement l'on a rêvé ce qui effraye encore. Quelle est la cause du cauchemar? M. le professeur Richerand pense que ce phénomène est dû à la gêne occasionnée par l'estomac lorsqu'il est plein ; mais lorsqu'il est vide, quelle est cette cause? la plupart des physiologistes la font consister dans la compression de la veine cave par l'estomac, ou d'autres circonstances aussi peu probables. Mais le cauchemar est un état purement cérébral, et j'en donne pour preuves 1°. que les explications mécaniques sont rarement vraies dans la production des phénomènes naturels de la vie ; 2°. que les connexions de l'estomac empêchent cet organe de se porter en arrière à mesure qu'il se remplit ; d'où il suit que son état de plénitude ne peut être une cause du cauchemar en comprimant la veine cave ; 3°. qu'il survient particulièrement dans les affections cérébrales telles que l'hypocondrie ; 4°. que les phénomènes qui le caractérisent sont cérébraux, et disparaissent immédiatement après le réveil, sans qu'il reste alors aucune trace de cette oppression suffocante qui accablait l'instant d'auparavant ; 5°. qu'il n'arrive jamais dans l'état de veille, quelque position que l'on prenne, et quelles que soient la nature et la quantité des alimens dont on ait fait usage ; 6°. qu'il est très fréquent chez tous les cerveaux irritables, vaporeux, lors même que l'estomac est vide.

J'arrive au *somnambulisme magnétique.* (1)

---

(1) Il est nécessaire que je fasse ici quelques observations : 1°. la manière générale dont je parle du somnambulisme pourrait faire croire qu'il est question d'une histoire de ce phénomène, tandis que je n'entends exposer que ce que j'ai

L'homme sage, l'observateur éclairé, l'ami sincère de la vérité, placé au milieu des controverses, des dis-

---

vu, *observé*, *expérimenté*, sur plusieurs personnes que j'ai magnétisées moi-même, et sur plusieurs autres magnétisées par un médecin, et que j'ai eues sous les yeux presque tous les jours pendant long-temps; 2°. il y a six mois que cet article est écrit; depuis, j'ai eu occasion d'observer une foule de faits nouveaux, curieux, fort extraordinaires même. Je relaterai un exemple au chapitre de l'épilepsie, qui fournira la preuve de ce que j'avance. Je ne le place point ici pour que, pendant le temps de l'impression, je puisse continuer de recueillir des faits qui doivent être de la plus haute importance, comme on le verra bien. Si le temps me le permet, au reste, je publierai plus en détail le résultat de mes expériences; je sais me mettre au-dessus de tout préjugé à cet égard, bien persuadé, d'une part, que si la chose est vraie, il faut la connaître, parce que tout ce qui est vrai doit avoir un but d'utilité, quelque éloigné qu'il soit; de l'autre, que les phénomènes magnétiques sont des phénomènes physiologiques, et qui doivent rentrer dans le domaine de la science médicale; 3°. si je ne fais mention ni du nom de mes somnambules, ni du lieu où j'ai expérimenté, ni des témoins, médecins ou autres, qui ont été convaincus comme moi, c'est par la seule raison que nous vivons dans un temps où il est peut-être encore pardonnable de cacher sa croyance au magnétisme. Sous le rapport de cette croyance, je ne suis pas fâché qu'on se persuade bien que je n'ai pas *donné dedans* tête baissée, par enthousiasme, dès le premier abord : l'on se fera une idée de la progression que j'ai suivie en passant de l'incrédulité, ou plutôt de l'ignorance à la croyance, à la connaissance des faits, par ce que j'ai écrit. Lorsque je composai mon ouvrage sur la folie, j'écrivis « tant que ces messieurs (les magnétiseurs) putes que font toujours naître les découvertes, les faits nouveaux, et qui paraissent extraordinaires, doit, avant

---

feront leurs expériences dans l'ombre, avec des compères ou des commères, tant qu'ils n'opéreront point leurs miracles au milieu de l'Académie des Sciences ou de la Faculté de Médecine, ils nous permettront de ne pas prendre la peine de réfuter leurs rêveries ou leurs impostures (page 16) : » mais environ six mois après, lors de l'impression, j'ajoutai en note : « Je dois dire franchement que depuis que ce passage est écrit, j'ai été témoin de plusieurs phénomènes magnétiques. J'ai endormi, fait parler et boire des aliénées convalescentes, sans qu'elles se rappelassent de rien en s'éveillant, etc. » Quelques mois encore plus tard, et j'écrivis l'article qu'on va lire. Enfin, pendant l'impression de cet article, je rédige une observation accompagnée de nouvelles réflexions, qui montreront jusqu'où l'observation m'a conduit. Comme on le voit, ce n'est point en un instant que je me suis formé les opinions que j'ai sur le magnétisme, mais bien dans un laps de temps assez considérable, et après des recherches multipliées et suivies sans interruption avec le plus grand soin.

Je dois prévenir aussi que je ne me suis jamais occupé que de magnétiser des cerveaux, ainsi que les nerfs et les muscles, ses agens immédiats de sensation et de mouvement, et nullement les autres viscères ; j'ai surtout cherché à étudier le somnambulisme, phénomène le plus remarquable du magnétisme animal. On sait que les magnétiseurs prétendent opérer des guérisons par le magnétisme appliqué à tous les organes malades.

Je dirai encore aux personnes qui veulent s'instruire sur les faits magnétiques, qu'elles n'y parviendront qu'en expérimentant elles-mêmes, long-temps et sur plusieurs individus. J'ai surtout été convaincu de la réalité des phénomènes du de se rendre pour une opinion quelconque, avant de nier ou d'approuver la réalité des faits sur lesquels elle repose, prendre connaissance de toutes les circonstances qui peuvent éclairer son jugement, ne rien négliger pour arriver à ce but. Jusque là le doute seul lui est permis; l'incrédulité n'est qu'ignorance, présomption. Mais la vanité, l'amour-propre, portent souvent les hommes à croire que rien n'existe dans la nature qui ne doive se rapporter à certaines lois qu'ils aiment à regarder comme générales et absolues, parce que les bornes de leur esprit ne leur permettent pas d'en franchir les limites. Ils ne voyent pas que ces lois ne sont en elles-mêmes que de pures abstractions, que des résultats connus de la généralisation de faits analogues; que ce sont ces faits qui forment les lois, ou plutôt que les lois générales ne sont que l'expression de la manière d'être des faits particuliers; d'où il suit que l'expérience, des

---

somnambulisme par cette raison, bien puissante, il est vrai, qui résulte de ce que les phénomènes caractéristiques se présentaient absolument les mêmes chez tous mes somnambules, chez d'autres qui n'avaient aucune communication avec eux, les uns et les autres ignorant pour la plupart jusqu'au nom de magnétisme, et se trouvaient ne pas différer de ceux rapportés par tous les observateurs de ces sortes de faits.

Il est une précaution bien essentielle à prendre par celui qui voudra faire des expériences avec fruit : c'est d'éviter de s'entourer d'incrédules, de gens de mauvaise foi ; j'ai eu très souvent à m'en plaindre, ainsi que mes somnambules, qui en ont éprouvé des tourmens, et presque toujours de graves accidens.

observations nouvelles, la découverte de faits inconnus, dont les rapports diffèrent de tout ce que l'on connaît, apportent nécessairement des changemens, des modifications dans ces fictions, dans ces abstractions que malheureusement, dans toutes les sciences, l'on prend trop fréquemment pour les choses. Il suit encore de ces principes qu'au lieu de classer les faits d'après des lois arrêtées et invariables, il faut déduire celles-ci de l'observation de ceux-là, et surtout ne jamais forcer les rapports ou faire des exclusions *à priori* et sous prétexte de l'invraisemblance, de l'impossibilité, de l'incompatibilité avec les idées reçues, etc. Et cependant, à chaque découverte importante, chacun de se récrier : Cela ne peut pas être ainsi, nous ne concevons pas que cela puisse être; de pareils faits, s'ils étaient vrais, détruiraient d'autres faits qui sont généralement admis et font la base de nos connaissances, etc. Pauvres humains, qui veulent connaître le comment, le pourquoi, et la fin de toutes choses, qui craignent d'étendre le cercle de leurs connaissances lorsque leur faible raison est dominée par les objets qui ont frappé leurs sens, et n'osent s'emparer d'un chaînon, parce qu'il leur semble séparé par un vide incommensurable! Pourtant que ces principes ne conduisent pas à autre chose qu'à un scepticisme sagement raisonné; car si une incrédulité irréfléchie est préjudiciable à l'avancement des sciences, la superstition, la tendance à croire au merveilleux, aux choses surnaturelles, entraîne des conséquences bien plus graves, bien plus pernicieuses ; loin de moi de prétendre être l'apôtre des imposteurs et des faiseurs de prodiges : le temps des miracles est passé sans retour, il faut l'espérer. Il est des vérités dont l'évidence n'a pas besoin d'être prouvée, d'autres que l'observation constante, depuis des siècles, la rouille du temps, ont consacrées comme devant être immuables et éternelles : ainsi ce qui est, est ; une chose ne peut être et ne pas être dans le même instant ; la vie cessant dans un être n'y revient plus, etc. et tout fait, apporté en preuve du contraire, doit être déclaré *à priori* de toute fausseté. Dans d'autres cas il n'est pas défendu d'éprouver un mouvement de surprise, de doute, et quelquefois de la prévention.

Ces réflexions me sont suggérées par l'histoire du magnétisme animal. Aucune question plus que celle-ci n'eut des détracteurs plus absolus et plus opiniâtres, des admirateurs plus enthousiastes, ne fut rejetée avec plus d'unanimité par les uns, et admises avec des conséquences plus illimitées par les autres. Les préventions trouvaient leur excuse dans la singularité, la nature extraordinaire des faits annoncés, lesquels paraissant avoir peu de rapports avec tous ceux connus, étant inexplicables et dans leur origine et dans leur manière d'être, étant observés par quelques individus la plupart étrangers aux sciences, sur des femmes vaporeuses, dans des comités de croyans, ne pouvaient guère, en effet, inspirer de confiance ; ils étaient d'abord suspects de réalité, la raison répugnait à les admettre comme étant contraire à un ordre de choses reconnu. Cependant rien n'aurait dû en repousser jusqu'à la vérification; et, sous ce rapport, je m'avoue tout aussi blâmable qu'un autre. Mais enfin je me suis trouvé à même d'observer et de me convaincre de la certitude de faits dont je vais donner connaissance.

Je les ferai précéder de l'exposition d'autres faits avec lesquels ils ont quelque analogie, ce qui nous aidera à nous en faire une idée plus raisonnable et plus probable.

Il n'est personne à qui il ne soit arrivé de savoir beaucoup mieux le matin et après avoir dormi, une leçon, une pièce de vers dont il avait chargé sa mémoire la veille, et cela sans qu'il se souvienne d'y avoir pensé, d'y avoir rêvé pendant le sommeil. Voilà déjà un état où la suspension de l'action des sens semble donner un certain genre d'activité au cerveau; car ici l'on ne peut rien supposer qu'un travail particulier de cet organe, travail indépendant de la volonté, sans conscience, spontané, connu et apprécié seulement par ses résultats.

Les exemples ne sont pas rares, de somnambules naturels qui, dans cet état, se sont livrés à des travaux de l'esprit tout autant et quelquefois plus parfaits que pendant la veille; tout le monde connaît l'histoire de ce séminariste qui se relevait la nuit, s'assayait, prenait ses devoirs et les corrigeait d'une manière remarquable, sans commettre de faute typographique quoique ses yeux fussent inactifs, comme le prouvait l'interposition d'un corps opaque entre ces organes et le papier, lequel n'empêchait pas la correction d'être exacte. « Les facultés intellectuelles exercées pendant les songes, dit M. Richerand (1), peuvent nous conduire à certains ordres d'idées auxquelles nous n'avions pu atteindre durant la veille. C'est ainsi que des mathématiciens ont achevé, pendant leur sommeil, les calculs les plus compliqués, et résolu les problèmes les plus difficiles. » Il n'est pas inutile de noter que dans ces cas le somnambule, en se réveillant, ne se rappelle d'aucune circonstance de son travail, en est ordinairement très surpris les premières fois qu'il en a connaissance. Second état de suspension de l'action des sens avec augmentation d'activité dans certaines opérations cérébrales. Peut-être devrait-on en rapprocher l'influence très grande qu'acquiert souvent le cerveau sur les organes génitaux pendant le sommeil, laquelle peut suffire pour provoquer l'éjaculation sans qu'il soit besoin d'aucun frottement.

L'on a de même observé qu'il arrivait quelquefois que si l'on pouvait parvenir à se mettre en contact, sans l'éveiller, avec une personne surprise rêvant tout haut, on la faisait converser sur toutes les matières possibles, sur ses intérêts les plus chers, on lui arrachait ses secrets les plus cachés, sans qu'elle se rappelât de rien en s'éveillant. M. le professeur Richerand rapporte ainsi ce fait, sur l'explication

(1) *Élémens de physiol.*, sixième édit. tome II, page 211.

duquel il me paraît être dans l'erreur : « Quelquefois un organe des sens reste ouvert aux impressions des corps qui l'affectent ; l'on peut alors diriger le travail intellectuel. C'est ainsi que l'on fait converser sur telle ou telle matière celui qui parle en rêvant, et qu'on lui arrache l'aveu de ses plus secrètes pensées. Ce fait peut être donné en preuve des erreurs des sens, et du besoin que nous avons de les corriger les uns par les autres (1). » Je ne crois pas que, dans ces cas, un sens soit éveillé ; vous aurez beau, en effet, chercher à converser avec un somnambule, il ne vous entendra pas, et vous l'éveillerez plutôt qu'il ne vous réponde, tant que vous serez isolé de lui ; c'est une expérience qu'il est facile de faire.

Enfin l'on trouve dans les histoires de catalepsie et d'hystérie des exemples fort remarquables de suspension de l'action des sens, avec exaltation de la pensée, sa concentration énergique sur un objet. L'on a vu de ces malades isolées de tout ce qui les environnait, insensibles à toute action des agens externes, tenir des discours, avoir des pensées, répéter de mémoire, être saisies de pressentimens, de manière à mettre les assistans dans le plus grand étonnement. Leur force intellectuelle était tellement augmentée, perfectionnée alors, que les résultats étaient tout différens que hors de l'accès. Les contemplatifs, les extatiques, les quiétistes sont à peu près dans un cas semblable ; con-

(1) *Id.* p. 210.

centrés en eux-mêmes et hors du monde extérieur, leur esprit est tout entier à contempler une vérité, un objet supérieur, ou à sentir vivement le plaisir de posséder, ou de jouir en idée de la présence d'un être, de la possession ou de la présence duquel l'on attend un bonheur infini. Les convulsionnaires de Saint-Médard présentaient une insensibilité complète aux épreuves les plus douloureuses; leur cerveau ne pouvait être dans un état ordinaire pour ne pas ressentir les effets des contusions, des plaies qu'on leur faisait, des poids énormes qu'ils supportaient. Certains états mélancoliques nous offriraient encore de ces concentrations intérieures de la force pensante, avec un oubli plus ou moins complet des impressions, des irritations des extrémités nerveuses.

En somme, ces phénomènes divers ont pour caractères généraux d'être accompagnés des circonstances suivantes qu'il nous importe de signaler, car elles ont, sous beaucoup de rapports, une grande analogie avec les circonstances des faits magnétiques, et par là nous les rendent plus faciles à concevoir : 1°. suspension plus ou moins complète de l'action sensoriale, isolement du monde extérieur ; 2°. augmentation d'énergie, concentration de la force pensante sur un objet, son isolement qui l'empêche d'être distraite par les sensations obligées et de tous les instans, et lui permet de se livrer entièrement à elle-même, de se diriger d'un seul côté ; 3°. possibilité, dans quelques cas, de remplacer l'action ordinaire des sens, d'écrire, par exemple, les yeux fermés ; 4°. possibilité de communiquer avec une personne en somnambulisme en la touchant, et de lier conversation avec elle, sans pour cela l'éveiller. Ces quatre sortes de phénomènes, nous allons les retrouver dans le somnambulisme magnétique.

Nous avons à examiner dans le somnambulisme magnétique, 1°. ses caractères, les phénomènes offerts à l'observation par les personnes en somnambulisme ; 2°. ses conditions, ses causes occasionnelles ; 3°. sa nature ; 4°. enfin ses usages en thérapeutique.

I. Tous les phénomènes magnétiques dont je veux rendre compte, et qui caractérisent le somnambulisme magnétique des sujets de nos observations, prennent leur source dans la vie cérébrale, et peuvent être classés en phénomènes sensoriaux, intellectuels, et musculaires.

Phénomènes sensoriaux. Le pouvoir sensorial présente des phénomènes de nature tout-à-fait opposée dans ses diverses dépendances. Deux sens sont ordinairement complétement suspendus dans leur action, insensibles à leurs excitans fonctionnels, excepté sous certaines conditions que je vais indiquer ; ces sens sont l'ouïe et la vue. L'odorat et le goût n'ont rien présenté de contraire à leur état naturel ; le tact, resté sans changement sous beaucoup de rapports, a été très exalté sous d'autres ; enfin les extrémités nerveuses internes ont transmis au cerveau des impressions tout-à-fait insolites.

a. Mes somnambules ont l'ouïe tellement insensible que le bruit le plus violent comme le plus inopinément produit, ne leur cause pas la moindre émotion; ainsi un coup de pistolet, un carillon bruyant, ne déterminent pas le moindre mouvement, ne les empêchent pas de continuer sur le même ton et sans aucune interruption, une conversation déjà commencée. Mais dès qu'on se met en rapport en touchant une partie quelconque du corps, l'isolement cesse, et la personne qui touche peut très bien être entendue. Il y a plus, c'est que le magnétiseur est toujours entendu, quoiqu'il ne soit point immédiatement en rapport; sa voix peut même être entendue beaucoup plus facilement que hors de l'état de somnambulisme. J'ai cependant vu un cas où l'ouïe était tout aussi libre que pendant la veille; j'en ai vu d'autres où le magnétiseur seul pouvait se faire entendre.

b. Le globe de l'œil est tourné en haut, et ordinairement un peu de côté; il est fixe, ne peut exécuter aucun mouvement; les paupières sont fermées, fortement appliquées sur l'œil, et comme convulsées, sans qu'il soit possible à l'influence volontaire d'élever la supérieure; lorsqu'on veut employer la force pour y parvenir, on réussit difficilement et partiellement, l'on cause de la douleur, et l'on n'aperçoit le plus souvent que le blanc de l'œil. J'ai quelquefois, par une action magnétique, fait cesser cet état des muscles de l'œil et des paupières; dans un cas, cet organe restait tout-à-fait insensible à la lumière la plus vive d'une bougie; dans un autre, celle-ci, approchée à un pouce de l'œil, ne paraissait qu'une faible lueur blanchâtre; enfin dans un troisième, la personne voyait assez pour se conduire, mais non pour lire ou écrire, etc.

c. L'odorat ne nous présente, pour le moment, rien de particulier.

d. Voulant m'assurer si les corps qui ont reçu l'influence magnétique acquièrent réellement de nouvelles propriétés sapides, je fis plusieurs fois goûter de l'eau dans différens verres dont l'un avait reçu cette influence; le seul fait intéressant que j'aie recueilli est celui-ci : L'eau magnétisée fut reconnue pour avoir un goût ferrugineux, et distinguée d'autre eau contenue et successivement goûtée dans cinq verres.

e. Voici, pour le sens du toucher, ce qui s'est passé de plus remarquable : Mes somnambules conservaient d'abord la faculté de sentir, telle qu'elle existe dans l'état de veille; mais en outre il leur était acquis, sous certains rapports, une exaltation particulière de ce sens, au moyen de laquelle elles (on verra tout à l'heure que c'étaient des femmes) devenaient susceptibles de percevoir des impressions, d'avoir connaissance d'objets que, dans toute autre circonstance, elles n'auraient ni perçus, ni connus. Ainsi elles s'apercevaient, en général, sur-le-champ, au premier contact et sans examen, de la différence des personnes qui les touchaient, qui leur prenaient la main, qui leur posaient quelquefois seulement un doigt sur une partie quelconque du corps ; elles reconnaissaient le plus souvent très bien, au même instant, la personne. Il y a plus, elles ont quelquefois *senti* la présence de personnes entrées depuis la suspension de l'action de l'ouïe, sans faire d'ailleurs le moindre bruit, et qui ne les touchaient pas, les ont désignées par leur nom lorsqu'elles le savaient. Leur demandant l'explication de ces deux sensations, l'une par le contact et l'autre sans contact, elles m'ont toutes dit : Ce n'est pas aux qualités physiques de la main que nous reconnaissons, mais tout à coup nous avons un pressentiment, nous sommes instantanément *frappées* de l'idée, dans un cas, que c'est telle personne, dans l'autre, que quelqu'un est là ; aussitôt notre esprit se représente l'individu comme dans un souvenir, dans un rêve, et il a l'intime conviction que ce qu'il voit est réel. M. Esquirol, médecin aussi recommandable que digne de foi, m'a cité l'exemple d'une dame vaporeuse à l'excès, et pour cela isolée de sa famille, qui offrait un phénomène de cette sorte ; dès que son mari, qui ne pouvait plus la voir, mettait le pied dans la première pièce de l'appartement qu'elle occupait, elle avait sur-le-champ le pressentiment de son arrivée.

L'on a parlé de somnambules dont la peau remplissait les fonctions de l'organe visuel, apercevaient la couleur des objets ; celles qui me fournissent les détails que je transcris ici ne m'ont présenté rien de semblable.

L'on dit aussi que ces individus découvrent l'état de santé ou de maladie des personnes qui les touchent. Voici à ce sujet ce que j'ai observé : Si mes somnambules étaient mises en communication avec une personne malade, sur-le-champ elles éprouvaient un malaise dans le membre, qui se propageait promptement à la tête, puis dans tous les muscles, et de plus, un malaise plus grand, une gêne, ou une vive douleur dans la même partie où celle-là souffrait ; plusieurs fois des hystériques ou des épileptiques, sur le point d'avoir leurs attaques, ont causé subitement une violente céphalalgie et une attaque à celles qui étaient déjà affectées de ces maladies. Ces accidens m'ont empêché de multiplier les expériences autant que je l'aurais voulu. Un jour trois somnambules étaient ensemble dans une chambre ; l'une, au pied d'un lit, souffrait de violens maux de tête et d'estomac ; une autre, sur le lit, se portait assez bien ; la troisième, à côté du lit, prenait un bain de pied : la seconde va pour causer avec la première, la touche, et est immédiatement prise d'une attaque ; pendant que j'aide à tenir celle-ci, la troisième, qui ne se doutait pas de ce qui se passait, ne voulant pas tenir ses pieds dans l'eau synapisée, j'appuye l'une de mes mains sur ses genoux pour l'y forcer ; aussitôt elle ressent une vive commotion qu'elle compare à une secousse résultant d'une forte décharge électrique, et elle a une forte attaque.

Toutes les fois que, ayant quitté mes somnambules, je les retrouvais éprouvant des accidens insolites et imprévus, j'étais certain que cela provenait de ce qu'elles avaient eu des communications avec des malades, malgré ma défense expresse. Ceci me ramène à un fait que j'aurais pu citer précédemment; j'ai dit que l'ouïe était ordinairement insensible à toute impression sonore, excepté sous la condition du rapport immédiat avec les individus étrangers, et médiat avec le magnétiseur. Eh bien! j'ai vu deux somnambules entendre des personnes faisant la chaîne à trois ou quatre, et dont l'une seulement les touchait; et remarquez qu'il était très facile de rompre ou de renouer cette chaîne sans qu'elles pussent s'en apercevoir, s'en douter même, et par là s'assurer de la réalité du phénomène.

L'on cite de même des somnambules comme ayant *vu* l'intérieur de leur corps, aperçu, distingué, décrit les dispositions naturelle au morbide de leurs organes. Voici à ce sujet le résultat de mes observations: Une de ces personnes étant affectée d'une inflammation du poumon gauche, disait voir très bien, comme avec les yeux, ses organes thoraciques; elle en donna, en effet, une description très remarquable; le cœur était enveloppé d'une membrane à laquelle il n'adhérait pas, il recevait sept vaisseaux dont deux paraissant plus gros étaient agités d'un mouvement particulier. Le poumon malade était très rouge, ressemblait à du foie dans plusieurs points, offrait à plusieurs endroits de sa surface des taches grisâtres; le poumon sain avait une apparence rosée; à mesure que l'affection du poumon diminua, la personne aperçut moins bien, et à la fin elle ne vit plus rien; il y a eu une rechute et la faculté de voir est revenue, mais bornée au poumon malade, les autres organes ne sont plus aperçus. Interrogée dans l'état ordinaire sur ce qu'elle venait d'énoncer, sur les connaissances qu'elle eut pu avoir sur les choses dont elle avait parlé, elle montra bien qu'elle les ignorait entièrement. Une autre prétendait également voir ses organes thoraciques; elle ne m'en donna jamais une description bien claire, mais pourtant il est certain qu'elle se fatiguait et s'inquiétait tellement lorsqu'elle était en somnambulisme, parce que, disait-elle, ses poumons lui paraissaient malades, et faire des progrès vers le mal, que j'étais obligé de la laisser peu de temps dans cet état, hors duquel elle était parfaitement calme et sans aucune crainte, ou bien de lui faire ouvrir les yeux (c'était celle dont j'ai parlé comme voyant alors à se conduire); dans ce dernier cas l'impression des objets extérieurs la distrayait et ne lui permettait pas de porter son attention vers ses poumons. J'ai vu plusieurs autres faits de ce genre, mais peu dignes de remarque.

Tel a été l'état du pouvoir sensorial dans le somnambulisme ordinaire. Mais il a été possible de modifier de nouveau ce pouvoir par une action magnétique, pour ainsi dire surajoutée à celle d'abord employée pour obtenir le somnambulisme; cette modification consistait à suspendre complétement, à paralyser, à fermer entièrement les sens aux impressions extérieures, à tel point 1°. que la personne n'entendait nullement ni le magnétiseur, ni aucun autre individu; 2°. qu'un flacon contenant plusieurs onces d'ammoniac concentré était tenu sous le nez pendant cinq, dix, quinze minutes ou plus sans produire le moindre effet, sans empêcher aucunement la respiration, sans faire même éternuer; 3°. que la peau était également d'une insensibilité complète lorsqu'on la pinçait de manière à la faire devenir noire, lorsqu'on la piquait; bien plus elle était absolument insensible à la brûlure du moxa, à la vive irritation déterminée par l'eau chaude très chargée de farine de moutarde; brûlure et irritation qui étaient vivement senties et extrêmement douloureuses dès que la peau redevenait sensible. Et notez que cette seconde action magnétique pouvait être exercée tout-à-fait à l'insu des somnambules. Aucune de celles-ci n'a été soustraite à la production de ces paralysies. Je reviendrai dans l'instant sur quelques circonstances de ce phénomène, en parlant des paralysies musculaires.

2°. *Phénomènes intellectuels et moraux.* Considérés sous le rapport du moral, j'ai généralement vu les somnambules être pleins de vanité, d'amour-propre relativement à leur nouvel état, être très susceptibles et très portés à l'indiscrétion. Aussi faut-il mettre très souvent beaucoup d'art dans les questions qu'on leur adresse, si l'on veut savoir la vérité, surtout s'il s'agit de choses qui doivent les faire passer pour être plus ou moins parfaits somnambules ; se garder de blesser leur amour-propre, de suspecter leurs intentions, leur savoir, etc. ; car alors on n'en pourrait plus rien obtenir, on les fâcherait, on leur ferait beaucoup de mal ; je n'ai pas besoin de recommander d'éviter les questions indiscrètes, de se renfermer en général dans ce qui peut intéresser l'individu ou la science. Je dirai à ce sujet que le magnétiseur possède un grand pouvoir sur le magnétisé ; que, s'il le veut, en le tourmentant plus ou moins, il pourra forcer celui-ci à lui faire des aveux qu'en toute autre circonstance il ne ferait pas ; néanmoins il ne faut pas croire que, sous ce rapport, les somnambules ne conservent aucune liberté, aucune force de résistance.

Considérés sous le rapport de l'exercice intellectuel, les somnambules ne présentent d'abord rien en moins dans cet exercice que pendant la veille ; ainsi ils font usage de toutes leurs facultés ; ils pensent, causent, rient, jasent, se ressouviennent, absolument comme dans ce dernier état. Mais voici ce qu'ils offrent de particulier, ce qu'ils offrent en plus : 1°. ils ont la mémoire de ce qui s'est passé pendant tout le temps et toutes les fois qu'ils ont été en somnambulisme, mémoire qui se perd certainement avec la cessation de cet état ; c'en est même là un caractère essentiel, car on se souvient encore des rêves, des actes de folie ou de délire, et ici il n'y a aucune trace de souvenir ; les individus reviennent à l'ordre de veille comme s'ils sortaient d'une profonde léthargie, croyant en effet avoir *dormi* profondément. Il est pourtant un phénomène très remarquable qui mérite d'être rapporté en ce lieu. Lorsque les somnambules éprouvent quelque vive affection morale, des contrariétés, versent des pleurs, si on les rend à la lumière avant que ces affections n'aient cessé, le cerveau conserve la direction morale qui vient de lui être imprimée, et ces individus sont tristes, maussades, pleurent même sans savoir pourquoi. J'ajouterai par anticipation qu'il faut en général attendre, dans ces cas, que le calme soit rétabli, avant de faire cesser l'état de somnambulisme. 2°. Tous prétendent connaître leur situation, s'ordonner les remèdes qu'ils croient nécessaires à leur rétablissement, s'ils sont malades. Je n'ai rien observé de bien remarquable sous ce rapport; mes somnambules ne se sont jamais ordonné que des remèdes qu'elles voyaient journellement employer; jamais surtout elles n'ont indiqué de médicamens dont elles n'eussent point entendu parler. Les moyens qu'elles indiquaient le plus communément étaient les saignées, les sangsues, les bains, les vésicatoires, les moxas; peu de tisanes et de potions. Je dois à la vérité de déclarer que j'ai mis à exécution toutes leurs ordonnances, parce que, si elles ne me paraissaient pas toujours très rationnelles, du moins n'y voyais-je, le plus souvent, rien qui pût causer des accidens. Il était quelquefois assez curieux de les voir se récrier fortement contre l'exécution de leurs ordonnances, lorsqu'il s'agissait de l'application de moxas ou de vésicatoires. L'une d'elles s'est cependant fait appliquer dix-huit ou vingt moxas, plusieurs sétons et cautères, un grand nombre de vésicatoires, en moins de dix-huit mois. 3°. Les phénomènes les plus singuliers et les plus dignes d'attention sont relatifs à la *prévision* d'actes de l'organisme plus ou moins éloignés. J'ai vu, positivement vu, un assez grand nombre de fois, des somnambules annoncer plusieurs heures, plusieurs jours, vingt jours d'avance, l'heure, la minute même de l'invasion d'accès épileptiques et hystériques, de l'éruption des règles; indiquer quelle serait la durée, l'intensité de ces accès; choses qui se sont exactement vérifiées.

L'esprit de ces personnes n'étant plus distrait par les objets extérieurs, leur cerveau étant d'ailleurs le plus souvent dans un état d'excitation particulier, il en résulte que leur pensée est plus active, ce qui les fatigue quelquefois beaucoup; elles s'occupent surtout d'elles-mêmes, de leur santé, de leurs organes malades; ou bien elles cherchent à faire des tours de force, soit pour prévoir, soit pour reconnaître des individus, etc.; ce qui ne les fatigue pas moins.

3°. *Phénomènes musculaires*. Dans l'état ordinaire de somnambulisme le système musculaire conserve intacte la jouissance de ses facultés locomotiles; je crois même que, presque toujours alors, il participe à l'excitation offerte par une partie des facultés cérébrales; ainsi mes somnambules étaient en général plus vives, plus impatientes de faire du mouvement, avaient les traits plus mobiles que pendant la veille; deux d'entr'elles qui ne pouvaient chanter ordinairement (qui se rappelaient même à peine de chansons qu'elles avaient sues autrefois), avaient, dans cet état, la voix très flexible, très sonore et très étendue. Mais ici, comme pour la partie du pouvoir sensorial restée libre, l'on pouvait produire une cessation entière des fonctions musculaires, rendre les mouvemens de toute impossibilité, soit dans une partie, soit dans une autre, soit dans toutes; j'ai déterminé moi-même et vu déterminer tant de fois ce phénomène, auquel aucune somnambule n'a été soustraite, que je le considère comme un des plus certains de tous ceux que j'ai observés; j'expérimentais le plus souvent sur les doigts, les bras, les jambes, et *la langue*. La personne ressentait d'abord dans la partie du froid, puis des picotemens, de la lourdeur, et enfin il survenait de la roideur et la perte du mouvement et du sentiment; au bout de quelques instans le membre et notamment les doigts étaient manifestement refroidis; ceux-ci avaient même quelquefois la blancheur qu'ils présentent lorsque l'économie est soumise à un froid considérable. La cessation de cet état s'accompagnait également de froid, de picotemens insupportables, de pesanteur, du retour de la chaleur. Comme je doutais que les muscles inspirateurs pussent être ainsi paralysés, les voyant en quelque sorte hors du pouvoir cérébral, j'essayai un jour de m'en convaincre; je produisis une telle immobilité du thorax, et une telle imminence de suffocation, que j'en fus vivement effrayé, et me promis bien de ne plus tenter de pareils essais. Remarquez bien 1°. que toutes les somnambules que j'ai vues ont accusé de la même manière, et presque dans les mêmes termes les sensations indiquées, que les premières fois elles ne se doutaient nullement de ce qui se passait; 2°. que la production de ces phénomènes avait le plus souvent lieu sans qu'elles fussent averties de ce qu'on allait faire. Si l'on faisait cesser l'état de somnambulisme sans avoir rendu le mouvement aux muscles, ou la faculté de sentir aux sens, la paralysie des muscles et des sens persistait. Rien ne peut égaler la surprise et l'effroi que causait un tel phénomène à la personne qui l'éprouvait pour la première fois, soit qu'elle n'entendît pas, ou ne pût parler ou marcher.

3°. *Production du somnambulisme magnétique, sa durée, ses variétés.* La condition première et indispensable à la production de ce phénomène, c'est le concours de deux personnes, l'une qui agit, et l'autre qui reçoit l'action. Tout ce que je sais touchant l'une et l'autre se réduit à ceci : 1°. Mes somnambules, et celles que j'ai observées d'ailleurs, étaient des femmes de vingt-cinq à trente ans, dont les cerveaux étaient épileptiques ou affectés de la prétendue hystérie, deux maladies convulsives et intermittentes, de la famille de celles qu'on appelle communément nerveuses; ainsi donc les personnes influençantes étaient des hommes, et les personnes influencées, des femmes. Cependant pour ôter toute idée que les effets magnétiques ne soient qu'une *affaire de sexes*, comme des observateurs superficiels pourraient le croire de prime abord, j'ajouterai que mes somnambules se sont réciproquément influencées, en ont magnétisé d'autres avec tout le succès possible, et que, de plus, j'ai vu d'autres femmes produire également sur des femmes les mêmes résultats. Il paraît que les cerveaux irritables et malades sont plus susceptibles de tomber en somnambulisme, que les cerveaux peu irritables et sains.

2°. Il est nécessaire que les *deux pièces de l'élément magnétique* dirigent, autant que possible, exclusivement et fortement toute l'action cérébrale vers la production du phénomène en question, que le magnétiseur et le magnétisé *ayent l'intention*, *veuillent* que le somnambulisme soit déterminé, que l'un et l'autre enfin n'aient pas le cerveau distrait, soit par les impressions extérieures, soit par des opérations intérieures. Rien n'a été plus facile que de constater ce fait ; toutes les fois que j'étais distrait, que ma pensée était tout entière à des idées étrangères, que j'étais tourmenté par quelque affection morale, que je ne pensais point à l'action que j'allais entreprendre, souvent je ne pouvais absolument produire aucun phénomène ; tout à coup, lorsque je croyais avoir fini l'opération, la somnambule ouvrait les yeux en me disant qu'elle ne ressentait rien ; et pourtant moi seul pouvais juger de la situation de mon esprit. Il en était à peu près de même lorsque les personnes influencées *ne voulaient pas*; cependant de ce côté la volonté paraissait moins indispensable, car j'ai déterminé le somnambulisme malgré celles-ci, et quelquefois à leur grand déplaisir, d'autrefois à leur insu, comme par exemple pendant des accès d'épilepsie où il y a perte complète de connaissance, ou d'hystérie où les douleurs et la semi-perte de connaissance ne permettent guère de s'occuper des impressions extérieures. La même chose avait lieu lorsqu'il s'agissait de la cessation du somnambulisme. Cette circonstance qui résulte de la nécessité d'une disposition particulière du cerveau, de l'influence de la volonté, nous explique pourquoi beaucoup de personnes tentent des expériences magnétiques sans en obtenir de résultats; c'est qu'en effet elles n'y apportent point cette disposition, et qu'en outre dès la première fois la plaisanterie empêche de continuer avec exactitude et persévérance pendant un certain temps.

3°. Outre la direction de l'action intérieure du cerveau, l'on applique ordinairement les mains sur la tête, ou sur les diverses parties qu'on veut influencer soit pour produire, soit pour faire cesser les phénomènes que j'ai indiqués. J'ai cependant vu, nombre de fois, exercer l'influence magnétique par la seule force de l'action cérébrale, et à une distance de plusieurs pieds, où même les deux individus étant séparés par une cloison ou par une porte, et la magnétisée ne se doutant aucunement de ce que l'on allait faire. Je n'ai jamais obtenu ce résultat par la seule raison que, dans ce cas, le cerveau devait vouloir plus fortement et plus long-temps, ce qui me fatiguait extrêmement.

Voici maintenant quelques particularités sur le développement, la progression, la succession des phénomènes magnétiques cérébraux.

La première fois que l'on magnétise une personne, tantôt elle ne ressent aucun effet, tantôt elle éprouve de la chaleur à la tête, de la céphalalgie, quelquefois une sorte d'engourdissement, d'assoupissement, de propension au sommeil ; très rarement elle tombe en somnambulisme. L'on doit continuer pendant huit ou dix jours, trente, quarante-cinq minutes, ou une heure chaque fois, auparavant que de se décourager. Tantôt alors on n'est pas plus avancé que le premier jour, c'est-à-dire que l'on n'a rien obtenu, que quelques maux de tête, des vertiges, des envies de vomir ou des vomissemens ; cet état gastrique est très fréquent ; il arrive aussi lorsqu'une somnambule change de magnétiseur. Tantôt l'on obtient un assoupissement profond très analogue au sommeil, et différent du somnambulisme, en ce que la personne a ses fonctions cérébrales intellectuelles et sensoriales entièrement suspendues comme dans le sommeil, et que si on veut lui parler on la réveille. D'autres fois enfin, l'on observe le somnambulisme, c'est-à-dire, ordinairement un état de suspension de l'ouïe et de la vue, avec intégrité, ou même exaltation des autres facultés cérébrales. Les somnambules sont d'abord plus ou moins imparfaits, et ce n'est qu'en continuant à les magnétiser, avec des précautions que je passe sous silence, qu'on les perfectionne, et qu'on leur fait faire des progrès. On observe d'ailleurs sous ce rapport une foule de degrés que je ne prétends point indiquer.

Dans le passage de la veille au somnambulisme les phénomènes se succèdent ordinairement ainsi : d'abord presque immédiatement la tête devient lourde, s'engourdit ; puis la paupière supérieure s'abaisse et ne peut plus être relevée ; la pensée et les sens sont encore intacts. L'engourdissement cérébral, l'assoupissement, augmentent de telle manière que la personne croit entrer dans le sommeil véritable. Enfin arrive un instant où tout à coup s'opère une sorte de réveil, lorsque l'état de somnambulisme est déterminé. Ce passage est plus ou moins long suivant diverses circonstances qu'il est inutile d'énumérer ; il est quelquefois de moins d'une minute, et d'autres fois depuis plusieurs jusqu'à quinze ou vingt minutes, rarement davantage.

La durée du somnambulisme est subordonnée à la volonté du magnétiseur et du magnétisé. Le premier peut le faire cesser malgré le second ; celui-ci ne peut en sortir sans le premier, ou du moins par sa seule volonté, car naturellement il finirait par recouvrer l'exercice ordinaire de ses facultés ; chose que je n'ai pourtant pas vérifiée, parce que mes somnambules m'ont toujours assuré que dans ce cas elles éprouveraient de violens accidens, ou bien qu'il faudrait attendre plusieurs jours. J'ai laissé subsister l'état de somnambulisme pendant une ou plusieurs heures, pendant un et même une fois pendant sept jours, sans qu'il en soit rien résulté de fâcheux. Il est digne de remarque que, dans cet état, le cerveau ne passe jamais au sommeil naturel ; le somnambule *veille* toujours. Si le somnambulisme n'est point assez complet, si le cerveau n'est point assez excité, cet organe peut commencer à s'assoupir; mais alors, au même instant que la personne va perdre connaissance, elle est prise d'une vive frayeur qui lui fait beaucoup de mal.

Le rétablissement de l'exercice naturel du cerveau se fait plus ou moins vite, quelquefois en peu de secondes ou de minutes. La personne est étonnée, croit s'éveiller, se frotte les yeux, s'étire les membres, se plaint, en général, de céphalalgie; elle est quelquefois pendant quelques instans étourdie, assoupie, chancelante sur les jambes. Ce qui est fort remarquable, et ce qui ne se voit pas dans le sommeil, c'est que, non seulement le somnambule ne se rappellera de rien, mais il n'aura pas même l'idée du temps qu'a duré son nouvel état; il croira, en en sortant, être au moment où il y est entré.

3°. *Avantages retirés de l'emploi du magnétisme produisant le somnambulisme.* L'état de somnambulisme pourrait procurer des avantages sous deux rapports; d'abord comme moyen thérapeutique, et ensuite comme pouvant fournir des indications sur les maladies et leur traitement. J'ai dit ce que je pensais des remèdes indiqués par les somnambules que j'ai été à même d'observer. Je dirai qu'aucune hystérique n'a jamais fait mention de l'utérus comme étant le siége de sa maladie; qu'au contraire, toutes, ainsi que les épileptiques, accusaient leur cerveau d'être l'organe souffrant chez elles.

Quant aux effets qu'on pourrait supposer résulter de l'influence magnétique déterminant le somnambulisme, voici ce qui est à ma connaissance : des hystériques qui avaient des accès violens tous les jours, ont éprouvé de la rémission, puis des intermissions assez longues, de plusieurs mois, par exemple; la même chose est arrivée pour des épileptiques. Je suis néanmoins loin de les croire en voie de guérison ou guéries, quoique l'une d'elles prétende l'être. Un avantage bien grand est celui-ci : aucune maladie ne laisse des souvenirs plus affreux que les attaques d'hystérie et d'épilepsie; ils portent souvent au suicide. Eh bien! sachant l'heure de leur invasion, on peut les faire arriver pendant le somnambulisme, et la personne n'en conservera aucun souvenir.

4°. *Qu'est-ce donc qu'un pareil état, que de pareils phénomènes?* Tout cela ne peut être qu'un mode particulier à la fois de repos et d'action de l'organe sensitif d'une personne, déterminé par l'influence du même organe d'une autre personne. Mais à présent quelle est cette influence, sa matière et son mode de transmission; quelle est la nature de ce mode d'action et de ce repos, c'est ce qu'il est bien difficile, impossible même de pénétrer. L'obscurité qui règne dans le mécanisme intérieur ordinaire des fonctions de ces organes, aussi-bien dans l'exercice intellectuel que dans la transmission des volitions cérébrales aux muscles, et des effets des affections dites morales à tout l'organisme, met, pour ainsi dire, à couvert notre ignorance sur des phénomènes encore plus mystérieux dans leur manifestation. Cependant essayons de conjecturer.

Parmi les incrédules, les uns nient toute influence magnétique et tout état de somnambulisme; ils pensent que les vrais croyans sont des dupes, et les faux croyans des fripons. Je leur abandonne ceux-ci, s'il en existe: je leur accorderai même qu'on puisse quelquefois être dupé, s'adresser à des personnes qui trouveront du plaisir ou de l'intérêt à se laisser faire *des passes*, *à se mettre en rapport* avec quelque magnétiseur de leur goût; mais je les prie de croire qu'il est facile de s'assurer bientôt de la vérité, en variant et en multipliant les expériences, en observant long-temps les résultats obtenus. Il serait fastidieux que j'entrasse dans de longs détails à cet égard; je dois me contenter d'affirmer que les faits que j'ai indiqués sont pour moi, comme pour des médecins distingués qui en ont été témoins, et que je ne nomme pas pour des raisons qu'il est inutile d'énoncer, le fruit d'une intime conviction, acquise par nombre d'épreuves, garantie par les précautions les plus rigoureuses. D'autres, moins incrédules, qui admettent la réalité de l'état magnétique, le font dépendre de l'influence de l'imagination, de l'ennui, de l'amour. Je suppose que cette opinion fût vraie, il en résulterait que c'est par une action sur le cerveau qu'il est produit ; car qu'est-ce que l'imagination, l'amour, l'ennui, sinon des manières d'être de cet organe, des modifications de l'action cérébrale ? d'ailleurs, de ce que la cause du somnambulisme serait plus simple, plusieurs de ses phénomènes n'en seraient pas plus compréhensibles. Mais comment expliquer par cette supposition la production de cet état en quelques minutes, quelquefois malgré la personne, laquelle assure ne vouloir ou n'avoir point envie de dormir, des paralysies et autres phénomènes que l'on détermine sans être soupçonné d'avance, et sans être aperçu ?

D'un autre côté, recourir à l'existence d'un fluide n'est pas résoudre beaucoup plus facilement le problème ; car qu'est-ce que ce fluide ? comment est-il lancé, transmis ? par quel mécanisme opère-t-il les effets du somnambulisme sur le système nerveux ? Ce sont toujours là autant de points obscurs et impénétrables. Toutefois, comme il n'y a pas d'effet sans cause, il est nécessaire d'admettre un agent de communication entre les deux *pièces de l'élément magnétique*. Si nous nous reportons vers certaines habitudes, certaines facultés des animaux, nous retrouverons quelque chose d'analogue dans leurs rapports avec les êtres qu'ils doivent *sentir* de loin ; ce qui ne peut avoir lieu que par l'intermédiaire d'émanations répandues par ceux-ci, et retenues sur leur passage, ou lancées par les vents. C'est ainsi que le chien retrouve le maître qu'il a perdu, en suivant autant qu'il peut le chemin qu'il a parcouru, tous les circuits qu'il a faits, et sait souvent reconnaître les objets qui lui ont appartenu ; que les animaux chasseurs mettent le nez au vent et se dirigent vers l'endroit d'où ils reçoivent des indices vaporeux de l'existence de leur proie. L'influence du magnétiseur, les pressentimens dont nous avons parlé, ne peuvent se concevoir que de cette manière. Le fluide lumineux irrite bien le nerf optique ; pourquoi un autre fluide n'affecterait-il pas aussi-bien les extrémités nerveuses, et ne modifierait-il pas l'action cérébrale ? L'aveugle n'a aucune idée de la lumière, et pourtant elle existe ; de même nous pouvons ne pas apprécier par nos sens le fluide magnétique. Les physiciens ne connaissent les fluides calorique, électrique, magnétique terrestre, que par les phénomènes qu'ils supposent produits par eux dans les corps où ces phénomènes se manifestent.

Ce qui révolte surtout les esprits, c'est de croire à l'influence de la volonté. L'on est tellement habitué à prendre des rêveries métaphysiques pour des vérités physiologiques, des abstractions pour des réalités, que l'on ne se figure jamais que les phénomènes intellectuels, moraux, et tous ceux de cette espèce, sont purement et simplement des phénomènes cérébraux, des résultats de l'action cérébrale, des conséquences de modifications, de mouvemens, d'actions et de réactions organiques, cérébrales, nerveuses; que la volonté, par exemple, n'est qu'une détermination prise par le cerveau pour satisfaire un désir, c'est-à-dire, deux mouvemens de l'organe stimulés l'un par l'autre. Et si, comme l'ont pensé presque généralement les anciens, et comme le pensent de même le plus grand nombre des physiologistes modernes, les relations du cerveau avec les extrémités nerveuses, soit dans la perception des impressions sensoriales, soit dans le commandement des mouvemens volontaires, se font au moyen d'un fluide nerveux, chaque mode d'action du cerveau doit opérer différens chocs, déplacemens, etc. dans les molécules de ce fluide, lui donner des mouvemens divers, des directions variées. Combien ne voyons-nous pas de phénomènes qui nous paraissent extraordinaires, eu égard à leur cause! Avec du calorique et un peu d'eau vous remuez des masses énormes; avec quelques grains de poudre fulminante vous faites sauter les rochers; pourquoi une émanation du plus merveilleux instrument de la création, n'aurait-elle pas le pouvoir de donner naissance à des phénomènes qui ne nous paraissent si extraordinaires que parce que nous ne sommes point habitués à les observer, et qui en réalité ne le sont pas beaucoup plus que le reste du mécanisme des fonctions cérébrales?

On dit encore : l'avenir n'existant pas, comment le prévoir ? Je réponds d'abord qu'à des faits l'on ne peut opposer que des faits et non des raisonnemens : et ensuite que si l'avenir n'existe pas, ses causes existent ; tellement que très souvent les circonstances de l'existence des corps vous étant données, vous pouvez, d'après l'expérience, avoir presque la certitude de ce qui doit en résulter. Je ne m'étendrai pas davantage sur ce point, parce que, comme je viens de le dire, le raisonnement ne peut nous être d'aucun secours.

Je terminerai cet article par une remarque qui n'est pas sans intérêt pour le sujet qui nous occupe : Qu'eût-on répondu, avant la découverte des lois des actions électriques et galvaniques, à celui qui fût venu assurer que par le frottement de la résine et du verre, par le contact de deux métaux convenablement disposés, l'on pouvait donner lieu aux phénomènes étonnans que tout le monde connaît ? On n'aurait certainement pas manqué de traiter cet homme de visionnaire, d'enthousiaste ; et considéré le résultat d'expériences positives comme des erreurs indignes d'une réfutation. Cependant rien n'est plus vrai que l'existence de ces phénomènes. Qu'on prenne donc garde de commettre une pareille faute à l'égard du somnambulisme magnétique. Si le contact de deux pièces métalliques, le frottement du verre ou de la résine, corps dont les propriétés sont à une distance incommensurable de celles d'un système nerveux et d'un cerveau humain, peuvent ainsi occasionner des phénomènes aussi extraordinaires, pourquoi ne voudrait-on concevoir que deux systèmes nerveux, deux cerveaux mis dans de certains rapports, pussent produire un changement dans l'existence ordinaire de ces organes, d'où résultât le phénomène du somnambulisme magnétique?

DEUXIÈME PARTIE.

RELATIONS SYMPATIQUES DU SYSTÈME NERVEUX.

Nous avons reconnu comme élémens de l'organisme, des forces organiques chargées de la formation et de la manifestation de certains ordres de phénomènes, d'effets, de produits. Nous avons étudié en particulier l'une de ces forces dans celles de ses attributions qui ont pour objet de mettre l'animal en relation avec ce qui l'entoure, de présider aux opérations sensoriales, intellectuelles et morales. Le physiologiste qui veut approfondir toutes les parties de la science de la vie, doit parcourir chacune de même que nous venons de le faire pour la première et la plus importante d'entre elles. Mais ce n'est peut-être là que la partie la moins difficile de sa tâche, et qui n'est pas toujours la plus utile à l'étude et à la connaissance des désordres pathologiques des organes ; il lui reste à étudier la marche, l'ensemble du tout organique, les rapports, les relations des organes ou *leurs sympathies*, les lois qui régissent leur société. Nous qui n'embrassons qu'un point de cette belle science, il nous reste à le considérer dans ses rapports extérieurs; nous devrons mettre le système nerveux en relation avec toutes les parties, après l'avoir examiné dans ses fonctions propres.

Les relations sympathiques du système nerveux, comme celles de tous les organes, présentent deux ordres de phénomènes : ceux relatifs à son action sur les organes, et ceux relatifs à l'action ou réaction des organes sur lui. De là deux sections dans lesquelles nous exposerons séparément ces deux ordres de phénomènes. Cependant, pour l'intérêt même du sujet, nous ne suivrons point rigoureusement cette division.

Dans la première section nous traiterons de l'action, de l'influence générale du système nerveux, sain ou malade, sur les autres organes, sur lui-même. Disons-le de suite, il ne sera question ici presque entièrement que du cerveau.

Dans la seconde nous traiterons des rapports particuliers et réciproques du système nerveux avec les autres organes, et même des rapports généraux de ceux-ci entr'eux, des sympathies générales, ce système étant l'agent principal de ces mouvemens de communication.

Dans les relations sympathiques du système nerveux nous comprendrons celles des fonctions de ce système qui ont pour objet l'entretien de l'action des organes, et que nous n'avons point placée dans la première partie, laquelle a été uniquement consacrée à l'exposition des fonctions intellectuelles.

REMARQUES GÉNÉRALES.

1°. *Puissance de l'influence sympathique.*

Toutes les facultés des êtres sont inhérentes à leur organisation; chacune en particulier est attachée à un appareil organique, en dépend comme l'ombre du corps. Leur exercice seulement exige des conditions extérieures plus ou moins éloignées, des stimulans spéciaux. S'il en est ainsi, comme cela est incontestable, il est positivement certain qu'aucune puissance, aucune force, autres que les organes, ne peuvent changer entièrement les attributions, tenir lieu de ces mêmes organes, chacun dans celles qui leur sont départies, et qu'il n'est possible que d'en modifier l'exercice en modifiant la nature ou l'action des excitans, quelquefois de l'anéantir, en atrophiant l'appareil organique, ou en le privant de ses excitans. Ainsi, quoi qu'on fasse, le foie ne sécrétera jamais que de la bile, le rein que de l'urine, l'estomac ne servira qu'à convertir les alimens en chyme. Ces diverses fonctions, la sécrétion de la bile, de l'urine, la chymification, pourront éprouver une foule de variations, depuis une activité extrême jusqu'à une perversion, un affaiblissement ou une cessation complète, suivant une foule de circonstances qu'il est inutile ici d'énumérer; mais jamais on ne verra le foie digérer, le rein sécréter de la bile; *on ne les verra non plus jamais servir à la manifestation de la pensée ;* car le cerveau seul est chargé de cette importante fonction. Nous ne chercherons donc point, à l'exemple de quelques personnes, la source des facultés morales et intellectuelles, dans le foie, la rate, le cœur, les poumons, l'utérus, l'estomac, etc. ; nous ne considérerons, dans tous les cas, ces organes que comme de simples modificateurs de l'instrument de la pensée. De là cet axiome physiologique : *quelles que soient l'étendue, la force de l'influence sympathique d'un organe sur un autre, il ne peut que modifier son action, et non en changer la destination.*

Bichat a dit : « Une somme déterminée de force a été départie en général à cette vie ; or cette somme doit rester toujours la même, soit que sa distribution ait lieu également, soit qu'elle se fasse avec inégalité ; par conséquent l'activité d'un organe suppose nécessairement l'inaction des autres. Ailleurs il ajoute : L'universalité des connaissances, dans le même individu, est une chimère, et le secret d'être supérieur dans une partie, c'est d'être médiocre dans les autres, etc. (1) » Il y a dans cette proposition des faits d'observation ; mais leur explication est fausse. Il est bien vrai que dans les organes soumis à l'empire de la volonté, l'activité des uns nuit à la puissance des autres ; que, par exemple, les exercices musculaires violens et continuels oppriment la pensée ;

(1) *Recherches sur la vie et la mort.*

que la prédominance de facultés, la fréquence d'opérations intellectuelles n'a presque toujours lieu qu'avec le repos et l'affaiblissement d'autres facultés, moins d'étendue de force d'autres opérations. Mais 1°. il ne faut pas étendre les conséquences de ces faits à tous les organes, car l'action de ceux qui sont entièrement soustraits à l'empire de la volonté n'influe en santé qu'extrêmement peu, si elle influe, sur le cerveau et ses dépendances; ainsi, que le rein, le foie, ou le poumon agissent peu ou beaucoup, le cerveau n'en est que très peu et très indirectement affecté ; 2°. l'inégalité de développement et d'énergie des organes, acquise par l'exercice, ne tient point à l'inégale distribution de prétendues forces, sur le compte desquelles nous reviendrons dans un autre lieu, car il n'y a dans l'être vivant que des organes, et pas autre chose. Elle provient de ce qu'il n'est pas possible d'exercer certains organes sans laisser les autres dans un repos qui est contraire à leur perfectionnement. La personne qui exerce ses muscles, outre que par là elle fatigue son cerveau, perd le temps consacré à l'étude; celle qui retient beaucoup de mémoire pense peu et laisse inactive ses facultés de raisonnement ; celle qui mange beaucoup étudie peu, car les plaisirs sensuels éloignent des plaisirs de la méditation, et en outre le temps de la digestion est peu propre à tout genre de travail du cerveau. Dans tous les cas, il n'y a donc inégalité entre les opérations organiques que parce que ces opérations ne peuvent être toutes également bien dirigées. S'il existe une dose déterminée de ces forces, que devient-elle chez l'individu qui, ne faisant presque aucun usage de ses facultés, reste dans une inaptitude plus ou moins générale ? Comment est-elle augmentée chez celui qui, par une éducation mieux entendue, par des exercices mieux appliqués, acquiert une supériorité marquée en différens genres de travaux ?

2°. *Différences de l'influence sympathique relatives aux dispositions organiques individuelles, et à l'état de santé ou de maladie.*

Les physiologistes savent très bien que les mêmes excitans, les mêmes actions et influences des organes sont loin d'être suivies des mêmes effets chez tous les individus; les pathologistes le savent aussi très bien, pour ce qui concerne les causes des maladies. Chaque individu a dans son organisation des dispositions particulières, qui font que tel organe est plus impressionnable que tel autre, que telle influence déterminera des effets divers ou opposés pour leur nature et leur siége : ainsi, par exemple, le cerveau se livrant à des combinaisons intellectuelles, ressentant des affections morales, ou désirant vivement, fera naître des désordres extrêmement variés, tantôt dans ses propres fonctions, d'autres fois, s'il a assez de force de résistance comparativement à d'autres organes, dans ceux de ces organes qui pourront le moins résister à son action sympathique, souvent il n'en résultera aucun accident durable, souvent aussi des maladies graves en seront la suite. Les désordres sympathiques de cet organe seront plus spécialement convulsifs, musculaires chez les enfans et les femmes, cardiaques et pulmonaires chez les adolescens, gastriques chez les adultes, sans que néanmoins il y ait rien de tout-à-fait constant à cet égard.

Dans l'état parfait de santé les relations sympathiques des organes ne résultent que de l'exercice naturel de leurs propres fonctions; le cœur lance le sang aux organes, l'estomac prépare du chyle pour réparer les pertes des matériaux nutritifs, le système nerveux entretient l'action diverse des organes, etc. Ces relations ne sont généralement pas comprises dans les phénomènes sympathiques proprement dits; nous les y comprendrons. Mais c'est particulièrement dans les maladies que les organes développent les mouvemens sympathiques; c'est alors qu'en général ils paraissent tous solidaires des désordres, des souffrances que chacun ressent vivement. Nous aurons soin de nous appesantir sur tous les détails relatifs à cette importante question. Il est des circonstances de l'existence organique qui ne tiennent point à des états qu'on puisse qualifier maladifs, et dans lesquelles des mouvemens sympathiques sont excités presque comme dans les maladies véritables; je veux parler des excès d'action des organes soumis à l'empire de la volonté. Tant que le cerveau pense modérément, ne reçoit que des impressions peu vives, ne ressent point de violentes affections ou de tyranniques passions, les autres organes ne s'aperçoivent en rien de l'exercice de ses fonctions. Mais dans le cas contraire, s'il abuse de ses facultés, s'il pense trop long-temps et trop profondément, s'il est vivement et subitement affecté d'impressions d'où résultent des affections morales pénibles, etc., alors tout l'organisme en est averti, plus ou moins fortement dans chacune de ses parties selon leurs dispositions particulières.

PREMIÈRE SECTION.

ACTION, INFLUENCE GÉNÉRALE DU SYSTÈME NERVEUX SUR LES AUTRES SYSTÈMES.

J'AI dit que, dans cette section, il ne serait guère question que des relations de la portion principale du système nerveux, du cerveau. C'est que, d'un côté, tous les phénomènes communément appelés *nerveux*, les phénomènes intellectuels, ont leur siége presque exclusivement dans cet organe, sont produits et manifestés par lui, seulement avec l'aide des autres appareils nerveux qui ne sont ici que ses agens, ses subordonnés; et d'un autre côté, que les fonctions nerveuses qui ont pour objet de présider à l'exercice d'autres fonctions, seront plus naturellement exposées en même temps que les résultats, les effets de l'exercice de ces autres fonctions.

Je diviserai ce sujet en deux chapitres :

Dans le premier, je parlerai de l'influence de l'action du cerveau sain, dans l'exercice intellectuel, sur lui-même et les autres organes.

Dans le second, je parlerai de l'influence de l'action du cerveau malade également sur lui-même et sur les autres organes.

CHAPITRE PREMIER.

INFLUENCE DE L'ACTION DU CERVEAU SAIN, DANS L'EXERCICE INTELLECTUEL, SUR LUI-MÊME ET SUR LES AUTRES ORGANES.

Il n'est certainement aucun organe qui ait, dans l'exercice de ses fonctions, des rapports sympathiques aussi fréquens, aussi généraux, aussi importans par leurs résultats que le cerveau ; et pourtant il n'en est peut-être pas dont il soit moins fait mention. A quoi peut tenir un pareil oubli, une pareille méprise ? Nous en trouverons la raison dès que nous arrêterons notre attention sur la manière dont on considère les phénomènes des fonctions cérébrales. Prenant le résultat de ces fonctions pour des causes, l'on en a fait des êtres, pures abstractions qu'on a mises en jeu à la place du cerveau. Ainsi, si vous ouvrez le premier livre venu de physiologie ou de pathologie, vous y verrez qu'il y sera sans cesse question *des opérations, des travaux, des contentions de l'esprit ; du pouvoir, de l'exaltation de l'imagination ; de fonctions in-*

tellectuelles de l'esprit ou de l'âme; d'affections de l'âme; de causes, d'affections morales; d'influence du moral sur le physique, de l'esprit sur le corps; d'action de la volonté sur le système musculaire; d'effets des passions, des désirs, etc. etc. Que diriez-vous si l'on vous parlait *des opérations de l'urine, du pouvoir de l'urine, de l'influence de l'urine, des effets de l'urine*, voulant vous désigner les opérations, le pouvoir, l'influence, les effets de l'action du rein? La comparaison est cependant exacte; car les travaux, les opérations, les contentions de l'esprit, ne sont que des travaux, des opérations, des contentions du cerveau, l'esprit n'étant qu'un effet et non une cause; le pouvoir, l'exaltation de l'imagination, ne sont que la prédominance de certains modes d'actions, de certaines facultés du cerveau; l'intelligence n'a point de fonctions; le cerveau seul, comme tout organe, en a; le foie, le rein, le testicule, ont des fonctions, et non la bile, l'urine, le sperme. Les affections de l'âme, morales, sont des affections, des modes de sentir du cerveau; les causes morales sont des causes cérébrales; l'influence du moral sur le physique, de l'âme ou de l'esprit sur le corps, n'est et ne peut être que l'influence de certains modes d'action du cerveau sur lui-même et sur les autres organes, le moral et l'esprit n'étant que des résultats des opérations cérébrales; l'action de la volonté sur le système musculaire, n'est non plus que l'action du cerveau voulant, commandant une détermination à ce système; les effets des passions sont encore des effets de l'action cérébrale, puisque les passions n'ont pas une autre source organique. Voilà à la fois l'explication, la traduction physiologique du langage médico-métaphysique à peu près universellement employé. Nous-mêmes avons souvent eu l'occasion de nous en servir; cela nous arrivera souvent encore : mais le moyen de réformer, ou plutôt de changer totalement une nomenclature, surtout si elle repose sur des idées qui l'ont fondée et qui subsistent encore presque généralement, même parmi les gens instruits, les plus initiés dans les secrets des sciences dites naturelles, dans la science de l'homme?

Cabanis osa proclamer cette idée, que le moral n'est que le cerveau agissant, hautement et en termes non équivoques : « Nous ne pouvons donc plus être embarrassés, dit-il, à déterminer le véritable sens de cette expression, *influence du moral sur le physique*: nous voyons clairement qu'elle désigne cette même influence du système cérébral, comme organe de la pensée et de la volonté, sur les autres organes dont son action sympathique est capable d'exciter, de suspendre et même de dénaturer toutes les fonctions. *C'est cela; ce ne peut être rien de plus* (1). »

Convenons bien, avant d'aller plus loin, et pour éviter de suivre, sans connaissance de cause, les ermens que nous ne cessons de signaler, de la valeur d'autres expressions dont nous ferons un fréquent

(1) *Rapports*, *etc.* tome II, page 590.

usage, de la nature d'autres choses que nous comprendrons sous d'autres dénominations.

Le cerveau, au moyen d'appareils nerveux, de tous les nerfs dans certaines circonstances, perçoit les impressions faites par les objets extérieurs ou par des stimulations intérieures, sur ces appareils, sur ces nerfs. Les auteurs appellent cette faculté, *sensibilité physique*. Comme nous ne reconnaissons rien que de physique dans la production des phénomènes organiques, nous la désignerons sous le nom de *sensibilité cérébrale extérieure*.

Les sensations, les idées rappelées ou réfléchies, etc. déterminant un sentiment plus ou moins marqué de peine ou de plaisir, peuvent être suivies d'affections morales diverses, selon leur nature. La disposition, la faculté, si l'on veut, en vertu de laquelle le cerveau est ainsi affecté, est la *sensibilité morale* des métaphysiciens, et que nous nommerons *sensibilité cérébrale intérieure*, par opposition à la précédente qui a pour objet la connaissance des choses extérieures au cerveau.

Les auteurs se servent d'une foule de termes qui expriment des idées fausses, et sont adaptés, à peu près tous, à un même mode d'être, de dispositions de l'organe sensitif. Tels sont : *tempérament nerveux*, *susceptibilité nerveuse*, *mobilité nerveuse*, *exaltation nerveuse*, *sensibilité vive*, *exquise*, *mobilité extrême*, *tempérament ardent*, *nerfs délicats*, *irritables*, *agacement*, *crispation des nerfs*. Tous ces états ne sont qu'une excitation, une exaltation de la sensibilité cérébrale extérieure et intérieure, ou physique et morale. Ainsi les personnes qui se présentent avec la susceptibilité, l'exaltation, la vive sensibilité, etc. nerveuses, sont très impressionnables, sentent vivement, etc.; chez celles qui sont irritables, qui ont les nerfs délicats ou agacés, les impressions les plus ordinaires et souvent les plus legères sont perçues désagréablement, quelquefois avec douleur; chez beaucoup de vaporeux des deux sexes le cerveau est tellement irritable que le moindre bruit, la lumière un peu vive, la plus petite contrariété, déterminent des accidens dans la totalité de la vie cérébrale, renouvellent les accès, etc. La mobilité nerveuse est caractérisée par la vivacité, la variété des sensations éprouvées dans un espace de temps donné; les personnes de ce caractère sont peu susceptibles de suivre une série non interrompue de travaux sur un même sujet; elles ont un besoin trop pressant de varier leurs occupations. L'expression de tempérament nerveux est générique pour désigner ces diverses dispositions, réunies ou séparées, de l'organe sensitif, et qui indiquent une *prédominance ou une vive irritabilité cérébrale*. Tempérament ardent signifie énergie du penchant à l'union des sexes.

Pour expliquer le mode de sensibilité plus particulier aux femmes, et qui n'est que le mode de prédominance cérébrale dont nous venons de parler, l'on dit ordinairement qu'elles ont les *nerfs délicats*. Qu'entend-on par cette délicatesse des nerfs? Veut-on qu'ils soient *plus mous*, *moins tendus*, etc.? Mais bien évidemment ce ne sont là que des hypothèses, des suppositions, triste héritage du mécanicisme. C'est bien dans les différences du cerveau de l'homme et de la femme qu'il faut rechercher les différences de l'existence sensoriale, intellectuelle et morale de l'un et de l'autre; mais c'est bien plutôt dans l'existence ou l'absence de certaines parties, dans la conformation de l'organe que dans sa consistance.

L'on ne devra pas s'étonner si l'on a souvent rapporté les phénomènes cérébraux aux nerfs, si l'on fait attention qu'on les a souvent aussi fait naître même des organes chargés des fonctions nutritives ou reproductrices.

Pour apprécier toute l'étendue de l'influence de l'action du cerveau, nous considérerons cet organe dans cinq modes de son exercice; 1°. percevant des sensations, 2°. livré à des travaux intellectuels ou de l'esprit, 3°. ressentant des affections morales, 4°. déterminant des passions, 5°. abandonné à une inaction plus ou moins complète. Je terminerai ce chapitre par quelques considérations sur les avantages thérapeutiques retirés de la direction donnée à cet exercice, autrement dit sur la médecine morale.

§ Ier. *Affections morales.*

L'on a divisé les affections morales, sous le rapport de la nature et de la durée de leurs effets, en gaies et tristes, expansives et oppressives, excitantes et débilitantes, passagères et continues, vives et lentes, etc. Nous les rangerons toutes en quatre classes, selon qu'elles se rapprochent de la joie, de la colère, de la frayeur, ou du chagrin.

1°. *La joie*, *le plaisir*, *le contentement*, *l'admiration*, *la contemplation*, et *l'extase*, sont divers degrés de l'état de bien-être de l'organe intellectuel. Ces affections résultent de la perception de sensations agréables, de souvenirs, de passions ou de besoins satisfaits, etc.

La joie modérée est un état très propre à l'entretien de la santé; les réactions cérébrales portent au loin la force, la liberté d'action; toutes les fonctions s'exécutent avec plus d'activité. Elle s'accompagne ordinairement d'un épanouissement de la physionomie, du rire, d'une grande exhubérance d'idées, d'une loquacité remarquable, de sensations particulières dans le thorax, et quelquefois dans le canal alimentaire; quelquefois de pleurs.

La joie vive, occasionnée subitement par une annonce imprévue, est ordinairement caractérisée par une sorte d'anéantissement moral, par la faiblesse du système musculaire, d'où naît le balbutiement, l'aphonie, le tremblement des membres ; par des troubles de la circulation et de la respiration, tel que des palpitations, de l'oppression.

Enfin la joie trop vive a causé la mort subite. Sophocle expira en recevant des applaudissemens et une couronne ; Chilon et Diagoras de Rhodes, en embrassant leurs fils couronnés aux jeux olympiques ; Denis le Tyran, en apprenant qu'il avait reçu le prix de poésie à Athènes ; Léon X, en recevant la nouvelle de succès militaires ; cette Romaine et cette Spartiate, en revoyant leurs fils qu'elles croyaient morts à Cannes et à Trasimènes ; la nièce de Leibnitz, en ouvrant les coffres de son oncle qu'elle trouva remplis d'or ; Fouquet, en obtenant sa liberté de Louis XIV ; et plus près de nous, le célèbre Daubenton qui fut frappé d'une attaque d'apoplexie à laquelle il ne survécut pas, lorsqu'il sut qu'il était appelé à l'honneur de présider le sénat. Une observation très digne de remarque, due à M. Esquirol, c'est que la joie qui peut, comme on le voit, produire des désordres très graves, détermine rarement la folie ; des exemples de personnes devenues aliénées peu après cette affection morale en ont quelquefois imposé ; mais, selon cet observateur, si l'on s'informe bien de toutes les circonstances, l'on trouvera presque toujours une autre cause. Un jeune homme gagne beaucoup au jeu et perd la tête ; après sa guérison, il apprend que la chose qui l'avait tourmenté au point de lui troubler la raison, ç'avait été l'embarras dans lequel le mettait cette somme, et la crainte de la perdre. J'ai en ce moment sous les yeux un exemple qui vient à l'appui de cette opinion. Un aliéné, âgé de quarante-un ans, est atteint d'une monomanie de l'amour-propre, qui paraît dater de plusieurs années ; comme il parle sans cesse de la fortune considérable que possède son beau-père, tous ses parens, et même des médecins, crurent que l'idée de cette fortune, dont il devait jouir un jour, lui avait dérangé la tête. Ajoutant peu de foi à l'influence de cette cause, et ayant su, après beaucoup de questions, que ce malade, d'un caractère très gai, d'une humeur enjouée, avait joui, jusqu'à trente-sept ans, d'une grande liberté dont il avait usé largement, et qu'à cet âge, s'étant marié, ayant été contraint d'embrasser une profession tout-à-fait en opposition avec ses goûts et ses habitudes, se trouvant dans une dépendance absolue de sa nouvelle famille, vivant ainsi dans un état continuel de gêne, d'oppression véritable, sans besoin et sans en voir le terme, jouissant d'une grande fortune sans pouvoir en disposer en rien, je n'hésitai pas un instant à présenter cette espèce d'esclavage comme la source des causes véritables de sa maladie, et à considérer ses idées de délire comme l'expression de pensées qui l'ont souvent occupé et qu'il ne cache plus. Peu de personnes ont été depuis d'un avis contraire. On assure pourtant que le poète Santeuil faillit de perdre la raison pour avoir trouvé une épithète que depuis long-temps il cherchait.

L'admiration, la contemplation, l'extase, trois degrés d'un même état, produisent une telle excitation des facultés en action, que toutes les autres semblent anéanties; les sens extérieurs ne perçoivent qu'imparfaitement ou plus du tout les qualités de corps; la pensée est tout entière vers l'objet qui la fixe; la respiration est lente et quelquefois à peine sensible; la circulation est de même ralentie ; le pouls parfois imperceptible ; toutes les autres fonctions, la digestion, les sécrétions, les mouvemens, peuvent être troublées, ralenties ou suspendues. On a vu survenir une syncope véritable, et même la mort. Un tableau de Raphaël produisit un tel effet d'admiration sur le peintre Francia, qu'il s'évanouit et en mourut. Le rire immodéré et devenu involontaire a causé la mort. Zeuxis expire de la sorte en considérant un portrait qu'il venait de faire.

2°. *Les mouvemens d'impatience, de vivacité, les emportemens, la colère, l'indignation, la fureur, la rage*, sont des degrés différens de la même affection, laquelle trouve ses causes les plus fréquentes dans les blessures de l'amour-propre ; *la haine* n'est qu'un accès de colère lent et prolongé, qui provient ordinairement de la même source.

La colère portée à l'excès est une action cérébrale des plus violentes par ses effets locaux et généraux ; toute l'économie en est ébranlée plus ou moins vivement, et il en résulte souvent des désordres extrêmement graves.

Pendant l'accès, l'esprit est dans une agitation extrême, la raison est éclipsée, un seul objet absorbe toutes les idées, et l'individu peut se porter à tous les actes que lui dicte le désir de la vengeance ; ses sens sont passifs ; il n'écoute pas même son adversaire : le système musculaire offre de grands troubles, la face est convulsive, les yeux *sortent de la tête*, la respiration est gênée, souvent entrecoupée; tantôt les forces musculaires sont augmentées, d'autres fois le contraire a lieu, et les jambes plient; les mains, les muscles des lèvres, du larynx, sont affectés de tremblemens convulsifs. L'action cérébrale met promptement en jeu l'agent principal de la circulation; le pouls est fréquent et fort, le cœur bat tumultueusement, la figure se colore vivement, ou devient d'une pâleur extrême; les artères cérébrales battent fortement, les veines jugulaires se gonflent. Si l'estomac est rempli d'alimens, la digestion est arrêtée, et l'opération digestive se termine par le vomissement ou la diarrhée; le foie est souvent ébranlé, et la bile, détournée de ses voies ordinaires, produit un ictère.

A cet état d'exaltation, qui ne peut durer longtemps, succède toujours un état d'affaissement proportionné, de faiblesse intellectuelle, morale, et musculaire; *le malade* a besoin *de reprendre ses sens*. Un violent mal de tête qui dure plusieurs heures ou davantage, termine cette scène d'agitation.

Les effets de la colère, surtout de celle qu'on appelle *concentrée*, ne se dissipent pas toujours ainsi; on a vu les accidens les plus graves en être la suite, tels que, pour le cerveau, la folie, l'apoplexie, la catalepsie, l'épilepsie, des convulsions, la céphalite, le tétanos, la syncope et la mort; pour le cœur, des palpitations, des anévrismes, des ruptures de cet organe ou des gros vaisseaux : Sylla mourut d'un vomissement de sang provenant probablement de l'ouverture d'une poche anévrismatique; Attila mourut de même. Pour l'estomac, des vomissemens, une gastrite; pour le foie, l'ictère, l'hépatite; pour l'utérus, la suppression des règles. Plusieurs sécrétions paraissent éprouver des altérations très remarquables: ainsi on a observé que le venin de la vipère produisait des accidens plus ou moins dangereux, selon qu'elle fait sa morsure étant tranquille ou agitée; Rhedi prétend qu'elle n'est venimeuse que lorsque l'animal est en colère; Lecat adopte la même opinion; et de plus, cet auteur pense que la salive des animaux et de l'homme en colère est susceptible de communiquer la rage; il a vu, dit-il, un homme mordu par un cheval irrité, périr en sept jours avec tous les signes de l'empoisonnement. J'ai vu un militaire affecté de tétanos et en mourir à la suite d'une morsure qu'il reçut au pouce, d'un de ses camarades en colère. Dans ces deux cas il faut cependant tenir compte de la nature de la plaie, qui est déchirée et contuse, et faite dans l'un, à une partie très nerveuse, serrée par des ligamens qui empêchent l'inflammation de se développer et de suivre ses périodes avec régularité.

Un accès de colère a quelquefois changé la sécrétion laiteuse, et le lait pris par l'enfant a occasionné des coliques, la diarrhée; Boerhaave rapporte un cas de cette nature où il survint, à ce qu'il assure, une attaque d'épilepsie, qui se renouvela toute la vie. Je ne garantis pourtant pas ces faits, surtout le dernier.

3°. *Les alarmes de la timidité et de la pudeur, l'émotion, la honte, la surprise, le saisissement, l'inquiétude, les tourmens, la crainte, la peur, la frayeur, l'effroi, la compassion, l'horreur, la terreur,* me paraissent autant de nuances de la même affection, déterminées à peu près par la même nature de causes, caractérisées par des effets analogues, et différant seulement sous le rapport de l'intensité. C'est toujours une situation pénible, la vue d'un danger quelconque imminent ou peu éloigné, réel ou imaginaire, les souffrances d'êtres sensibles qui leur donnent naissance.

Une personne vivement effrayée peut éprouver une foule de désordres aussi divers par leur siége que par leur intensité, qui surviennent à l'instant même que la sensation a frappé le centre cérébral; les sens, les facultés intellectuelles, les mouvemens sont subitement arrêtés dans leur action; de là un *saisissement* général, un sentiment moral impossible à rendre, des tremblemens dans tous les membres, l'aphonie, ou une extrême difficulté d'articuler les sons; quelquefois, si la peur n'est pas trop vive, l'approche du danger excite le courage, et la force musculaire acquiert plus d'énergie, la fuite est aussi prompte que rapide. La circulation, la respiration, sont dans un trouble extrême; palpitations tumultueuses et irrégulières; petitesse, irrégularité de pouls; pâleur de la face; sentiment d'oppression et d'anxiété à la région précordiale et à la région épigastrique. La terreur lâche les urines et les matières fécales chez les animaux; les mêmes phénomènes se présentent également chez l'homme. J'ai vu une aliénée convalescente, qui toutes les fois qu'elle entendait sonner la visite du médecin, était sur-le-champ prise de palpitations violentes et de dévoiement. La peau est pâle, resserrée et inondée d'une sueur froide; le cours de la bile est souvent dévié ou suspendu.

A cet état qui dure quelques secondes ou quelques minutes, et rarement plus, succède un affaissement semblable à celui que nous venons de remarquer à la suite de la colère; le pouls est fréquent, la circulation cérébrale activée; la tête est chaude, douloureuse, l'esprit inquiet et agité: c'est souvent alors seulement que se fait sentir plus vivement l'imminence du danger qu'on a couru : ce n'est non plus qu'alors que se manifestent des accidens durables lorsque le trouble a été assez considérable pour en occasionner. Les forces musculaires sont anéanties. Un temps plus ou moins long est nécessaire pour le rétablissement des forces organiques, et surtout pour que la céphalalgie disparaisse et que l'esprit reprenne le calme et la fermeté.

L'étonnement, les inquiétudes, la surprise, ne sont ordinairement marquées que par un léger *saisissement* des sens internes et externes, l'expression d'un cri particulier, des battemens de cœur, une légère oppression épigastrique; ces désordres ne durent qu'un instant, et un mouvement de gaîté leur succède bientôt.

La honte s'annonce par une rougeur subite de la

face, des oreilles, quelquefois de la peau du crâne, et assez souvent aussi par des battemens de cœur.

Dans la compassion, l'horreur que nous inspirent les souffrances des êtres sensibles, la réaction cérébrale détermine surtout l'oppression épigastrique; la circulation et la respiration sont plus tôt ralenties. La syncope peut en être un des effets; beaucoup de jeunes étudians *se trouvent mal* les premières fois qu'ils voient faire des opérations de chirurgie; quelques-uns même ne peuvent s'habituer à recevoir des sensations de ce genre: je connais un employé, âgé de trente-cinq ans, qui tombe en syncope rien qu'en entendant parler de plaies, de blessures, d'accidens. L'intensité de ces affections est en raison de la crainte que nous avons d'éprouver les souffrances qui font impression sur nous; c'est là une vérité pénible à dire, mais qui n'en est pas moins une vérité. C'est pour cette raison que le cri de l'innocence a bien plus le pouvoir de nous émouvoir que le sort des criminels couverts de forfaits, que tous les membres d'un même corps, quelque nombreux qu'il soit, ressentent les mêmes sensations à l'occasion d'un acte qui les concerne tous ou l'un d'eux en particulier.

Mais dans la frayeur vive, la crainte prolongée, la terreur, l'excitation cérébrale peut donner lieu aux accidens les plus variés comme les plus graves. Le cerveau est l'organe qui en conserve presque toujours les plus fortes atteintes: ainsi la peur, chez les enfans, produit fréquemment l'épilepsie ; c'est la cause la plus fréquente de cette maladie : aussi combien ne doit-on pas se garder d'affecter l'esprit de ces jeunes êtres par des contes de revenans, de loups-garoux, de la fausser en leur inspirant des craintes continuelles de puissances occultes ou imaginaires, etc. La frayeur est souvent suivie de folie, de tremblemens, de convulsions, de prétendue hystérie, d'apoplexie, de paralysie, de catalepsie, de syncopes, de céphalites, de morts subites. Marcellus Donatus cite le cas d'un enfant qui mourut pour avoir vu, sans s'y attendre, à ses côtés, deux personnes en noir. Cette affection a provoqué le développement de l'hydrophobie ; deux frères sont mordus en même temps, leur blessure guérit et ils se séparent ; au bout de dix ans l'un apprend que l'autre est mort enragé, et peu de temps après, lui-même mourut de même. Bosquillon a nié entièrement l'existence du virus rabique ; il pense que toujours la rage est un pur effet de la peur. Ce médecin a sans doute été trop loin dans cette supposition, puisqu'on a vu cette maladie se développer chez des enfans ou chez des animaux qui avaient été mordus sans s'en apercevoir ; cependant je crois que son opinion est loin d'être entièrement erronée. Parmi les autres organes, le cœur souffre le plus dans cette affection ; les anévrismes du cœur la reconnaissent souvent pour cause ; et cela ne doit pas nous étonner, car les palpitations sont un de ses caractères constans : Desault a signalé l'époque de la terreur de 1793 comme très fertile en anévrismes du cœur. La frayeur a occasionné l'ictère, l'hépatite, des affections gastriques, la suppression des règles, l'avortement. Les auteurs citent des cas où, à la suite de la frayeur, des mères ont transmis à l'enfant qui était encore dans leur sein, les dispositions à des maladies convulsives, à l'idiotie, etc. Les cheveux ont blanchi en quelques heures chez des personnes auxquelles on avait annoncé leur condamnation à mort.

Les dévots, gouvernés par des craintes et des terreurs continuelles, sont maigres, ont le teint sombre, l'œil cave; beaucoup de dévotes sont couperosées. Le caractère de ces personnes est en rapport avec leur extérieur; elles sont méchantes, acariâtres, intolérantes, concentrées, fausses, vindicatives. La différence est donc grande entre l'homme religieux et le bigot.

La crainte et la frayeur disposent singulièrement à contracter les maladies contagieuses; tandis que les individus poltrons et pusillanimes, qui multiplient les précautions préservatrices, en sont le plus ordinairement atteints, et de la manière la plus fâcheuse; ceux dont le courage, la fermeté d'âme, l'emportent sur ces affections prédisposantes, en sont souvent exempts, ou au moins chez eux le mal n'a pas autant de gravité. Ce sont presque toujours les traîneurs et les fuyards des armées qui sont victimes des épidémies et des contagions.

Enfin, ces dispositions du premier organe de l'économie sont certainement des plus funestes à la santé générale, tant dans l'ordre physiologique que dans l'ordre pathologique. En traitant de l'influence des fonctions cérébrales sur la guérison des maladies, nous aurons occasion de revenir sur les mauvais effets de la crainte et de la peur dans ces circonstances, en même temps que nous ferons ressortir les avantages des dispositions contraires, de la confiance et du courage.

4°. *Les affections tristes*, communément appelées *contrariétés, peines, chagrin, affliction, tristesse, ennui, dégoût, abattement, découragement, nostalgie, révolutions d'esprit*, ne méritent pas moins de fixer notre attention que les précédentes; peut-être même devons-nous attacher encore plus d'importance à l'étude de leurs effets, car souvent on en méconnaît la nature, et on en fait des maladies particulières, quand ce ne sont que des symptômes d'un désordre cérébral.

L'homme est effrayé lorsqu'il est menacé d'un danger inattendu; il a de la peine ou du chagrin lorsqu'il a le temps de réfléchir à l'objet qui vient l'affecter; la perte de jouissances présentes ou futures en sont les causes les plus fréquentes.

Le chagrin se présente sous deux formes qui ne sont quelquefois que deux degrés qui se succèdent : il est vif, subit, et de courte durée, ou il est lent et prolongé; c'est ce qu'en termes vulgaires on appelle *des révolutions d'esprit, et un fonds de chagrin.*

Cette affection subite et profonde est caractérisée

par des désordres généraux, mais plus marquée vers le cerveau, le système musculaire, le cœur et l'estomac; ces quatre organes sont frappés presque en même temps. Affaiblissement moral, facultés intellectuelles anéanties ou concentrées sur l'objet de l'affliction, inertie des sens, brisement des forces musculaires, les jambes plient et ne peuvent soutenir le corps; sentiment subit d'un serrement à la région précordiale, et d'un coup à la région de l'estomac; oppression, difficulté de respirer, pouls petit, lent, et souvent irrégulier, quelquefois plusieurs palpitations violentes et tumultueuses accompagnent le *serrement de cœur.* La respiration est lente, entrecoupée; à de longues expirations succèdent de grandes inspirations, auxquelles on donne le nom de *soupirs* ou de *sanglots*, suivant qu'elles se font sans obstacles, ou que des mouvemens convulsifs des muscles thoraciques empêchent l'entrée libre de l'air.

La face est ordinairement immobile, et exprime la douleur; chez les femmes, les enfans, et quelques hommes, il se fait un abondant écoulement de larmes; on prétend que cette effusion d'humeurs apporte beaucoup de soulagement. Si la digestion était commencée, elle serait arrêtée sur-le-champ, et les alimens rendus par le vomissement ou par les selles; l'appétit serait de même suspendu, si le repas n'était pas commencé.

Lacase, Bordeu et Buffon regardent le diaphragme comme le siége de l'oppression épigastrique; mais il est évident qu'ils se trompent, et que c'est l'estomac et le cœur qui donnent naissance aux phénomènes qui la caractérisent. D'ailleurs le diaphragme n'est qu'un muscle qui ne jouit pas de propriétés différentes de celles du système musculaire en général, et qui n'existe que chez les mammifères.

Ces effets durent davantage que ceux de la colère et de la frayeur; si la personne, comme on le dit, *prend le dessus*, l'impression première s'affaiblit, et peu à peu le calme se rétablit; néanmoins il reste pendant quelque temps de la tristesse, de l'affaissement; l'appétit ne revient pas; souvent une céphalalgie plus ou moins violente persiste.

Le chagrin violent peut déterminer, ou plutôt être suivi des maladies cérébrales déjà indiquées, telles que la folie, l'apoplexie, les syncopes, la rage, la prétendue hystérie, la céphalite. Les maladies du cœur et des voies gastriques, la suppression des règles, sont surtout fréquentes à la suite de ces réactions cérébrales. La surexcitation du cerveau a quelquefois déterminé la mort: Racine ne put survivre à sa disgrâce de la cour de Louis XIV. Isocrate fut frappé de mort en apprenant la perte de la bataille de Chéronée. Dominique de Vie expira de douleur en passant dans le lieu où Henri IV avait été assassiné. Horace mourut neuf jours après Mécène. Philippe V meurt en apprenant la défaite de son armée en Italie. Louis de Bourbon fait ouvrir le tombeau de son père et reste sans vie à l'aspect de ce corps inanimé. Fernel suit de près sa femme dans la tombe. Le ministre Louvois ne put supporter la disgrâce de son maître.

Le chagrin lent et prolongé est caractérisé par des phénomènes analogues quant à leur siége, mais différens pour l'intensité, la nature et les résultats ; il est souvent la terminaison du chagrin violent, lorsque la cause déterminante de celui-ci persiste ; il est très fréquent chez les femmes qui dans leur ménage sont en butte à des contrariétés continuelles, au sentiment de la jalousie, à l'indifférence, au manque d'égards, aux mauvais traitemens des maris, etc. que beaucoup de ces infortunées souffrent avec une admirable résignation, et dont elles finissent par ressentir les funestes effets.

Toute l'économie finit par recevoir de l'influence cérébrale une habitude maladive générale ; néanmoins le cerveau, les poumons et l'estomac paraissent le plus ordinairement souffrir davantage.

Du côté de la tête on observe une tristesse habituelle, de l'indifférence pour tout ce qui fut cher, de l'inaptitude au travail de l'esprit, du découragement, du dégoût pour les occupations ordinaires, de l'insomnie, des céphalalgies générales ou partielles, frontales ou hémicraniennes, superficielles ou profondes, continues, rémittentes ou intermittentes ; le système musculaire est faible, les mouvemens ne s'exécutent que péniblement ; la respiration est souvent lente, accompagnée de soupirs ; les régions précordiale et épigastrique sont habituellement oppressées ; l'appétit est nul, on *mange par besoin ;* la digestion ne se fait qu'avec lenteur, péniblement, incomplétement. Les femmes ont fréquemment des maux d'estomac. La nutrition est peu active ; l'individu maigrit rapidement, dessèche ; la peau est pâle, jaunâtre ou terreuse, quelquefois bourgeonnée ou couperosée à la face ; la physionomie exprime la souffrance ; les traits sont tirés en bas, les yeux sont caves, cernés, le regard est languissant ; les règles se suppriment, des flueurs blanches abondantes surviennent.

Si cet état continue un certain temps sans espoir d'une fin prochaine, le cerveau, et par suite les autres organes, éprouvent des dérangemens qui constituent l'espèce d'hypochondrie que nous nommerons *mélancolie*, ou *nostalgie* chez ceux qui regrettent leur pays, lesquelles se terminent souvent, si l'on ne parvient à les guérir, par des affections chroniques du poumon ou de l'estomac, par la phthisie, la gastrite chronique, des squirrhes au pylore, des hydropisies, etc. Le chagrin lent est une cause fréquente du cancer.

Les femmes, généralement plus patientes, plus capables de supporter les malheurs que les hommes, s'habituent très souvent à vivre sous l'empire des affections tristes, sans en éprouver des effets aussi désastreux ; la santé, quoique altérée en quelques points, se soutient néanmoins. Mais dès lors il naît presque toujours chez elles plusieurs phénomènes dont on méconnaît la source véritable, le caractère, et qu'on ne peut que traiter d'une manière peu convenable ou plutôt opposée aux règles de la thérapeutique : je veux parler des céphalalgies et de l'insomnie, des maux d'estomac, des flueurs blanches et de la suppression des règles ; ces accidens sont si ordinaires, surtout à Paris, qu'on les rencontre les uns ou les autres, ou tous ensemble, sur plus de la moitié des femmes. Nous aurons occasion de revenir sur ce sujet, et de faire voir que le mal d'estomac ou la suppression des règles ne sont que symptomatiques de l'affection cérébrale, qui reconnaît, en général, pour cause des chagrins domestiques, des contrariétés, des inquiétudes, et s'annonce par de la céphalalgie, de l'insomnie, etc. Il nous sera bien facile de démontrer cette succession, car les chagrins précèdent tout désordre, et les maux de tête existent souvent seuls : les règles ne se suppriment qu'à la longue et graduellement ; la quantité du sang diminue, elles ne coulent que pendant trois jours au lieu de quatre, puis deux, un ; les époques s'éloignent, et enfin l'écoulement ne paraît plus. Les gastralgies suivent la même progression. Mais comme l'on ne voit pas le mal là où il est réellement, on épuise toutes les ressources de la droguerie et de la pharmacie, depuis les emménagogues jusqu'aux stomachiques, absorbans, évacuans, incisifs, etc. sans jamais le diminuer en rien : bien heureux encore lorsqu'on ne l'augmente pas !

Tels sont, en général, les principaux phénomènes,

le développement, la marche et les terminaisons de ce que l'on a appelé affections morales; tels sont les états de l'économie dans lesquels on prétend que le cerveau n'est point troublé, qu'on voudrait faire dériver de l'action des organes thoraciques et abdominaux. Nous avons suffisamment réfuté ces erreurs pour n'être pas obligé d'y revenir; néanmoins il ne me semble pas déplacé ici de faire les réflexions suivantes, qui ne sont que des conséquences déduites de ce qui précède.

1°. Ces affections sont produites par une sensation quelconque, une réminiscence, immédiatement perçue par le cerveau.

2°. Pour ceux qui regardent l'intelligence comme le résultat d'une action indépendante du cerveau, sans doute qu'ils ne verront pas de troubles de cet organe dans les désordres sensoriaux, intellectuels et moraux qui *caractérisent* ces affections. Mais nous qui ne considérons le moral que comme l'expression de l'action cérébrale, nous verrons dans les sentimens de plaisir ou de peine, et autres phénomènes intellectuels et moraux, qui accompagnent *toujours* ces mouvemens de l'être sentant, comme l'expression, l'indication d'un état du cerveau. Nous chercherons même ailleurs à établir que ce n'est qu'ainsi que cet organe exprime ses souffrances, comme l'estomac par des troubles digestifs. Souffrances, peines, affections morales, sont donc synonymes de souffrances, peines, affections cérébrales. Je suis, en effet, à peu près convaincu qu'il n'est pas susceptible de douleur ; une fois qu'il est malade, sa faculté de sentir est altérée, et il ne doit pas percevoir cette altération, il ne peut que la faire connaître par un changement dans la manifestation de ses actes, dans ses opérations morales et intellectuelles. Je crois que les céphalalgies n'ont leur cause que dans les enveloppes encéphaliques, dans les replis de l'arachnoïde ou de la pie-mère qui pénétrent les ventricules ou les anfractuosités des circonvolutions.

3°. Quoique la succession des phénomènes généraux soit quelquefois tellement rapide qu'ils paraissent produits partout en même temps, il est encore facile de remonter à leur source. En effet, lorsque ces affections sont légères, elles sont purement cérébrales, et ce n'est qu'en augmentant d'intensité que les effets en deviennent plus généraux.

4°. Lorsque les affections morales sont vives et fortes, tous les organes en sont ébranlés. Où est leur siége alors ? ce ne peut être que dans l'organe qui a les communications les plus étendues, les plus faciles ; ce ne peut être que dans le cerveau.

5°. Voyez d'ailleurs quels sont les accidens les plus fréquens de ces mouvemens violens de l'organisme ; ce sont le plus souvent des maladies du cerveau, la folie, l'épilepsie, la rage, les convulsions, les vapeurs hystériques et hypochondriaques, la syncope, l'apoplexie, la catalepsie, les cérébrites, fièvres ataxiques, etc. et quelquefois la mort subite.

6°. Une remarque extrêmement importante à faire,

c'est que si les affections morales sont suivies de maladies du cerveau, les maladies du cerveau sont souvent caractérisées par certaines affections morales; preuve assez évidente que les unes et les autres viennent de la même source.

Comment arrive la mort subite à la suite des affections morales?

Il n'y a que trois fonctions dont la cessation complète détermine une mort prompte : la respiration, la circulation, et l'innervation; et encore verrons-nous que c'est en privant le cerveau d'un stimulant essentiel à son action, du sang rouge, que l'asphyxie, et la syncope, suite d'une affection idiopathique du cœur ou d'une hémorragie considérable, produisent cet effet. Si nous remarquons en outre que la cessation de la respiration et de la circulation n'est pas toujours suivie immédiatement de la mort, puisqu'on rappelle à la vie des asphyxiés qui ne respirent plus du tout depuis plusieurs minutes, une demi-heure ou même plus; que des personnes reviennent de syncopes qui ont duré plusieurs heures, nous commencerons à considérer la mort qu'occasionne subitement une affection morale vive comme primitivement cérébrale.

Les organes ne sont doués que d'une force d'action limitée pour l'étendue et l'énergie du moment; si leurs stimulans naturels les excitent trop, ou par leur nature produisent une excitation inaccoutumée, ils s'épuisent par l'exercice, s'altèrent et finissent par être incapables de remplir leurs fonctions. Ce résultat arrive plus ou moins vite, suivant deux circonstances principales, la constitution de l'organe et l'action du stimulant. C'est ainsi que des écarts de régime, des repas trop copieux ou trop rapprochés, l'abus des liqueurs alcoholiques, occasionnent la perte d'appétit, des gastrolgies, des gastrites, etc. qu'une trop grande quantité de sang peut donner lieu à des palpitations, des étouffemens, etc. La même chose se présente pour le cerveau; si ses stimulans fonctionnels, les sensations, excitent trop vivement son action, la portent au-delà de son rhythme naturel, il en souffre et il en résulte des accidens divers en intensité suivant les deux circonstances indiquées; tantôt ce sont de simples ébranlemens qui se dissipent aussitôt la secousse morale passée; tantôt l'organisation cérébrale est dérangée au point de manifester les symptômes de la folie, de l'épilepsie, de l'hypochondrie, de l'apoplexie, etc.; tantôt enfin le stimulant a produit une telle excitation que les efforts cérébraux ont succombé dans la réaction qu'ils devaient opérer, et la vie a cessé pour toujours dans l'instrument sans lequel elle ne peut exister nulle part. Tous ces effets paraissent tellement identiques qu'il est difficile de ne pas les attribuer à une cause unique dans le principe. Ces idées, au reste, ont été très bien développées dans un petit écrit sur la rage, plein de sens et de raison, publié en 1819 par M. Simon.

Mais le cerveau peut encore mourir d'une autre manière, par une compression sanguine. L'action énergique de cet organe active toujours la circulation du sang dans les vaisseaux céphaliques, soit dès le commencement, comme dans la colère, ou plus tard, comme dans la frayeur, la surprise. Il peut survenir, selon les dispositions, une rupture des capillaires et un épanchement de sang, ou bien une congestion générale de tous les vaisseaux sanguins, ce qui donne naissance, dans l'un et l'autre cas, aux phénomènes apoplectiques. Daubenton mourut par la première de ces causes. Les inflammations cérébrales, fièvres ataxiques, etc. sont souvent les suites de la seconde.

Maintenant, je pense, on doit être bien convaincu que ces causes, que les auteurs appellent morales, ne sont que des causes *cérébrales*, *physiques*, *organiques*.

§. II. *Passions, désirs, volonté.*

Toutes les facultés organiques ont été créées pour être exercées. Si elles ne se trouvent en rapport avec leurs stimulans naturels, surtout si déjà elles y ont été, il en résulte un état particulier qui a reçu différens noms suivant son siége; on l'a appelé besoin, pour les facultés de la vie d'assimilation; et désirs, penchans et passions, pour les facultés cérébrales, particulièrement pour les facultés affectives.

Les besoins ont été considérés, par Crichton, comme des passions. Ils se manifestent par des sensations que nous étudierons dans l'un des paragraphes suivans, telles que la faim, la soif, etc.

Les facultés intellectuelles deviennent rarement la source de désirs qui approchent des passions, et cela, pour plusieurs raisons :

1°. Ces facultés ne se développent que par un exercice long et difficile, en sorte qu'elles restent dans un état à peu près voisin de l'inaction, chez l'immense majorité des hommes. Le cultivateur, l'artisan, qui ne gagnent leur vie qu'à force d'exercices musculaires, n'ont que la somme d'idées indispensable au commerce de la vie avec leurs semblables. Ils n'ont aucune connaissance sur les sciences, les arts, les lettres, etc.

2°. Les travaux intellectuels sont presque toujours pénibles, souvent commandés par des motifs autres que le plaisir de les exécuter; très peu de personnes trouvent une jouissance véritable dans l'habitude de la méditation ou de la composition, surtout dans le commencement : ce sont ordinairement des passions plus ou moins impérieuses qui excitent à se livrer à ces opérations de l'intelligence. La tendance naturelle qu'a notre esprit à la paresse, à l'inaction, est telle que, parmi les personnes dont l'éducation a développé les facultés de l'entendement, il n'en est peut-être pas une sur cent, j'allais dire sur mille, qui soit un *penseur*. Voyez, en effet, pour vous convaincre de cette vérité, d'un côté, de quoi s'occupent les commerçans, les riches oisifs, toutes les femmes, presque tous les médecins, qui considèrent le métier et non la science; les avocats, les employés de toute espèce, les administrateurs routiniers, etc. etc.; et de l'autre, combien est petit, sur une grande population, le nombre des savans, des philosophes, des hommes de cabinet.

3°. Le désir s'accroît en raison des obstacles, et les travaux de l'esprit sont toujours libres, parce que les objets de l'exercice sont sous la dépendance de la volonté; ainsi rien n'empêche au poète de faire des vers, au peintre de joindre à l'harmonie des formes et des proportions l'harmonie des couleurs, au philosophe de méditer, à l'observateur d'observer.

Il y a donc bien rarement et bien peu de *passions intellectuelles;* l'expression même de passion ne s'applique en général qu'aux désirs affectifs. Néanmoins, on voit des personnes qui se passionnent réellement pour certains exercices de l'entendement, qui sacrifient leur repos et leur santé au seul plaisir de faire de la poésie, de composer de la musique, de méditer sur les lois générales et particulières qui régissent l'univers, la terre et les êtres; une fois que le cerveau a pris l'habitude de ces opérations, celles-ci deviennent un besoin impérieux dont la satisfaction fait l'unique bonheur de la vie.

Les facultés affectives, essentiellement liées à la conservation individuelle et de l'espèce, n'ont pas besoin d'éducation; la première fois qu'elles sont excitées par leurs stimulans propres, elles réagissent tout comme si elles y étaient accoutumées: de là vient qu'elles se rencontrent actives, les unes ou les autres, chez tous les hommes; l'amour, l'amour-propre, la vanité, l'ambition, l'orgueil, etc. se montrent sous le chaume et les lambris dorés, chez le gueux comme chez le riche. Cependant des circonstances particulières, telles que la fatigue musculaire, une occupation continue pour gagner de quoi vivre, font que le pauvre a moins de passions, et des passions beaucoup moins vives que le riche. Les occupations soutenues de l'intelligence produisent des effets analogues sur toutes les personnes qui s'y livrent.

Mais les moyens de satisfaire les passions sont hors de l'individu, sous la dépendance d'autrui, le plus souvent difficiles à obtenir; voilà pourquoi elles peuvent être excitées, exaltées par la résistance, sans laquelle elles ne seraient fréquemment que de simples penchans. L'amour, avec ses tourmens et ses fureurs, ne naît, ne s'accroît que par la difficulté de posséder l'objet de ses désirs; et le jour même de la possession, le calme, et bientôt l'indifférence, succèdent aux orages d'une agitation trop vive pour être de longue durée. Il est pourtant des désirs que la jouissance ne fait qu'augmenter; la soif de l'or, des honneurs et du pouvoir est presque toujours insatiable; les coffres de l'avare, comme le tonneau des Danaïdes, ne suffiraient jamais à contenir l'objet de son aveugle prévoyance.

N'ayant pas déterminé le nombre et les attributions des facultés affectives, nous ne pouvons ici considérer en particulier tous les désirs qui naissent de trop d'énergie, ou de l'excitation non satisfaite. Nous en étudierons seulement plusieurs que nous comprendrons dans deux ordres; savoir, les désirs relatifs à l'ambition, et ceux relatifs à l'union des sexes : ce sont aussi ceux qui méritent le plus de fixer l'attention par les phénomènes généraux dont ils s'accompagnent, et les désordres dont ils peuvent être l'occasion. Mais comme c'est en général en faisant naître des affections morales que l'ambition et l'amour deviennent la source de troubles, de maladies, dont il a été question précédemment, avec quelques considérations, nous terminerons le tableau de l'influence cérébrale des passions sur l'association organique.

A l'ambition on peut rapporter les désirs de la gloire, du pouvoir, des richesses, des distinctions, de la célébrité, etc.; et à l'amour, le désir de l'union des sexes, et le désir de la possession d'un objet, deux choses différentes, quoique pourtant elles soient tellement liées, que, dans tous les cas, l'une ne soit réellement, et malgré les apparences, que la conséquence de l'autre.

Les désirs, lorsqu'ils ne constituent que des penchans, loin d'être nuisibles à la santé générale et à l'harmonie intellectuelle et morale, sont, au contraire, des élémens de l'une et de l'autre. Sans désirs, l'homme ne serait qu'une machine indifférente à tout ce qui aurait trait à sa conservation; sans peines comme sans plaisirs, deux modes d'être qui l'avertissent si souvent de son existence; un peu d'amour-propre, d'ambition, excitent à l'exercice ses facultés intellectuelles, les organes moteurs, et peuvent être la cause de travaux utiles, d'entreprises glorieuses et honorables; le sentiment qui le porte vers l'être destiné à devenir une moitié de lui-même, le conduit à des jouissances, qui, sagement modérées, lui renouvellent un bonheur aussi vif que plein de délices.

Mais lorsque les désirs sont des passions poussées à l'extrême, l'activité cérébrale est concentrée sur un même objet auquel toutes les idées se rapportent; l'esprit est constamment et tour à tour agité de tourmens, d'inquiétudes, de craintes, d'espérances, d'envie, de jalousie, etc., et il en résulte tous les effets de ces affections; le sommeil est bientôt troublé; l'amoureux, l'ambitieux, passent souvent les nuits à s'occuper de leurs projets, de leurs rêveries; ou bien s'ils reposent quelques instans, c'est d'un sommeil incomplet, troublé par des rêves, interrompu par des réveils en sursaut. La vie d'assimilation vient ordinairement partager les souffrances du centre sensitif; l'appétit diminue, les digestions se font mal, l'embonpoint disparaît, la respiration est lente, etc. Si l'intelligence est peu développée, et la raison maîtrisée par des passions énergiques, celles-ci arrivent fréquemment et par des nuances insensibles à l'état véritable de folie; jusque-là, l'esprit, par un retour sur lui-même, avait pu apprécier les circonstances de sa situation; maintenant l'idée qui le domine n'est plus reconnue comme rompant l'équilibre moral. Entre ces deux termes, la folie et la raison, se rencontre la majeure partie de l'espèce humaine, occupant les degrés de l'espace qui les sépare. Combien, dans la société, d'orgueilleux, d'ambitieux, d'amoureux, d'avares, de bigots, d'originaux de toute espèce, sont des monomaniaques à qui une légère lueur de raison conserve encore le droit d'être libres, et que la moindre cause conduirait aux Petites-Maisons !

Les effets des passions sont bien plus à craindre, bien plus terribles lorsque ces désirs, devenus extrêmes, déjà satisfaits ou près de l'être, rencontrent des obstacles insurmontables, sont arrêtés par des résistances imprévues et subites ; le mouvement rétrograde qui s'ensuit provoque le développement d'affections morales pénibles, d'un chagrin vif et profond, ou lent et prolongé, de la surprise, de la crainte, du désespoir, etc., et tous les accidens, toutes les maladies qui peuvent en être la suite. Ainsi les revers de fortune, l'amour-propre humilié, l'ambition déçue, l'amour malheureux et contrarié, déterminent souvent des céphalalgies, de l'insomnie, la folie, l'hystérie, l'hypochondrie, les syncopes, la catalepsie, la céphalite, etc., et autres affections indiquées précédemment, et sur lesquelles il est inutile de revenir. La mort subite a été la suite *d'une ambition rentrée*, c'est-à-dire de l'affection tenue concentrée, cachée, par les plus violens efforts ; des amans sont venus expirer d'amour et de désespoir aux pieds de leurs maîtresses. Les exemples de cette nature sont néanmoins très rares, du moins de nos jours.

Le cerveau exerce une très grande influence sur le

système musculaire dans les actes de la volonté ; la parole, et tous les mouvemens de la vie de relation sont immédiatement sous l'empire de cette opération cérébrale ; l'homme veut se mouvoir ou rester en repos, marcher ou courir, parler ou se taire, et il exécute toutes ces actions : les muscles et les os ne sont ici que des dépendances du centre d'où partent les volitions. L'énergie musculaire est augmentée par la force de la volonté, par des désirs d'amour-propre ; ainsi l'athlète, au milieu du cirque, double sa vigueur par la crainte d'être vaincu, et l'espoir de recevoir les applaudissemens de ses nombreux spectateurs.

Nous aurions ici à parler de l'influence des désirs vénériens sur les organes génitaux, mais nous renverrons ce point aux rapports particuliers de ces organes et du cerveau.

Nous remarquerons, comme différence de l'action cérébrale dans la manifestation des affections et des passions, que les premières, à moins qu'elles ne soient légères, s'accompagnent toujours de troubles, de désordres plus ou moins généraux et prompts, souvent suivis d'affections des organes qu'ils atteignent, tandis que les dernières, si elles suivent leur marche naturelle, c'est-à-dire si elles ne sont pas contrariées ou arrêtées, ne se présentent qu'avec l'apparence de phénomènes purement cérébraux, et ne s'accompagnent qu'à la longue de phénomènes sympathiques, qui n'ont d'ailleurs jamais ce caractère de violence, cette gravité des désordres occasionnés par la réaction cérébrale dans les affections.

§. III. *Travaux intellectuels ou de l'esprit.*

L'influence de ce mode d'action du cerveau a été observée de tous les temps, dans tous les lieux, et par tous ceux qui se sont livrés eux-mêmes à une étude un peu approfondie et quelque temps soutenue d'un objet quelconque. Les poètes, les hommes de lettres, les savans, les philosophes, les artistes, les hommes de cabinet, savent tous par expérience combien leur genre de vie est en général funeste à la santé du cerveau, et par suite à celle de toute l'économie; presque tous finissent, s'ils ne prennent des précautions convenables et toujours difficiles, parce qu'elles contrarient des habitudes contractées depuis long-temps ou des désirs devenus des besoins pressans, par tomber dans toutes les horreurs d'une hypochondrie au troisième degré, et tout-à-fait incurable.

Tous les auteurs qui ont cultivé le vaste domaine des désordres de nos organes, ont abordé plus ou moins directement cet objet. J'ai trouvé dans Tissot (1), Zimmermann (2), Cabanis (3), M. le professeur Moreau (4), d'excellentes observations sur les effets, les

---

(1) *Santé des gens de lettres.*

(2) *Traité de l'Expérience.*

(3) *Rapports, etc.*

(4) *Encyclopédie*, art. MÉDECINE MENTALE.

inconvéniens, les suites des travaux trop soutenus de l'esprit, des excès d'étude, des longues méditations, etc. Quoique ces observateurs distinguent l'esprit du corps (excepté Cabanis), qu'ils parlent de l'action de l'esprit sur le cerveau, il est facile de rectifier dans son idée une telle erreur, et de rapporter à cet organe uniquement les effets qu'ils attribuent à l'esprit.

Observons d'abord les résultats d'une contention forte, mais momentanée, de l'esprit; nous verrons ensuite les conséquences de l'habitude de cet état.

L'homme, au fort d'une méditation profonde, présente ordinairement les phénomènes suivans : inaction des sens externes, l'action du cerveau est toute dirigée sur l'objet qui l'occupe ; le sang ne tarde pas à se porter en plus grande abondance vers la tête, où, ce qui est plus exact, l'état d'excitation cérébrale l'y attire et l'y retient davantage; les yeux sont alors animés, brillans, saillans, fixes ; la face est colorée, les traits sont immobiles; la peau de la face et du crâne est chaude, brûlante au toucher. Bientôt, si le travail est continué, il survient de la pesanteur de tête, ou une douleur légère et superficielle, tensive, qui se manifeste au front ou sur la région supérieure de la tête, dans le fond des orbites, rarement ailleurs. Enfin, si malgré ces indications de prendre du repos, le cerveau reste encore en action, la céphalalgie augmente avec vertiges, tintemens d'oreilles, quelquefois des syncopes, une suspension comme cataleptique des facultés de cet organe : l'on a aussi vu des exemples de mort subite survenue pendant ou immédiatement après un excès d'efforts intellectuels. « L'on a vu plus d'une fois, dit Tissot, de grands prédicateurs et des professeurs illustres mourir dans leur chaire même, comme cela arriva, à Leipsick, au célèbre Curtius. Tite-Live nous a conservé l'histoire du roi Attale, qui, exhortant les Béotiens à faire alliance avec les Romains, mourut au milieu de son discours, etc. (1) » Pendant un pareil exercice les autres fonctions doivent offrir des changemens divers; la respiration est ralentie, parfois à peine sensible. Si l'estomac contient des alimens, il ne les digère pas, ou les digère mal; l'action de cet organe est embarrassée, retardée, et la chimification longue, pénible, incomplète, ou nulle; s'il n'en contient pas, ce qui doit toujours arriver, les impressions qui excitent la sensation de la faim ne font aucune impression sur le cerveau, et le besoin de manger, comme les autres besoins, est entièrement oublié. Le philosophe Carnéade ne pensait à rien lorsqu'il méditait, il fallait même lui mettre les alimens dans la bouche pour qu'il pût manger. Newton eut souvent de pareilles absences. Le cœur est quelquefois surpris par des palpitations violentes. La lecture de l'homme, de Descartes, produisit ce phénomène sur Malebranche. Toutes les sécrétions sont ralenties, diminuées ou arrêtées; la peau est sèche, la vessie se rem-

(1) *Santé des gens de lettres.*

plit moins vite, etc. Tandis que la tête est brûlante, et ses capillaires gorgés de sang, les pieds sont glacés et décolorés; la sensibilité cérébrale extérieure est tout engourdie au profit de la sensibilité cérébrale intérieure.

Si de semblables exercices se renouvellent fréquemment, chaque jour, il en résulte constamment des changemens dans l'organisme, voisins de l'état morbide, de véritables maladies.

La continuelle excitation du cerveau éloigne ou trouble le sommeil. Cet état de repos cérébral est rarement prolongé et profond; le plus souvent il est difficile, peu durable, mêlé de rêves, caractérisé par une agitation, une exaltation fatigante, coupé par de fréquens réveils ou demi-réveils. Beaucoup d'hommes de lettres ne dorment que quelques heures; quelques-uns ne se couchent pas et s'assoupissent pendant plusieurs heures dans un fauteuil. Il arrive fréquemment que vers la fin de la journée, le cerveau ayant été très fatigué, la tête est lourde, pesante; les sens et l'esprit sont engourdis; l'on croit le sommeil imminent, et à peine est-on couché, que cette partie s'échauffe, devient douloureuse, le sang y afflue, les idées se succèdent avec une extrême rapidité, souvent confuses, fugaces; c'est une sorte de somnolence, de rêvasserie extrêmement pénible, et qui dure quelquefois plusieurs heures. L'insomnie, plus ou moins complète, est donc une suite très ordinaire, presque nécessaire, des exercices intellectuels, comme, au reste, de tous les modes d'action du cerveau avec stimulation, excitation trop vive ou trop soutenue des efforts de cet organe. Une précaution que doivent prendre les personnes affectées de ce désordre cérébral, c'est de se tenir les pieds très chauds en se couchant et au lit même, car rien n'éloigne plus le sommeil que le froid éprouvé dans ces parties.

Les jeunes gens, les personnes qui commencent avec trop d'ardeur et trop peu de ménagemens une étude difficile, qui demande beaucoup d'application, sont souvent victimes de cérébrites, de folies, d'hypochondries aiguës, de catalepsie, de démence; Tissot a vu des enfans, forcés d'étudier sans relâche, devenir épileptiques. Le cerveau, comme tous les autres organes, doit avoir acquis toutes ses forces pour se livrer avec moins de danger à un exercice trop actif et trop soutenu.

Presque tous les gens de lettres, les savans, les philosophes, etc. parcourent la plus grande partie de leur carrière continuellement tourmentés de désordres vaporeux, d'hypochondries chroniques; ils sont irritables, susceptibles, irascibles, très sensibles au froid et à la chaleur; ces deux sensations, surtout la dernière, affectent tellement leur cerveau, qu'ils sont obligés de cesser leurs travaux accoutumés. La plupart succombent à des attaques d'apoplexie; plusieurs tombent en démence, deviennent paralytiques, notamment lorsque, n'écoutant point la voix de l'expérience qui leur annonce l'affaiblissement de leurs facultés et leur crie de s'arrêter, ils persistent à continuer le même genre de vie, et prétendent violer les lois de la nature. « Peu d'hommes, dit Tissot (1), peuvent, comme Gorgias de Leontium, parvenir à cent huit ans, sans discontinuer leurs études, comme son disciple Isocrate, qui écrivit ses Panathénées à quatre-vingt-quatorze ans. Mais, ajoute-t-il, peu de vieillards paraissent sentir cette vérité, il n'y en a point qui veuillent l'entendre; tous sont, sur cet article, archevêque de Grenade. » Cet auteur, ainsi que Zimmermann, cite beaucoup d'exemples des funestes suites des excès d'étude. Tissot a vu un gentilhomme anglais se livrer si fort à l'étude des mathématiques, qu'il en perdit l'usage de la vue, et bientôt celui du cerveau. Il est à remarquer que cette cause occasionne plutôt la folie chez les jeunes gens, et l'hypochondrie chez les adultes. Dans le premier cas, il semble que le cerveau, plus vivement, plus instantanément surexcité, doive perdre entièrement l'usage de ses facultés, et que dans le second, l'habitude qu'a depuis long-temps cet organe de supporter une manière de vivre qui le dégrade insensiblement, fait qu'il ne perd point tout à coup l'éxercice de ses facultés.

Certains ouvrages d'artisan, qui exigent une appli-

---

(1) *Santé des gens de lettres*, tome III de ses œuvres, édit. de M. Hallé, page 94.

cation long-temps soutenue sur le même objet, tels que ceux d'horlogerie, de bijouterie, etc. conduisent quelquefois à de pareils résultats.

Les veilles opiniâtres, un grand nombre de nuits passées sans dormir, en empêchant le repos du cerveau, en laissant cet organe dans un continuel exercice, quand bien même elles ne sont pas employées à l'étude, sont très souvent aussi suivies d'accidens cérébraux, de la nature de ceux que nous venons d'indiquer, de cérébrites, arachnitis, folie, etc.

Mais ce n'est pas seulement le cerveau qui souffre, qui languit, qui s'altère dans ces circonstances de sa vie; les autres organes participent à ces désordres, reçoivent les effets de sa fâcheuse influence. Le cœur et les poumons, chez les jeunes gens, l'estomac et les intestins, chez les adultes, sont le plus souvent le siége de phénomènes insolites, pathologiques; il n'est pas d'élève studieux qui ne se croie phthisique ou affecté d'un anévrisme du cœur. Beaucoup de gens de lettres croient avoir un cancer de l'estomac, des obstructions au pilore. Amatus Lusitanus dit qu'un mauvais estomac suit les gens de lettres, comme l'ombre suit le corps. Il est très vrai que généralement ils digèrent peu et mal. Ils sont ordinairement maigres, grêles; le système musculaire, accoutumé à l'inaction, est débile, promptement fatigué. L'on a remarqué que la progéniture des gens d'esprit, de ceux surtout qui passent leur vie à méditer, offre souvent des dispositions intellectuelles peu dignes de leur origine ; que, dans cette classe, il y avait davantage d'enfans idiots, épileptiques, pauvres d'esprit.

Je ne m'étendrai pas davantage sur les effets des travaux excessifs de l'esprit ; nous y reviendrons nécessairement en nous occupant de l'hypochondrie. Nous parlerons aussi alors des précautions à prendre, du régime à suivre dans ces circonstances.

Tissot observe que lorsque les savans sont attaqués de maladies aiguës, il ne faut point oublier que ce sont des savans, et qu'ils ont rarement la vigueur qu'on trouve chez les hommes des autres classes. (1)

On emploie vulgairement, pour exprimer les effets de l'exercice trop soutenu du cerveau, diverses comparaisons qui rendent assez bien ce fait. Ainsi, l'on dit d'un enfant très spirituel, *qu'il a trop d'esprit pour vivre long-temps*, parce que, sans doute, l'on suppose qu'il mettra à profit ses heureuses dispositions pour acquérir toutes les connaissances dont il est susceptible. *La lame use le fourreau*, dit-on encore, chez quelqu'un qui travaille beaucoup de tête ; *à force de travailler d'esprit, l'on s'use le corps*, *etc.*

Il faut cependant distinguer les opérations intellectuelles purement de mémoire, qui ont pour objet seulement d'accumuler connaissance sur connaissance,

---

(1) *Idem*, page 185.

fait sur fait, des opérations de composition dans lesquelles les facultés se servent des connaissances acquises pour les combiner, les arranger, les examiner, en déduire des résultats, des conséquences générales, des principes, des lois, etc. Les premières, presque *mécaniques*, demandent peu d'efforts, et entraînent plus rarement des conséquences nuisibles à la santé cérébrale et générale. Les secondes, au contraire, sont pénibles, difficiles, réclament une grande force d'attention, un état fréquent d'exaltation, lequel ne peut se renouveler souvent sans user beaucoup les ressorts de l'organe, et produire ainsi une excitation cérébrale, un épuisement d'énergie fonctionnelle, d'où naissent l'hypochondrie, la folie, la cérébrite, l'apoplexie, etc. Les savans qui ne sont guère qu'observateurs, tels que les chimistes, les naturalistes, les botanistes, se portent, en général, toujours mieux que les poètes, les philosophes, les artistes. L'on pourra peut-être m'objecter que cette différence peut provenir de la différence du genre de vie des uns et des autres, les observateurs étant moins et les philosophes plus sédentaires. Mais j'ai déjà dit précédemment quelque chose de cette explication. Combien est-il dans la société de personnes sédentaires, et qui ne sont jamais affectées de la même manière que celles dont nous parlons! les tailleurs, les cordonniers ne sont point hypochondriaques, du moins dans une proportion plus forte que les autres artisans. Nous ajouterons, avec Tissot, « qu'on voit très fréquemment des sots boire et manger beaucoup sans s'incommoder, quoiqu'ils mènent une vie sédentaire, et qu'ils ne soient pas d'une constitution plus robuste que d'autres; et qu'on voit, au contraire, beaucoup de gens d'esprit dont les digestions sont pénibles et laborieuses, quoiqu'ils soient d'un bon tempérament, et qu'ils fassent de l'exercice (1) ». Charles Bonnet a peut-être donné une des meilleures raisons pour lesquelles les observateurs souffrent moins que les penseurs, lorsqu'il a dit que l'attention dirigée sur des sujets différens, fatigue moins l'esprit, en mettant successivement en action et en repos des fibres particulières du cerveau. En effet, l'homme qui compose, le penseur, ne varient guère, ou que très peu l'objet de leurs occupations, tandis que l'observateur se récrée, pour ainsi dire, continuellement, en variant les objets de ses recherches.

§. IV. *Sensations.*

Relativement au siége, au mode de production des sensations, j'ai besoin de rappeler un fait et d'en établir un autre.

Premier fait. Les sensations résultent d'impressions, d'irritations reçues par les extrémités nerveuses communiquées au cerveau et perçues par lui. Ces impressions, ces irritations ne deviennent des sensa-

(1) *Id.* p. 18.

tions que dans le cerveau : le cerveau est donc le siége des sensations.

Deuxième fait. Quoique le cerveau soit le siége, l'instrument des sensations, il rapporte néanmoins le siége de celles-ci à l'endroit, dans les extrémités nerveuses qui ont été irritées, impressionnées. Ainsi les saveurs semblent perçues dans la bouche, les odeurs dans le nez, les sons dans l'oreille, les propriétés tangibles dans la main, le froid ou la chaleur à la peau, la faim dans l'estomac, la sensation vénérienne dans les organes génitaux, etc.; et, ce qui est fort remarquable, les sensations visuelles paraissent être dans les objets eux-mêmes; circonstance qui avait sans doute induit en erreur les philosophes anciens, qui, généralisant à toutes les sensations ce phénomène, pensaient que la cause de ces actes se trouvait réellement dans les objets, ou qu'il se détachait de ceux-ci des atomes, des images qui allaient pénétrer l'appareil sensorial. Cependant cette apparence des sensations visuelles n'étonnera point, si l'on admet, avec presque tous les philosophes et les physiologistes, qu'elle n'est que le résultat de l'éducation, de la rectification apportée dans les actes de l'œil par le sens du toucher, que les idées de distance viennent primitivement de celui-ci et non de celui-là, en sorte que dans les premiers temps de l'exercice visuel les objets sont vus immédiatement en avant de la cornée. M. Gall est, je crois, le seul qui soutienne une opinion contraire, qui pense que les idées de distance appartiennent à la vue, à l'ouïe comme au toucher, sans pour cela nier que, par l'exercice de celui-ci, les autres ne se perfectionnent, ne se corrigent même dans le leur propre. Ce fait, de l'existence du siége des sensations dans le cerveau, quoiqu'elles soient rapportées, senties ailleurs, va être pour nous d'une haute importance dans l'explication des phénomènes des sensations que nous allons étudier.

Je ne classerai donc point les sensations d'après leur siége véritable, puisqu'elles sont toutes cérébrales; mais bien d'après leur siége apparent, d'après les nerfs qui en reçoivent les premières impressions, et auxquels le cerveau les rapporte. Je parlerai successivement des sensations de l'ouïe, de l'odorat, de la vue, du goût, de la peau, de celles qu'on appelle faim, soif, froid, chaleur, sensation vénérienne, etc., et je terminerai par celle qui peut naître à peu près dans tous les tissus, par la douleur. J'aurai peu de choses à dire des sensations plus particulièrement intellectuelles, de celles de l'ouïe, de la vue, de ce qu'on nomme les cinq sens, excepté la peau, parce qu'elles se confondent en quelque sorte avec les opérations cérébrales que nous avons examinées; je veux dire qu'elles donnent naissance à des affections morales, à des passions ou à des combinaisons intellectuelles. Ainsi la vue d'un danger imminent, l'annonce d'une nouvelle fâcheuse, inspirent tout à coup l'effroi, ou un chagrin subit; des circonstances contraires produisent des effets opposés. Ce n'est que dans certains modes de leur existence que nous aurons quelques remarques à faire. Il n'en est pas de même des autres sensations, des sensations appelées internes et cutanées ; celles-ci sont caractérisées par des effets qui, quoique cérébraux, quoique très analogues à ceux des premières, présentent assez d'intérêt, tant par eux-mêmes que par la manière peu conforme à leur vraie nature dont on les a envisagés jusqu'à ce jour, pour mériter de fixer toute notre attention.

1°. *Sensations de l'ouïe.*

Certains sons produisent des effets aussi singuliers que désagréables sur le centre sensitif, et par réaction de celui-ci sur d'autres organes. Tels sont le bruit que font, la lime passée sur un métal dur, un corps qui raie le verre, la scie qui divise la pierre ou le marbre ; quelques personnes ne sont pas moins affectées lorsqu'elles entendent diviser le liége avec un couteau, remuer du charbon, le son qui résulte du frottement un peu de temps continué du bord libre d'un verre à demi plein d'eau. Le sentiment de malaise, *d'agacement* qui suit ou accompagne ces sensations semble un ébranlement général du cerveau et de tout le système nerveux, mais surtout des nerfs des dents. La première chose que l'on fait après avoir clos les oreilles, est de serrer fortement les mâchoires pour *rassurer* les dents. Les personnes nerveuses, très irritables, les vaporeux hystériques ou hypochondriaques en sont extrêmement incommodés; elles leurs causent le renouvellement de leurs accès, des syncopes, etc. Ces mêmes personnes sont d'ailleurs quelquefois fatiguées par les sons les plus faibles, par le bruit d'une porte qui s'ouvre, du vent qui agite les arbres, etc.

La musique, ou la succession mesurée, harmonieuse du son, est certainement le mobile sensorial le plus capable de déterminer les affections morales les plus vives, les plus intenses, les plus extraordinaires. Les Grecs donnaient ce nom à toutes les opérations cérébrales, à tous les arts, à toutes les productions de l'esprit dans lesquelles entraient la mesure et l'harmonie, tels que la poésie, la danse, la musique, la peinture, la sculpture, l'architecture, l'harmonie des tons. De nos jours, on ne comprend dans la musique que l'objet de notre définition.

La musique et la gymnastique, tels étaient les deux puissans moyens destinés à l'éducation première et générale chez les anciens, et recommandés dans la république de Platon. Par l'une, ils tendaient à former le caractère, réprimer certaines passions, en exciter d'autres, exalter le courage du guerrier, assurer la fermeté et la justice du magistrat, adoucir les mœurs trop républicaines du peuple, continuellement excité à la cruauté par des guerres étrangères ou intestines. C'est ainsi que, dit la fable, la lyre d'Orphée calmait la fureur des tigres, celle du centaure Chiron, la colère d'Achille; et que les accords harmonieux de Terpandre eurent le pouvoir de rendre aux Lacédémoniens l'union, la tranquillité qui avaient cessé de régner parmi eux. Par l'autre, ils avaient pour but de développer la force qui convient à des peuples guerriers, toujours actifs dans la paix même, d'entretenir la santé, le bien le plus précieux, et sans contredit la première condition du bonheur. Platon veut que la musique et la gymnastique soient employées de concert, afin qu'elles servent à se corriger l'une et l'autre dans ce qu'elles auraient de contraire à l'objet de l'éducation; il craint que si l'on cultivait seulement la première, l'on ne devînt mol et voluptueux; et que la seconde sans celle-ci ne rendît dur et féroce.

Les combinaisons presque infinies de l'harmonie du son en font varier l'expression de telle manière qu'elle puisse déterminer toutes les émotions dont l'âme est susceptible, les affections morales les plus diverses et les plus opposées : *dansante*, elle invite au mouvement et à la gaîté; *guerrière*, elle fait affronter la mort dans les combats, excite l'enthousiasme du cavalier et les hennissemens du coursier; *religieuse*, elle cause une douce mélancolie, élève l'âme et la porte au recueillement; *le son du tambour* donne au soldat des forces pour marcher, *le pas de charge* le précipite au milieu du carnage sans qu'il s'inquiète du danger. *La mélodie imitant le tonnerre qui gronde, la foudre qui éclate, la mer agitée*, fait naître la terreur, la crainte, la frayeur; *les sons plaintifs et languissans* attristent; l'on connaît enfin les effets des ranz des vaches sur les anciens habitans des monts helvétiens éloignés de leur patrie ; ils rappelaient des souvenirs si chers que rien ne pouvait les empêcher de retourner vers les objets de leurs affections.

Je ne dirai rien de plus sur la musique ; nous ne devons l'envisager ici que comme agent sensorial, et renvoyer, pour ses effets cérébraux et sympathiques, aux différentes affections qu'elle est susceptible d'exciter.

2°. *Odeurs.*

Les odeurs exercent, lorsqu'elles sont très pénétrantes, une grande influence sur l'action du cerveau ; elles peuvent quelquefois l'affaiblir, l'altérer, ou la suspendre, ou bien la réveiller lorsqu'elle est suspendue, affaiblie dans certaines syncopes, dans des accès hystériques, épileptiques, hypochondriaques, etc. Selon la nature de leurs effets, les odeurs sont agréables ou désagréables, fortes ou faibles, douces ou piquantes, pénétrantes, fétides, puantes, musquées, ambrées, camphrées, etc. L'excitation trop prolongée des impressions des odeurs, même les plus agréables, cause, comme toutes les impressions trop vives ou trop soutenues dans leur action, divers accidens cérébraux, tels que de la céphalalgie, des vertiges, de l'insomnie, des vapeurs legères, ou de véritables accès convulsifs. Beaucoup de vaporeuses aiment à sentir, pendant leurs accès, l'odeur fétide de la corne, de la laine, de matières animales en combustion. La poudre du tabac, par ses vertus stimulantes sur la muqueuse nasale, et encore plus par la sensation qu'elle provoque introduite dans le nez, excite très agréablement le cerveau, active ses facultés; et les personnes qui ont contracté l'habitude de son usage, se trouvent extrêmement mal à leur aise lorsqu'elles sont obligées de s'en passer seulement quelques heures; elles sont prises de tourmens, d'une sorte de mobilité, d'inquiétude, d'inaptitude aux travaux de l'esprit, à la réflexion, de céphalalgie, d'insomnie, etc. Il est peu de besoins aussi puissans que celui de prendre du tabac, pour les personnes qui s'y sont habituées; des malheureux préfèrent se passer de pain que de cette poudre. Mais comme ce besoin est entièrement factice, c'est l'homme, et non la nature, qui est responsable de ses suites.

L'irritation de la muqueuse nazale produit un phénomène assez singulier; je veux parler de l'éternuement, qui consiste en une contraction unique et comme convulsive des muscles expirateurs, ordinairement répetée plusieurs fois de suite. Ce phénomène est bien certainement produit par l'intermédiaire du cerveau, d'abord parce qu'il est musculaire, qu'il est causé par une sensation, et qu'ensuite l'on ne voit aucune communication directe entre la muqueuse nazale et ces muscles.

3°. *Sensations de la vue.*

Les sensations de la vue ne me fournissent aucun sujet d'observation important. Je dirai, en parlant de certains accidens dans lesquels se trouve le mal de mer, quelque chose de la vue de mouvemens qui les produisent également.

4°. *Saveurs.*

Les saveurs n'ont pas une action sur le goût, qui doive davantage nous occuper. Il est bon de noter, cependant, que quelques-unes déterminent des envies de vomir et même des vomissemens; on les appelle, pour cela, nauséuses, nauséabondes, etc. Est-ce, dans ce cas, le cerveau qui réagit sur l'estomac, ou si celui-ci est affecté par la continuité de la membrane muqueuse? Je crois la première version la seule vraie; d'abord pour les raisons que j'ai données du mécanisme de l'éternuement, et de plus parce que *l'idée seule* de ces saveurs, *la vue des corps* qui les recèlent, produisent le même résultat. Je ne sais pas, par exemple, si cette explication convient à la manifestation de pareils phénomènes qui résultent du chatouillement de la luette, de l'introduction d'un corps dans l'arrière-bouche, ou dans le pharynx.

5°. *Sensations cutanées.*

Trois sensations importantes méritent de trouver

leur place ici : le chatouillement, le froid, et la chaleur.

1°. *Le chatouillement* est une sensation qui résulte de certaines impressions faites sur la peau ; on l'excite en frottant légèrement le bord libre des lèvres, l'ouverture des narines, la paume des mains, et surtout la plante des pieds, en pressant la peau sur les côtes, sur les côtés des genoux. Une chose extrêmement remarquable, c'est qu'on ne peut pas se chatouiller soi-même. Le chatouillement est caractérisé par un sentiment de malaise local, de surprise, d'hilarité forcée, d'oppression de la pensée, avec un rire immodéré et involontaire, bientôt convulsif et très pénible. Si un tel état continuait quelque temps, les désordres cérébraux et respiratoires augmenteraient, et la mort s'en suivrait infailliblement.

2°. Les physiologistes se font une idée fausse de la manière d'agir *du froid* sur l'économie ; tantôt ils la considèrent (bien entendu que je ne fais pas un agent particulier des circonstances qui le produisent, et qui ne sont autres que l'absence de la chaleur,) comme une force astringente rétrécissant le calibre des vaisseaux, et refoulant le sang, les fluides de l'extérieur à l'intérieur ; tantôt ils croient qu'il coagule les fluides ; toujours ils pensent qu'il a une action générale sur tous les organes, et pénètre en ligne directe de la peau vers l'intérieur : sous ce rapport on confond absolument l'être vivant avec les corps bruts. Ne dit-on pas sans cesse qu'une personne maigre doit être plus sensible au froid, et une personne grasse plus insensible, parce que celle-ci est garnie d'une couche graisseuse peu conductrice, dont est privée la première? Si du moins la graisse se trouvait sur la peau, il serait possible qu'elle eût cette propriété, mais située derrière les houppes nerveuses, elle ne peut les garantir. Il est vrai que ceux qui adoptent l'explication que j'énonce ne pensent pas que le froid agisse principalement comme agent sensorial. Je citerai l'opinion de Zimmermann pour appuyer ce que j'avance sur l'idée qu'on se fait de l'action de cette influence : « Le froid resserre et rétrécit les corps même les plus durs, sans en excepter le diamant. Il en augmente la liaison, rend par là les corps mous fort roides, diminue considérablement le mouvement des fluides, et peu à peu les coagule et les gèle. L'homme, en tant que corps, est également assujetti aux mêmes lois, etc. (1) »

Dans l'action du froid sur le corps de l'homme vivant, nous distinguerons deux ordres de phénomènes: 1°. la sensation perçue par le cerveau; 2°. les modifications locales ou cutanées qui s'étendent plus ou moins loin, directement mais à peu de distance; parmi ces derniers il est bien vrai qu'il en est de purement mécaniques, tels que le ridement de la peau, la diminution du volume des veines, etc.

La peau exposée au froid se resserre, se ride, devient inégale, boutonneuse, *fait chair de poule*; les

(1) *Traité de l'Expérience*, tome II, page 291.

vaisseaux cutannés reçoivent moins de sang, sont moins gros, moins apparens; les extrémités des doigts, le bout du nez, les oreilles, deviennent pâles, paraissent privés de sang; un anneau qui ne pouvait sortir du doigt en est retiré; des souliers un peu étroits sont mis aisément. La sensibilité et la faculté des mouvemens de ces parties s'engourdissent, se perdent; l'on ne peut plus remuer les lèvres, les doigts, etc. La transpiration cutanée est diminuée, supprimée, ordinairement remplacée par une plus abondante sécrétion de l'urine et de la perspiration pulmonaire. Si le froid est modéré et le sujet doué d'énergie, l'excitation qu'il cause est suivie d'une réaction qui rétablit l'équilibre et tend quelquefois à le rompre dans un seus contraire, en déterminant une chaleur brûlante, un plus grand afflux de liquides à la peau, laquelle devient, au visage, d'un rouge violet ou pourpre. Si l'excitation est long-temps continuée, ou souvent renouvelée, il est assez fréquent qu'elle soit suivie à la peau d'affections inflammatoires, d'engelures; et si elle est très intense, absolument ou relativement aux dispositions individuelles, ces inflammations se terminent quelquefois par la gangrène, ou même les parties meurent sans avoir été enflammées. Ce sont toujours les parties les plus éloignées du cerveau, ou bien les moins fournies de nerfs, telles que les pieds, les mains, le nez, les oreilles, qui présentent plus fréquemment ces accidens.

L'action locale du froid peut s'étendre au-delà de la

peau ; déjà nous venons de parler de maladies très étendues qu'elle produit. On sait, en outre, que par l'application de réfrigérens, l'on est parvenu à guérir des anévrismes des artères des membres ; le même moyen est employé utilement pour faire avorter des inflammations qu'on veut empêcher de parcourir toutes leurs périodes ; je pense même qu'on devrait l'employer dans un grand nombre de cas.

Mais c'est surtout l'action du froid transmise au cerveau par les nerfs, et ressentie par lui, qui mérite de fixer l'attention du physiologiste.

Plusieurs faits prouveraient incontestablement que les phénomènes généraux produits par le froid sont cérébraux, si la nature même de ces phénomènes n'en fournissait des preuves sans réplique : 1°. chez ceux des aliénés dont le cerveau est dans un tel état, que la sensibilité appelée physique ou cérébrale externe, est diminuée et considérablement affaiblie, le froid n'a qu'une action locale ; ces malades, à peine vêtus, sans bas ni souliers, se promènent en plein air par la pluie, la neige, marchent sur la glace sans manifester la moindre indisposition ; la plupart répondent qu'ils ne sentent rien, et pourtant la température de leurs pieds, de leur peau est presque égale à celle de l'atmosphère ; 2°. de même que lorsqu'on a froid le cerveau pense difficilement, ou ne peut pas penser, de même aussi lorsque le cerveau est occupé à penser, à réfléchir, ou dans le sommeil, il est beaucoup plus difficile de se garantir de l'influence du froid. Il n'est personne qui n'ait été saisi par l'action de cette cause pendant la nuit, notamment aux pieds, et n'ait senti, peu de temps après le réveil, la chaleur se répandre agréablement, comme si elle partait de la tête, qui est alors très chaude, pour gagner les parties éloignées; 3°. chez les hypochondriaques, qui présentent des dispositions contraires à ces aliénés, dont la sensibilité cérébrale est extrêmement exaltée, le cerveau est tout aussi ébranlé par les impressions du froid que par l'action des excitans des autres sens. Enfin un quatrième fait résulte de ce que ce n'est pas l'impression du froid sur la peau, le sentiment de malaise cutané qui fatigue le plus beaucoup d'individus, surtout ceux dont le cerveau est irritable, et je me trouve de ce nombre, ce sont le malaise cérébral, la céphalalgie, le sentiment d'oppression morale et intellectuelle, de constriction de toute la tête.

Les phénomènes qui caractérisent cette sensation varient suivant le degré de la température, et les dispositions individuelles; nous pouvons les classer en deux degrés.

Premier degré. Malaise général, oppression de la pensée; le cerveau n'est occupé que des impressions qu'il reçoit du dehors, et d'ailleurs son action est affaiblie; sensations, idées, passions, toute opération cérébrale, sont gênées, embarrassées, anéanties; l'on ne parle ni l'on n'écoute, ni l'on ne réfléchit à autre chose qu'à l'état de souffrance que l'on endure; tremblemens musculaires, et quelquefois difficulté de mouvoir les pieds, les mains ou les mâchoires; il survient ordinairement de la céphalalgie : c'est en partie à cette cause qu'est dû cet accident lorsqu'on prend un bain froid. Le sommeil est difficile, souvent interrompu, laborieux; il est impossible de s'endormir si l'on n'a les pieds chauds, et l'on se retourne sans cesse dans le lit, lorsque pendant l'hiver il arrive qu'on n'est point assez couvert, ou que quelque couverture a glissé à terre.

Si cet état dure plusieurs heures, il est suivi, quand on le fait cesser en passant à une température convenable, d'abattement, de faiblesse de la pensée, souvent de céphalalgie, avec chaleur, afflux du sang à la tête, de propension au sommeil, de fatigue musculaire.

Deuxième degré. Si le froid est intense et que l'individu y soit exposé plus long-temps, à cet état d'excitation succèdent peu à peu un engourdissement cérébral caractérisé par une insensibilité générale, un besoin extrême du sommeil, une grande adynamie musculaire; bientôt la puissance nerveuse est tellement affaiblie que l'individu tombe et s'endort pour ne plus se réveiller, si l'on ne vient à son secours; il est froid, insensible et roide comme un cadavre. Et, soit dit en passant, pour le rappeler à la vie, il est essentiel de ne le réchauffer que graduellement, en le frottant d'abord avec de la neige, puis le plongeant dans un bain à la glace, dans lequel on ajoute successivement de l'eau un peu moins froide, et ensuite un peu plus chaude; on use du même procédé dans les congélations partielles.

Des physiologistes mécaniciens rendent compte de la congélation générale en supposant une sorte de coagulation des fluides; mais outre que nous avons vu le cerveau primitivement et toujours le centre des troubles, il est certain que si une fois le sang était coagulé et séparé en serum et en fibrine, il serait impossible qu'il pût reprendre sa fluidité ordinaire, que la circulation se rétablît, comme cela arrive lorsqu'on est assez heureux pour réveiller l'action cérébrale, et rétablir par là les mouvemens respiratoires.

Le froid agit-il comme excitant ou comme débilitant? Ces deux opinions, soutenues tour à tour, sont également vraies l'une et l'autre, si l'on tient compte de circonstances relatives au degré de la température, au laps de temps que le corps y reste exposé, aux dispositions individuelles. Le cerveau est excité dans le premier degré, surexcité dans le second, ce qui occasionne promptement un collapsus, une débilité extrême de toutes les fonctions, de la respiration, etc. Une personne forte, peu sensible, supportera plus aisément les rigueurs du froid qu'une personne débile, nerveuse. En général toutes les fonctions s'exécutent mieux pendant l'hiver que dans les chaleurs de l'été; les exercices musculaires sont alors plus faciles; les travaux de l'esprit, plus libres; l'appétit est excellent, et la digestion plus prompte. Je connais un jeune médecin qui, dans cette saison, est délivré d'une propension extrême aux affections tristes qui le poursuivent dans la saison opposée. Si la force cérébrale est assez puissante pour supporter l'action du froid, opérer une réaction salutaire, il en résultera une influence favorable à la santé générale et particulière du système nerveux; dans le cas contraire, cette influence est débilitante, et affaiblit la puissance nerveuse, dérange les fonctions; nous avons vu qu'elle conduit à la mort.

Le froid et toutes les variations brusques de la température agitent un grand nombre d'aliénés; dans ces circonstances l'agitation de ces malades est ordinairement très remarquable. Un médecin de l'hôpital de Wilna observa, à la suite de la trop célèbre retraite de Moskou, que beaucoup de Français perdirent la raison. Sans nier ici l'influence de la température, je crois que la cause principale de la folie chez nos malheureux compatriotes, était plutôt l'abattement moral, le découragement, les craintes continuelles de l'ennemi ou de la mort. Ce même médecin ajoute que la maladie dégénérait promptement en démence incurable.

Le froid prédispose à l'apoplexie, non point, comme on le dit, en refoulant le sang à l'intérieur, mais en excitant plus ou moins le centre sensitif. D'ailleurs les apoplexies sont, beaucoup plus rarement qu'on ne le pense communément, des épanchemens sanguins; beaucoup plus souvent ce sont des cérébrites ou ramollissemens. C'est ce que j'ai souvent eu occasion d'observer chez les vieilles femmes de la Salpêtrière. Il détermine quelquefois des morts subites chez les vieillards, par une surexcitation cérébrale suivie d'épanchement, ou simplement de l'abolition de l'action propre à entretenir la respiration par une lésion encore inconnue. Il est digne de remarque que ce n'est ordinairement pas pendant l'excitation cérébrale produite par le froid que surviennent ces accidens, mais bien lors du dégel; alors, comme après toute surexcitation, se manifeste un affaissement extrême, une adynamie des forces cérébrales qui se termine souvent par la mort, la paralysie, etc. J'ai observé chez les vieilles femmes de la Salpêtrière, pendant les fortes gelées, un accident qui, je crois, ne tient qu'à l'adynamie musculaire: ce sont des étouffemens, des gênes dans la respiration, des asthmes, si l'on veut; rien ne les soulageait mieux que des potions éthérées, et tout ce qui jouit de propriétés stimulantes analogues. Lorsque le froid agit subitement, il est caractérisé par un saisissement général, quelquefois suivi de la suppression des règles, ou des hémorroïdes, d'une hémorragie. C'est dans ce but que des femmes imprudentes prennent un pédiluve à la glace. Ce saisissement représente absolument un mouvement de surprise, de frayeur, une affection morale subite, et s'accompagne des mêmes effets.

La sensation subite du froid, surtout si elle succède à une sensation de chaleur, si le cerveau est prédisposé par des excitations antérieures, cause souvent à cet organe des affections inflammatoires dites fièvres ataxiques. Madame C......, âgée d'environ vingt ans, accouchée depuis trois mois et allaitant son enfant, sort un jour de février, les seins très légèrement couverts; rentrée après une demi-heure, elle est prise presque au même instant d'une céphalalgie intense et de délire; au bout de huit heures le cerveau recouvre l'usage de ses facultés, mais des douleurs pulmonaires et de tout le système musculaire, avec roideur de ce dernier, se manifestent; il n'y a point de crachement de sang; le délire reparaît et devient, le quatrième jour, furieux; la mort arrive le sixième: l'ouverture n'a point été faite.

Le passage brusque du chaud au froid occasionne souvent des affections inflammatoires, surtout des membranes muqueuses; rien n'est si fréquent, dans cette circonstance, que le coryza, le catarrhe pulmonaire ou intestinal. Je ne sais quel ordre de sympathie sert de transmission aux effets de cette cause; je note le fait sans en chercher l'explication. Ces maladies sont surtout fréquentes dans les saisons en même temps froides et humides.

3°. Le mécanisme de l'action de *la chaleur* n'a pas été mieux apprécié que celui du froid. Souvent on s'est contenté d'en observer les effets sans chercher à les rattacher à leur cause; plus souvent on les a fait dépendre d'influences mécaniques, de la raréfaction, de la volatilisation des liquides, d'influences directes de la peau sur le canal alimentaire, et toujours on a oublié leur vrai caractère, leur vrai siége. Dans un cas, l'on a comparé l'être vivant à des corps morts qui se putréfient, se volatilisent plus vite à un degré élevé de température ; mais on a oublié que la putréfaction ne se déclarerait pas s'il n'y avait que de la chaleur, le corps se dessécherait simplement ; tandis que la chaleur sèche et humide détermine à peu près les mêmes effets sur l'être vivant. Dans l'autre, on a méconnu le siége des sensations, leur mode de production.

La chaleur, comme le froid, agit sur le cerveau par sensation ; les phénomènes qui caractérisent son action sont cérébraux, et ceux qui se présentent ailleurs reconnaissent la même source, ils sont consécutifs à ceux-là.

Observons l'homme vers le milieu du jour d'un été brûlant : il éprouve un malaise général, une faiblesse musculaire extrême ; l'idée seule du mouvement le fait souffrir, il ne désire que le repos ; la puissance pensante est tellement opprimée, affaiblie, qu'il ne peut se livrer à aucuns travaux de l'esprit ; s'il est engagé dans une conversation, il parle et répond comme quelqu'un qui est dans un état voisin du sommeil ; s'il reste un instant tranquille, il devient rêveur, somnolent, et finit par s'endormir. Quelquefois la chaleur excite le cerveau et provoque l'insomnie, comme on l'observe pendant les nuits très chaudes. Un phénomène dont on donne une fausse explication, est l'étouffement, la difficulté de respirer, qui survient dans ces circonstances ; on l'attribue à la raréfaction de l'air, et dans le fait elle est due à l'affaiblissement des muscles inspirateurs : la preuve en est, qu'aussitôt qu'on se met au frais, à l'abri de l'ardeur du soleil, tous les phénomènes, et celui-là aussi, disparaissent presque subitement, quoique l'air ne soit guère plus condensé là qu'ailleurs.

Si l'action de la chaleur est souvent renouvelée ou presque continue, comme cela arrive pendant un été très chaud, et dans les climats de cette température, le cerveau perd de son énergie, et par suite, toutes les fonctions s'affaiblissent, le corps, comme on le dit très justement, est *énervé* ; les habitans des pays méridionaux sont en général indolens, paresseux, peu propres aux travaux de l'esprit ; ils dorment au milieu du jour, comme font chez nous les habitans des campagnes pendant l'été. Je ne sais trop si quelques unes des facultés affectives, telles que l'amour, sont aussi actives dans ces climats qu'on le prétend. Les organes digestifs participent de l'état du système nerveux ; l'on mange peu, et seulement des alimens tirés du régime végétal, faciles à digérer.

Les physiologistes veulent expliquer la faiblesse générale des forces cérébrales, provenant de l'action de la chaleur, par les pertes plus considérables de fluides perspiratoires cutanés. Sans nier tout-à-fait l'influence de cette cause, il nous sera facile néanmoins de montrer qu'elle doit entrer pour bien peu de chose dans les effets observés ; car, 1°. la sueur ne devient abondante que dans les mouvemens, et si l'on reste en repos, on transpire peu, quoique l'on n'en soit pas moins dans un état d'adynamie; 2°. le sentiment d'abattement extrême est tellement prompt qu'il précède ou naît en même temps que ce phénomène cutané; 3°. pendant l'hiver, les pertes de cette nature n'affaiblissent point; 4°. on a exagéré les effets des déperditions de liquides; puisqu'on peut bien tirer plusieurs livres de sang, le plus précieux de tous, il est très probable que la quantité de tout autre humeur ne sera pas suivie de plus graves accidens; 5°. d'ailleurs rien de plus facile que de réparer les fluides aqueux, comme la sueur; il suffit de prendre des boissons de même nature.

Rien donc de plus certain pour nous que les effets de la chaleur ne soient des effets cérébraux, déterminés par la perception d'impressions transmises par les extrémités nerveuses cutanées.

La chaleur est essentiellement débilitante; les phénomènes qu'elle produit sont à peu près les mêmes que ceux qui caractérisent les affections morales tristes, la crainte, la frayeur, etc., et n'en diffèrent qu'en ce qu'ils se manifestent ordinairement plus lentement, avec moins d'intensité dès le début. Ce mode d'action nous rend parfaitement bien raison de faits très importans.

1°. Pendant les chaleurs de l'été, dans les pays chauds, les maladies sont bien plus fréquemment cérébrales ou compliquées de symptômes cérébraux, que pendant l'hiver. L'adynamie, l'ataxie, sont alors très ordinaires; et on sait que dans ces circonstances les plaies se gangrènent facilement. Les voies gastriques sont aussi très souvent affectées d'irritations, d'inflammations.

2°. Deux maladies extrêmement graves, la peste et la fièvre jaune ont des rapports si intimes avec la température de l'atmosphère, que le meilleur moyen qui les fasse toujours disparaître, sont les approches de l'hiver, les rigueurs du froid. Ces affections sont particulières aux climats chauds, sévissent avec beaucoup plus de violence contre les étrangers peu habitués aux effets énervans de la chaleur, que contre les naturels dont la constitution est, pour ainsi dire, façonnée à cette manière d'être. « La maladie jaune des Antilles, dit Zimmermann, règne avec une fureur extrême à la Martinique et à Saint-Domingue, à cause de l'extrême chaleur humide qu'on y éprouve. (1) » Elles présentent à observer, comme toutes les affections dans lesquelles le cerveau éprouve une atteinte profonde, deux ordres de symptômes, dont le premier comprend les désordres nerveux qui sont, dans la fièvre jaune et la peste, constamment très graves, tels qu'un abattement extrême des facultés morales et intellectuelles, des forces musculaires, l'adynamie, l'ataxie, etc., et dont le second est relatif aux désordres éloignés, presque toujours prédominans dans quelques organes plus prédisposés que d'autres à re-

(1) *Traité de l'Exp.* tome II, page 306.

cevoir l'impression des causes morbifiques. Ce n'est qu'en considérant ces deux désastreuses maladies sous ce point de vue que l'on se rendra facilement compte de la divergence d'opinion des auteurs sur leur nature et leur siége. Ce qu'elles offrent de principal, d'essentiel, ce sont presque toujours les troubles cérébraux. Que ces troubles viennent primitivement, et cela est ordinairement ainsi, ou consécutivement, qu'ils soient causes ou effets, dès qu'ils existent ils doivent presque toujours devenir le point de mire de l'observateur. Après cela, selon les dispositions individuelles, ce seront tantôt l'estomac et le foie, les poumons et le cœur, tantôt toute l'économie, qui seront un autre foyer pathologique, de même primitif ou secondaire, cause ou effet. Dans la peste, très souvent le cerveau seul est affecté; quelquefois les malades meurent en peu d'heures comme frappés de la foudre; et à l'ouverture cadavérique l'on trouve les organes thoraciques et abdominaux parfaitement sains. Dans la fièvre jaune, les voies gastro intestinales et le foie sont le plus souvent altérés, enflammés, gangrenés.

Cette manière de voir les choses laisse de côté la question de la contagion; on peut très bien concevoir que l'atonie cérébrale soit seulement une prédisposition, dans le cas où l'on voudrait admettre l'influence contagieuse, et suffit, dans le cas contraire, au développement des accidens. Mais quelle que soit l'opinion que l'on adopte sur ce point important de pathologie, l'on ne devra sans doute pas blâmer en rien les mesures que l'on peut prendre pour se préserver de ces maladies terribles.

3°. Dans les pays chauds, l'on rencontre une foule d'autres affections cérébrales ; les convulsions y sont très communes ; en Afrique, aux Barbades, les moindres blessures sont suivies de tétanos. L'Orient est la patrie des contemplatifs, des rêveurs, des mélancoliques, des fanatiques de toute espèce. En été l'on pense peu et difficilement ; les cerveaux irritables, les vaporeux, les hystériques, les hypochondriaques, souffrent beaucoup. Zimmermann assure que les habitans du pays de Vaud sont obligés d'envoyer, pendant l'été, leurs enfans sur les hautes montagnes pour les empêcher de perdre la mémoire ou de devenir fous. (1)

4°. Dans les climats extrêmes, où l'homme est soumis à l'action stupéfiante d'une chaleur excessive ou d'un froid rigoureux, il fait un très grand usage de moyens qui ont la propriété d'exciter le cerveau, tels que les boissons alcoholiques, le tabac fumé, les préparations d'opium, certaines plantes aromatiques, le béthel, les parfums, le café, etc.

6°. *Sensations gastriques ; faim. — Sur les sensations internes en général.*

Le cerveau, communiquant avec tous les organes

(1) *Id.* p. 286.

au moyen des nombreux filets de nerfs qui se répandent partout, est le centre où peuvent se faire ressentir toutes les impressions reçues par les extrémités nerveuses.

Cinq sens, c'est-à-dire cinq dispositions nerveuses modifiées selon la nature des propriétés des corps qui sont leurs stimulans de fonction, nous mettent à même de prendre connaissance de ces propriétés. Mais il existe d'autres modifications de la faculté de sentir, relatives à la perception des impressions produites dans l'intérieur de l'organisme par différens excitans, et dans diverses circonstances de la vie de l'animal. Cabanis, et depuis lui les physiologistes modernes, ont bien tenu compte de cette source de nos idées, mais ils n'en ont parlé que d'une manière trop générale, et surtout sans chercher à déterminer les conditions nécessaires pour que le cerveau, influencé de la sorte, soit modifié dans sa manière d'agir ou perçoive des impressions qui deviennent des idées; dominés par des opinions erronées sur le siége des passions et des affections, sur la cause organique des dispositions morales et intellectuelles, siége et cause qu'ils voulaient placer dans quelques viscères thoraciques ou abdominaux, ou dans l'économie tout entière, ils ont été forcés d'admettre une action sympathique de ces parties sur le cerveau, tout-à-fait occulte, mystérieuse, entièrement supposée, mais nécessaire pour soutenir l'échafaudage de leurs erreurs. Et une chose fort digne de remarque, c'est que ce soit précisément aux organes régis seulement par des nerfs ganglioniques, et qui, pour la plupart en santé, ne manifestent aucun phénomène dont l'individu ait conscience, auxquels ils ont, dans ce cas, fait jouer le principal rôle; c'est le foie, à l'influence duquel ils ont attribué la fermeté, l'opiniâtreté de caractère, l'ambition, le tempérament mélancolique; c'est de la rate que Pline faisait dériver la joie et la gaîté; le cœur est encore regardé par quelques uns de nos auteurs modernes comme le mobile du courage. Il est singulier que le rein, qui se trouve dans la même catégorie que ces organes, relativement à l'origine de ses nerfs, et à la nature cachée de ses opérations, ait été oublié dans la distribution des rôles joués dans les divers tempéramens.

On peut classer les fonctions en trois séries, selon qu'elles sont sous l'empire 1°. des nerfs trisplanchniques, 2°. des nerfs cérébraux, 3°. des uns et des autres.

Dans l'état sain, les premières sont exécutées sans conscience, sans que le cerveau en ait connaissance, sans sensations; telles sont toutes les sécrétions, quoique quelques glandes reçoivent des nerfs cérébraux, les contractions du cœur. Les secondes ont lieu avec conscience; ce sont les fonctions des sens et de la peau, qui, outre qu'elle forme l'enveloppe du corps, nous fait connaître la température des objets. Les troisièmes se composent à la fois de phénomènes perçus, de sensations et de phénomènes qui ont lieu sans conscience.

Mais dans l'ordre pathologique, tous les nerfs sont susceptibles, ceux des ganglions comme les autres, de transmettre au cerveau certaines impressions excitées dans les organes ; il en résulte une sensation qu'on appelle douleur, expression générique employée pour désigner tous les modes de sentir des parties malades.

Les sensations internes les plus remarquables sont la faim, la soif, celles qui résultent des besoins d'uriner, d'aller à la selle, de respirer, la sensation vénérienne, la douleur.

Des physiologistes ne veulent point donner le nom de sensations à quelques uns de ces phénomènes, tels que la faim et la soif, prétendant que toute sensation est produite par l'excitation de stimulans étrangers, et que dans la faim et la soif l'on n'observe rien d'analogue. Mais il est évident que c'est bien moins la source que la nature des choses qui en assigne la place dans un cadre quelconque ; et que, pour cette raison, toute impression organique ressentie ou plutôt perçue par le cerveau, doit entrer dans la famille des sensations, quel que soit l'excitant qui la détermine. Et d'ailleurs, n'est-ce point dans ce cas particulier, commencer par établir des règles arbitraires, et en déduire, comme de juste, de faûsses conséquences ? ou plutôt ceux qui soutiennent une semblable opinion savent-ils le mécanisme de la faim et de la soif, et n'appellent-ils pas la douleur une sensation, quoique souvent ils ne connaissent pas le changement organique qui la fait naître ?

Les sensations internes ont les mêmes caractères que celles transmises par les sens. Perçues par le cerveau, elles sont converties en idées qui peuvent être, comme les autres idées, conservées par la mémoire, rappelées au souvenir sans la présence des excitans qui les avaient déterminées, susceptibles de réminiscence, c'est-à-dire d'être rappelées sans être excitées de nouveau : ainsi nous avons les idées de la faim, de la soif, du froid, du chaud (le froid et la chaleur, quoique sensations cutanées, n'en doivent pas moins être dans la classe des sensations internes); ainsi le malade amputé d'un membre par suite de quelque affection douloureuse, ressent souvent encore pendant bien long-temps, dans les parties qu'il n'a plus, la douleur qu'il y avait éprouvée, et qui n'existe plus que dans son cerveau. Dès qu'une partie n'a plus de communications nerveuses, elle ne peut plus lui transmettre aucune impression ; de même que le sens de la vue est anéanti par l'atrophie, la compression des nerfs oculaires, un membre entièrement paralysé est insensible au froid comme au chaud; cependant, comme il reçoit des nerfs du trisplanchnique avec les artères qui le pénètrent, la douleur pourra y être réveillée dans certaines maladies inflammatoires.

Non seulement il résulte des impressions que reçoit le cerveau des organes qui ne sont pas les sens, des idées, des perceptions, mais encore ces idées et ces perceptions peuvent s'accompagner ou être suivies de phénomènes cérébraux très analogues à ceux dont nous avons parlé sous le nom d'*affections morales*, comme étant excitées par la connaissance d'objets, de circonstances transmises par les sens, et qui touchent de près au bonheur et à la conservation de l'individu : preuve nouvelle que les unes et les autres ont une source analogue, les extrémités sentantes des nerfs, et un même rendez-vous, un même point qui les réfléchit, le cerveau, et qu'elles ne diffèrent que sous le rapport du lieu de leur naissance, de la cause qui les excite, et du caractère particulier qu'elles revêtent ; différences, au reste, qui existent aussi entre les opérations des cinq sens ; car ce n'est certainement pas plus une chose semblable de sentir des couleurs, des odeurs, des sons, que de sentir la faim, la soif, le froid ou le chaud, etc. ; et toujours est-il que dans ces deux cas, les phénomènes appartiennent à une seule famille. Le plaisir et la douleur, tels sont les deux termes desquels se rapprochent les affections morales, quelle qu'en soit l'origine ; tout ce que nous avons dit touchant la joie et le chagrin, la frayeur, les tourmens, les inquiétudes, l'espérance, le calme de l'âme, etc. pourra trouver ici, en grande partie, son application.

Une remarque bien importante, bien propre à jeter de vives lumières sur la nature des sensations internes, est celle-ci : l'attention fortement fixée, les méditations profondes, les affections morales vives, affaiblissent ou rendent presque nulle l'action des sens ; le sommeil agit encore d'une manière plus absolue, puisqu'il l'éteint à peu près momentanément. Eh bien! la même chose a lieu pour la faim, et pour toutes les sensations intérieures; l'homme qui médite oublie ses besoins; la faim le presse, le froid le saisit, sa vessie est distendue par l'urine, et aucune sensation, du moins assez intense, ne l'en avertit; ses organes sont déjà en souffrance lorsqu'il s'en aperçoit. Pendant le sommeil, le cerveau ne perçoit que confusément et quelquefois trop tard les besoins qui demandent à être satisfaits; tantôt dans des songes trompeurs le col de la vessie est lâché, et l'écoulement des urines détermine le réveil; tantôt des coliques senties depuis long-temps, et augmentant toujours, occasionnées par la plénitude du rectum, finissent par faire aussi cesser le sommeil, etc. Les souffrances, les douleurs d'un malade, sont souvent allégées, quelquefois presque oubliées par des occupations récréatives, des distractions, des conversations animées sans être trop suivies sur un même sujet; dans certaines maladies cancéreuses, où toutes les ressources de l'art ne sauraient que rendre l'existence plus supportable, le médecin cherche à engourdir le centre sensitif, et parfois les nerfs de transmission, au moyen de substances auxquelles on a reconnu ces propriétés. Trop heureux s'il était en son pouvoir de voiler les approches de la mort d'un sommeil léthargique presque continuel, et seulement interrompu pendant quelques instans nécessaires à la subsistance et à d'autres actes de la vie végétative!

Ainsi, l'homme tourmenté par *la faim*, a l'esprit faible, n'a plus d'idées, ne lie celles qui lui viennent que rarement et difficilement, qu'avec peine ; il ne raisonne plus, et, *ventre affamé n'a point d'oreilles*, est un dictum vulgaire très vrai dans ce sens. La force musculaire faiblit avec la force cérébrale ; la marche devient lente et pénible ; la pensée et le mouvement semblent s'anéantir peu à peu, jusqu'à ce que quelque excitant stimule l'estomac, et fasse cesser la cause de la sensation qui absorbe l'action cérébrale. Une fois cette cause détruite par l'ingestion d'une substance alimentaire, *au même instant* l'ordre renaît dans les forces nerveuses ; la pensée, les sens, les muscles retrouvent leur énergie, etc. Certainement tous ces phénomènes sont bien ceux d'une affection morale de la nature de celles qu'on appelle débilitantes, et qui cessent avec les circonstances qui les avaient produites. Les physiologistes sont bien généralement convaincus aujourd'hui que la cessation des effets qui accompagnent la faim, par la seule présence des alimens, ne tient nullement à un acte de nutrition ; mais avec le grand mot de *sympathie*, devenu magique pour tout expliquer, ils se tirent d'embarras, sans tenir compte des rapports faciles à observer entre les centres producteurs des phénomènes, et ne voient pas que le cerveau affecté par la sensation, donne naissance aux troubles indiqués, lesquels disparaissent lorsque des impressions nouvelles changeant l'état de l'estomac, le cerveau ne sent plus, n'est plus modifié de manière à présenter dans son action ces légers troubles.

7°. *Sensation pharyngienne. Soif.*

La soif est une sensation rapportée au pharynx; beaucoup plus pressante que la faim, elle s'accompagne de phénomènes moraux très analogues aux inquiétudes, à la préoccupation, aux tourmens de la crainte, et peut conduire, si elle n'est étanchée, aux affections cérébrales les plus graves, telles que la céphalite, la frénésie, la rage. La soif n'est pas un simple besoin de liquides, car on peut la tromper, la faire cesser en humectant la bouche et le pharynx de quelques gouttes de liquide acidulé qui excite les follicules de ces parties, et les glandes salivaires; en cela elle ressemble à la faim, qui n'est pas non plus un besoin purement nutritif.

8°. *Sensation qui résulte du besoin de respirer.*

A peine l'enfant est-il sorti du sein de sa mère, quelquefois il y est encore en partie, et la respiration s'établit. Les physiologistes s'occupent beaucoup de la recherche des causes excitantes de cette fonction. Pour nous qui nous contentons de savoir qu'il existe des rapports entre les dispositions des organes et leur destination, entre la fin et les moyens, que chaque partie est douée de la faculté de reconnaître ses stimulans propres, nous nous bornons à observer que les mouvemens respiratoires s'établissent avec le contact de l'air extérieur. Les changemens qui surviennent dans la circulation, à cette époque, ne sont pour rien ici, car l'enfant respire avant la ligature du cordon ombilical. Respirer est un acte tellement irrésistible, qu'il est impossible de rester plus de quelques minutes sans le renouveler. Il résulte pourtant d'expériences récentes faites par M. Bourdon, sur lui-même, qu'on pourrait se faire mourir volontairement en suspendant la respiration.

9°. *Sensations qui résultent d'autres besoins.*

Je m'abstiendrai de détails sur les sensations résultant des besoins d'évacuer les urines ou d'aller à la selle, et de celles plus ou moins agréables et diverses que fait naître la présence des alimens ou de certaines boissons; elles n'affectent pas assez fortement le cerveau pour offrir des phénomènes dignes de fixer particulièrement l'attention. Nous y reviendrons ailleurs.

10°. *Sensation génitale ou vénérienne.*

Rien de plus contradictoire et souvent de plus éloigné de la vérité que ce qu'ont écrit les auteurs sur la cause et la nature de la jouissance vénérienne, sur la cause et la nature des phénomènes qui la précèdent, la caractérisent ou la suivent; enfin sur les suites ultérieures qu'elle peut entraîner, soit en bien, soit en mal. Tous font jouer au sperme un rôle auquel il est étranger.

La volupté vénérienne est une sensation, une perception cérébrale ; tous les phénomènes qui y ont trait sont également cérébraux, comme une simple analyse va nous le prouver. Le sperme paraît uniquement destiné à exciter la vitalité du germe.

Il est facile de démontrer de la manière la plus positive, et par l'exposition d'un seul fait, que le sperme n'a aucun rapport avec la sensation, ni avec aucune de ses suites : les enfans et les femmes sont dépourvus de l'un, et sont susceptibles d'éprouver tous les effets de l'autre. Ceci me paraît sans réplique. D'un autre côté, l'analogie des caractères de cette sensation avec ceux de toutes les autres est telle, que toute discussion devient inutile pour prouver l'identité de leur siége ; les faits d'ailleurs parleront d'eux-mêmes.

La jouissance vénérienne peut être considérée comme une joie extrêmement vive et de courte durée ; c'est le plaisir le plus vif, la sensation la plus délicieuse dont soient susceptibles les êtres sentans. La nature a semblé par là vouloir attacher un attrait puissant à l'acte important et universel de la reproduction.

L'animal en rut, l'homme dans l'attente du plaisir, sont tourmentés du désir de satisfaire un besoin devenu impérieux, irrésistible ; toutes les idées sont absorbées par celle-là, la pensée n'a plus de force ; quelquefois la raison en reçoit de légères atteintes; c'est une véritable monomanie momentanée. Ils éprouvent un sentiment d'ardeur, de chatouillement aux organes génitaux; ces parties se gonflent, entrent en érection, se gorgent de sang: la force musculaire est exaltée; les mâles, dans les espèces qui ne se marient que passagèrement, se livrent souvent des combats sanglans pour obtenir la possession d'une femelle; d'autres parcourent des espaces immenses pour le même objet; l'homme ne le cède souvent en rien aux animaux, dans de pareilles circonstances. Immédiatement avant la consommation de l'acte reproducteur, l'esprit est dans une sorte de rêvasserie, de mélancolie douce; il semble goûter à l'avance ce plaisir toujours impatiemment attendu, et qui doit le plonger dans un océan de délices; la respiration est lente, expirante, entremêlée de longs soupirs, de soupirs sanglotans; le système musculaire est affaibli; il ne faudrait rien moins qu'un incident imprévu et puissant, un danger imminent, pour le réveiller et lui rendre son énergie.

Pendant l'acte vénérien, et par le frottement du gland chez l'homme, et des différentes parties du vagin chez la femme, naît la sensation voluptueuse; variable pour l'intensité et la durée, suivant les dispositions individuelles relatives au plus ou au moins de développement de la sensibilité cérébrale extérieure, elle va toujours croissant jusqu'au moment de l'éjaculation, où l'ébranlement nerveux devient tel, qu'il offrirait tous les caractères d'une affection grave, si l'on n'en connaissait la cause; toutes les facultés cérébrales sont anéanties, la pensée est nulle; les sens sont insensibles aux impressions des objets; l'insensibilité est générale et profonde, en sorte qu'on peut couper certains reptiles accouplés, sans pour cela les séparer; souvent le système musculaire entier est pris de spasmes, de roideur, de convulsions; c'est quelquefois une syncope véritable, un état voisin de l'épilepsie On rapporte des exemples d'attaques d'apoplexie, de ruptures d'anévrismes survenues dans ces conjonctures, comme nous en avons vu être le résultat des affections morales vives, de la joie, chez Chilon le sage, Sophocle, etc.

Immédiatement après l'éjaculation, ou plutôt la cessation de la sensation, car on ne peut guère appeler éjaculation l'émission d'une petite quantité d'une humeur claire et muqueuse, que sécrétent les organes de la femme, humeur qui n'existe souvent pas chez les enfans en bas âge, à cette surexcitation cérébrale, à ces violentes secousses de tout le système nerveux et des muscles, succède, comme il arrive toujours après un état semblable, un état tout opposé, un affaissement général de ces organes, proportionné à l'étendue, à l'activité du mouvement qui l'a précédé, aux dispositions du sujet, etc.; les facultés de l'esprit, les forces musculaires tombent dans un collapsus bien remarquable; les yeux, naguère si vifs, sont mornes, languissans; la physionomie exprime l'apathie, la tristesse, l'ennui, l'étonnement; le dégoût remplace les désirs : ordinairement alors l'objet qui tout à l'heure captait toutes les affections, n'inspire plus que de l'indifférence, de l'éloignement, quelquefois même de l'aversion : est-ce aussi alors que l'auteur de la Nouvelle Héloïse pense que la femme peut s'assurer si l'homme est conduit vers elle par quelque autre sentiment que celui de la passion que le même instant voit éclore et disparaître, et si la tendre amitié ne comblera de sa douce influence le vide affreux que cette passion laisse lorsqu'elle est satisfaite.

Tels sont, en général, les phénomènes qui précèdent, accompagnent et suivent la sensation voluptueuse; tous confirment notre opinion, que ces phénomènes ont pour centre de réunion le cerveau, et pour domaine le système nerveux. Tous sont caractéristiques, en particulier et en masse, d'une action de ces organes qui nous donnera l'explication des effets ultérieurs qui en résultent relativement à la santé de l'économie en général, et du cerveau en particulier; à la guérison et à la production des maladies dites nerveuses; tous ont une origine assez clairement indiquée, pour que nous n'ayons pas besoin de recourir aux propriétés prétendues merveilleuses de là liqueur spermatique, pour en découvrir la cause.

Cependant, disons deux mots de la manière de se rendre compte de certains faits que l'on attribue à l'influence du sperme, à laquelle, au reste, Cabanis ne croyait guère, car il dit bien positivement : « Nous savons, à n'en pouvoir douter, que l'épuisement qui suit les plaisirs vénériens dépend bien moins des pertes matérielles (de sperme) qui les accompagnent, que des impressions voluptueuses qui leur sont propres. »

On fait observer 1°. que lorsque les vésicules spermatiques sont remplies, les désirs vénériens sont plus fréquens, plus énergiques; on cite l'exemple rapporté par Buffon, d'un ecclésiastique qui devint fou par excès de continence, et recouvra la raison après d'abondantes pollutions; 2°. que la continence, lorsqu'elle n'est pas poussée au delà des limites prescrites par la constitution individuelle, est favorable à la santé, et caractérisée par la vigueur, la force de tout l'organisme; et que, au contraire, l'incontinence extrême a des effets opposés; d'où l'on conclut que le sperme, continuellement sécrété, est absorbé dans ses parties les plus ténues (on sait que ce sont les plus aqueuses), lesquelles sont supposées excitantes, toniques, etc. Les faits observés sont exacts, la manière seule de les concevoir est fausse. Quant au premier, nous le retrouverons en traitant de l'influence du cerveau sur les organes génitaux, et la cause du penchant à l'union des sexes; en attendant considérons 1°. que les désirs vénériens sont d'autant plus fréquens que l'acte vénérien est plus souvent renouvelé, auquel cas pourtant le sperme est plus fluide, et doit, par conséquent, être moins irritant que lorsqu'il séjourne long-temps dans son réservoir; 2°. que tous les actes nerveux ont une très grande tendance à la répétition, à devenir des habitudes, à être rappelés par une sorte de réminiscence, etc. Quant aux propriétés prétendues stimulantes du sperme, je ne crois pas qu'elles soient, sous ce rapport, au dessus de celles de l'urine, de la bile, etc. Mais nous ferons observer que dès la plus haute antiquité l'on avait reconnu l'action de l'influence nerveuse cérébrale dans la nature des effets de la sensation vénérienne. Hippocrate pensait que tout le corps, et particulièrement la tête, était la source du sperme; Platon croyait que ce fluide provenait de la moelle épinière; Alcmœon le regarde comme étant une partie *du cerveau;* Épicure, comme une parcelle *de l'âme*, etc. Démocrite regarde le coït comme une sorte d'épilepsie. Tissot, tout en admettant pour cause de l'épuisement qui suit l'acte vénérien, l'émission du sperme, dit : « La promptitude avec laquelle l'affaiblissement suit l'acte a paru à bien des gens, et avec raison, une preuve que ce ne pouvait être la seule privation de semence qui l'occasionnait; et ce qui prouve démonstrativement combien cet acte doit affaiblir, c'est l'affaiblissement qu'éprouvent tous les malades qui ont des accès de maladies convulsives. (1) » Cabanis surtout se déclare formellement en faveur de l'opinion qui considère les phénomènes nerveux comme les plus importans dans l'explication des phénomènes qui nous occupent, comme nous venons de le voir par le passage de cet auteur, qui

(1) T. III, p. 273.

vient d'être cité. Il est facile de comprendre que si les anciens attribuaient de grandes vertus au sperme, c'est qu'ils le croyaient une émanation directe du cerveau ou des autres nerfs; aujourd'hui il est impardonnable de partager la première erreur, qui n'est qu'une conséquence de la seconde, à laquelle on n'ajoute plus aucune foi.

La sensation vénérienne est suivie de résultats extrêmement importans, variables, ou même opposés, suivant l'âge, le sexe, les dispositions individuelles, la fréquence de sa répétition. On peut poser en principe 1°. que les plaisirs de l'amour sont utiles, excitent les facultés cérébrales, entretiennent la santé, toutes les fois qu'ils sont pris avec modération et dans l'âge où le système nerveux, ou plutôt le cerveau, a acquis la force nécessaire pour les supporter; 2°. que dans le cas contraire, et toutes les fois qu'on en use immodérément, ou que les organes nerveux n'ont pas acquis le complément de leurs forces, ou sont mal disposés pour supporter l'ébranlement qui les affecte, ils détériorent les facultés de ces organes, et, par suite, de toute la machine, occasionnent des maladies graves, ou bien rendent telles, celles qui, chez tout autre individu, ne seraient que locales ou sans symptômes cérébraux très inquiétans. Les plaisirs de l'amour, lorsqu'ils sont légitimes, et par là j'entends quand l'on n'en use que quelque temps après la puberté, et qu'alors ils sont un besoin impérieux de l'organisation, un penchant qui remplit le vœu de la nature, puisqu'il conduit à la reproduction de l'espèce, si l'on sait en user selon ses forces, calment des désirs qui suspendaient ou troublaient la raison, rendent l'esprit dispos, tranquille, favorisent le sommeil; ils contribuent à la guérison de maladies dans lesquelles il convient de stimuler le cerveau et tous les nerfs. Les excès vénériens, comme toutes les affections morales vives et soutenues, affaiblissent les forces nerveuses en augmentant ou diminuant l'irritabilité cérébrale, et deviennent la source d'une foule de maux dont, le plus souvent, on ignore la cause, quoiqu'il soit bien facile de la reconnaître par l'habitude de l'observation; tels sont les vapeurs hystériques, l'hypochondrie, la chlorose, que je regarde comme variété de cette maladie, la folie, la démence, l'épilepsie, et tous les accidens symptomatiques de ces affections, tels que la consomption, l'étisie, la phthisie; l'atonie et l'adynamie surviennent promptement dans les maladies des individus ainsi épuisés, énervés.

C'est surtout avant l'âge de la puberté, et à cette époque de la vie, que les enfans de l'un et de l'autre sexe abusent souvent d'eux-mêmes de la manière la plus déplorable; la masturbation est un fléau beaucoup plus général qu'on ne pense, surtout chez les filles; peut-être aussi, il faut le dire franchement, moins destructeur qu'on n'a coutume de le répéter. Je suis intimement convaincu qu'il est extrêmement peu de personnes qui ne se soient adonnées à ces mauvaises habitudes, et il est bien vrai que la plupart n'en éprouvent point de grands inconvéniens, surtout si elles sont bien constituées, et ne s'y livrent point avec excès. Si l'on a exagéré les effets de la masturbation, c'est qu'on ne les a constatés que lorsqu'ils méritent de fixer l'attention du médecin, d'où on a inféré que ce vice n'existait que lorsqu'ils se présentaient avec cet aspect, et que tous les enfans en sont exempts lorsque leur santé n'offre aucune atteinte; c'est là une erreur. Dès l'âge le plus tendre les frottemens de la muqueuse génitale peuvent déterminer la sensation vénérienne; on a vu des nourrices ou des bonnes apaiser les cris d'enfans en la leur procurant; j'ai vu des petites filles de dix-huit mois, deux ans, connaître les moyens d'arriver au même but. Mais c'est plus particulièrement vers onze ou douze ans que se contracte cette mauvaise habitude, soit par la fréquentation d'enfans déjà instruits, soit naturellement et par une sorte de mouvement machinal qui engage à calmer, par des attouchemens, la démangeaison, le prurit, qui se font sentir aux parties génitales; une fois la découverte faite, l'attrait du plaisir porte à la recommencer, et cela autant de fois que l'état des organes le permet. L'enfant ne se vante jamais de cette action, et il s'y livre déjà depuis long-temps quand on s'en aperçoit, à moins qu'on ne l'apprenne par hasard, ou par les suites funestes à sa santé.

Les excès de la masturbation se reconnaissent à des signes assez certains pour qu'on ne risque guère de se tromper. Les petits enfans de quelques années sont pâles, malingres, maigres, quoique mangeant beaucoup; ils ont la tête souvent chaude et douloureuse, les pupilles dilatées; le gland du garçon et la vulve de la fille sont ordinairement rouges et écorchés. J'ai vu une petite fille être affectée d'une inflammation assez intense de cette partie. Si l'on ignore la véritable cause de ces désordres, on les attribue le plus souvent à la présence des vers, et l'on médicamente en conséquence; les accidens ne font qu'augmenter. Il survient des convulsions; l'appétit et la digestion se dérangent, et une cachexie consomptive les entraîne au tombeau. Les enfans de dix, douze ans et plus, sont pâles, débiles, solitaires, peu aptes aux travaux de l'esprit; les filles ont des fleurs blanches, des gastralgies. Un accident très fréquent et qui ne m'a jamais trompé sur sa nature, ce sont des palpitations de cœur, accompagnées de gêne dans la respiration, de légers étouffemens. Quelquefois d'autres symptômes hystériques ou hypochondriaques s'adjoignent à ceux-là; le moral tourne aux affections tristes, les pleurs viennent facilement et sans sujet; des syncopes, des tremblemens partiels ou généraux se manifestent à la moindre contrariété, et souvent sans sujet; enfin, dans des cas, la chlorose, l'hystérie, l'épilepsie, la démence, la folie stupide, la phthisie, naissent après un temps plus ou moins long; la menstruation s'établit difficilement ou pas du tout, ou bien l'écoulement se supprime, ne reparaît qu'irrégulièrement. Les auteurs ont fait de ce symptôme une maladie qu'ils ont appelée amenorrhée ou dysmenorhée, suivant qu'il y a absence ou diminution de l'écoulement sanguin; mais ces désordres sont le plus souvent toujours un état dépendant de troubles éloignés, et n'exigent pas de traitement particulier, comme le disent ces mêmes auteurs.

Nous parlerons ailleurs des moyens de remédier à ces accidens divers.

Les excès vénériens produisent des désordres analogues chez les adultes. Les vieillards surtout doivent éviter les plaisirs de l'amour; et si, prenant une irritation génitale pour de la vigueur, ils ne savent pas se modérer, ils tombent promptement dans un épuisement irréparable, dans la démence sénile, et meurent d'affections cérébrales plus ou moins promptes à se terminer. L'homme qui veut atteindre et passer une vieillesse exempte d'infirmités, posséder alors les facultés intellectuelles, motrices et digestives douées de force et d'énergie, doit, vers sa cinquantième année, commencer à abandonner les plaisirs de l'amour.

Tissot est un des auteurs qui ont le plus exagéré les funestes effets de la masturbation, par la raison, sans doute, que j'ai indiquée; il prenait probablement pour type des masturbateurs, les malheureux qui, arrivés au dernier degré d'épuisement, avaient recours à ses conseils. Pour faire voir que c'est toujours vers le cerveau que l'on a observé les principaux accidens occasionnés par les excès vénériens, j'extrairai de son Onanisme divers passages de lui, ou cités par lui, qui ne laissent rien à désirer sous ce rapport. « Épuisés enfin par une fatigue continuelle, ces malades tombent dans toutes les maladies du cerveau, mélancolie, catalepsie, épilepsie, imbécillité, perte des sens, faiblesse du genre nerveux, et une foule de maux semblables. Cette cause (la masturbation) fait un tort infini à beaucoup de jeunes gens, en ce que, lors même que leurs facultés ne sont pas éteintes, l'usage en est perverti. Quelle que soit la vocation à laquelle ils se vouent, on ne réussit à rien sans un degré d'attention, dont cette habitude pernicieuse les rend incapables. Parmi ceux même qui ne se vouent à rien (cette classe n'est que trop nombreuse), il en est qui n'y sont pas propres; un air de distraction, d'embarras, d'étourdissement, n'en fait que des oisifs déplaisans (1). — Cet auteur a vu un homme de cinquante-neuf ans devenir aveugle après trois mois de son mariage avec une jeune femme (2). — Les jeunes gens, dit Arétée (qui se livrent aux excès de la masturbation), prennent et l'air et les infirmités des vieillards; ils deviennent pâles, efféminés, engourdis, paresseux, lâches, stupides, et même imbécilles; leur corps se courbe, leurs jambes ne peuvent les porter; ils ont un dégoût général; ils sont

(1) Tome III de ses œuvres, page 235.

(2) *Id.* p. 203.

inhabiles à tout ; plusieurs tombent dans la paralysie (1). — Les émissions fréquentes de semence relâchent, dessèchent, affaiblissent, énervent et produisent une foule de maux ; des apoplexies, des léthargies, des épilepsies, des assoupissemens, des pertes de vue, des tremblemens, des paralysies, des spasmes, et toutes les espèces de gouttes les plus douloureuses (2). — Hoffman a vu un jeune homme tomber, à la suite de ces excès, dans une si grande faiblesse de tête et des yeux, que souvent ces derniers étaient saisis de violens spasmes dans le temps de l'émission de la semence. Dès qu'il voulait lire quelque chose, il éprouvait un étourdissement semblable à celui de l'ivresse ; la pupille se dilata extraordinairement, etc. (3). — La trop grande perte de semence, dit Boerrhaave, produit la lassitude, la débilité, l'immobilité, des convulsions, la maigreur, le desséchement, des douleurs dans les membranes du cerveau, émousse les sens, et surtout la vue, donne lieu à la consomption dorsale, à l'indolence, et à diverses maladies qui ont de la liaison avec celles-là. (4)

« Toutes les facultés intellectuelles s'affaiblissent ; la mémoire se perd, les idées s'obscurcissent, les ma-

---

(1) *De Signis et Causis diut. morb.* lib. II, c. 5.

(2) Lommius, *Commentaires de Celse.*

(3) *Consultationes.*

(4) *Institutiones.*

lades tombent même dans une légère démence; ils ont sans cesse une espèce d'inquiétude intérieure, une angoisse continuelle, un reproche de leur conscience si vif qu'ils versent souvent des larmes; ils sont sujets à des vertiges; tous leurs sens, mais surtout la vue et l'ouïe, s'affaiblissent; leur sommeil, s'ils peuvent dormir, est troublé par des rêves fâcheux. Les forces du corps manquent entièrement; l'accroissement de ceux qui se livrent à ces abominations avant qu'il soit fini est considérablement dérangé. Les uns ne dorment point du tout; les autres sont dans un assoupissement presque continuel. Presque tous deviennent hypochondriaques ou hystériques, et sont accablés de tous les accidens qui accompagnent ces fâcheuses maladies, tristesse, soupirs, larmes, palpitations, suffocations, défaillances, etc. (Tissot, tome III, p. 220.) »

Les suites de la sensation vénérienne sont-elles les mêmes, dans le coït et dans la masturbation, chez l'homme et chez la femme? Les auteurs pensent que non, moi je pense le contraire. Ils ont été trompés par les apparences, ou bien ils ont raisonné sur des suppositions; ils ont observé d'une manière générale ceux qui se livrent à la masturbation et ceux qui se livrent au coït, sans s'occuper de rechercher la fréquence des sensations chez les uns et chez les autres; ils ont observé de la même manière l'homme comparé à la femme, sans faire les mêmes recherches, et en outre préoccupés de l'idée que le sperme possède des propriétés précieuses pour la santé.

Il est bien vrai que les plaisirs solitaires ont plus souvent des suites dangereuses que ceux pris dans le mariage. Mais l'on n'a point donné la vraie raison pourquoi cela est ainsi. Cette différence tient uniquement à ce que, ne se dégoûtant pas de soi-même, le masturbateur est porté à recommencer l'acte autant de fois que les dispositions des organes le permettront; j'ai connu des jeunes gens qui se procuraient chaque jour plusieurs et quelquefois cinq ou six pollutions. Et au contraire l'amour cesse bientôt après la jouissance, l'ardeur diminue, l'indifférence succède; d'ailleurs certains états de la femme l'empêchent de se laisser approcher; l'homme marié *se repose* donc souvent. Il faut bien tenir compte aussi de l'état de raison qui montre le danger de ces excès, de l'ignorance des enfans qui contribue autant à les retenir dans ces excès. Voyez les libertins qui s'excitent continuellement par des objets nouveaux, voyez le vieillard qui épouse une jeune fille, s'ils ne s'épuisent pas aussi promptement que les masturbateurs. Ce n'est donc point la sensation qui offre des différences dans sa nature; ces différences gisent entièrement dans la fréquence de sa répétition.

Il est certain aussi que, généralement parlant, les femmes sont moins que les hommes fatiguées du coït; que des filles publiques, par exemple, reçoivent tous les jours les approches de plusieurs hommes, et n'en conservent pas moins leur fraîcheur, leur embonpoint, etc. Mais cela est dû à une particularité à laquelle on n'a point fait assez d'attention. Les femmes sont bien moins voluptueuses qu'on ne le croit communément; beaucoup n'ont pas *de tempérament*, ne désirent le coït que par simple *curiosité*, n'en éprouvent pas la moindre sensation, et finissent par le supporter par pure *complaisance*; et si elles n'avouent pas de telles dispositions, si souvent même elles assurent le contraire, elles font cette supercherie pour faire comme si elles partageaient les jouissances de celui qui les croit doublées, lorsqu'il les ressent en même temps que celle qui les lui procure, et dont l'attachement, la passion, diminueraient, cesseraient peut-être, et qui peut-être aussi chercherait un autre objet s'il ne conservait l'illusion sur ce point. Je puis assurer qu'un grand nombre de femmes dont la raison était aliénée, ainsi que d'autres, m'ont affirmé, sans avoir le moindre intérêt à le faire, ce que je viens d'exposer. D'ailleurs si nous considérons un instant les incommodités sans nombre dont elles ont à souffrir, les déperditions qu'elles font par l'écoulement menstruel, l'accouchement et la lactation, nous concevrons en partie la cause de ces faits. Cependant il est des femmes voluptueuses, et de très voluptueuses; mais aussi elles sont affectées, comme les hommes, de l'ébranlement nerveux vénérien; comme eux, elles sont susceptibles de tous les inconvéniens qui suivent l'abus du coït. La masturbation, chez les filles, n'est pas moins funeste que chez les garçons. Enfin, dès qu'il y a sensation, tous les phénomènes qui y sont attachés se manifestent également dans l'un et l'autre sexe, et les résultats ne varient qu'en raison de l'âge, des dispositions, etc., et très peu en raison du sexe.

Je crois, dans cette discussion, avoir clairement exposé :

1°. Que la jouissance vénérienne est une sensation, une perception cérébrale, comme toutes les autres sensations.

2°. Que l'impression cérébrale est caractérisée par la plupart des phénomènes qui accompagnent certaines affections morales ; c'est un sentiment de plaisir, une joie excessivement vive, mais instantanée, une surexcitation de l'organe, bientôt remplacée par un affaissement, un collapsus de toutes les facultés cérébrales ; sentiment susceptible, selon les cas, de déterminer des effets favorables à la santé cérébrale et générale, ou bien des désordres, des maladies cérébrales, essentiellement les mêmes dans leur nature, du genre de celles qu'on nomme communément nerveuses.

3°. Que la sensation ne varie pas dans les sexes et dans les âges, quoique les femmes et les enfans n'aient pas de sperme ; ce qui prouve que cette liqueur n'a de rapport qu'avec la fécondation, et n'est pour rien dans la production de phénomènes dont on la regarde comme la cause ; et que cette cause gît entièrement dans le mode d'action des organes nerveux, condition que l'on rencontre dans tous les âges et dans les deux sexes.

11°. *Douleur.*

La douleur ordinairement appelée *physique*, par opposition aux affections morales pénibles auxquelles on donne quelquefois le nom de douleur *morale*, s'entend, dans l'acception la plus générale du mot, de toute sensation perçue avec un sentiment de peine, soit dans l'ordre physiologique, comme il arriverait si des vibrations trop fortes, une lumière trop éclatante, frappaient l'oreille ou l'œil, soit dans l'ordre pathologique ; et ici la douleur est un phénomène nouveau, développé par des circonstances propres aux désordres organiques. C'est seulement de cette seconde partie de la définition, plus particulièrement exprimée par l'expression générique, c'est de la douleur caractérisant une maladie que nous nous occuperons en ce lieu ; elle mérite d'autant plus de fixer notre attention, qu'elle joue un rôle très important dans les sympathies pathologiques. Nous considérerons successivement, comme nous l'avons fait pour les autres sensations, son origine ou le lieu de l'impression, de l'irritation reçue, son effet local et immédiat sur le cerveau, et enfin ses suites plus éloignées.

a. Tout organe qui devient malade change d'état, et manifeste son nouveau mode d'existence par des phénomènes au nombre desquels se trouve presque toujours, comme l'un des plus importans, la douleur.

Cette sensation est déterminée, quel que soit le tissu malade, et l'espèce de nerfs qu'il reçoit. Son caractère est autant relatif à la nature de l'affection, qu'au tissu affecté; et, sous ce dernier rapport, on remarque même que l'ordre des dispositions de la sensibilité semble souvent interverti, puisque des organes qui reçoivent exclusivement des nerfs du trisplanchnique, et sont hors du domaine de la volonté, se trouvent alors très sensibles, et que d'autres dans lesquels on ne découvre que très peu ou pas du tout de nerfs, tels que les os et les ligamens, le deviennent quelquefois encore davantage. Tant que tous les rouages de la machine organique conservent leurs rapports mutuels, qu'ils exercent chacun la portion d'action qui leur est départie, tous, et en particulier le cerveau, restent dans l'isolement et l'indépendance nécessaires à l'harmonie générale; dans le cas contraire, et dès que l'un de ces rouages est frappé de quelque accident, éprouve des changemens dans son organisation qui altèrent son action, et pourraient endommager ou détruire l'existence commune, soit par l'instantanéité, l'étendue des désordres, ou l'importance de la partie affectée, le cerveau en est le plus ordinairement averti immédiatement par l'impression de la douleur, laquelle contribue plus ou moins à indiquer, non seulement le siége et la nature du mal, mais aussi une partie des moyens qui doivent être mis en usage pour opérer ou aider le retour à la santé. Le goutteux qui est repris de ses souffrances articulaires, sait très bien qu'il est menacé d'un accès, et qu'il lui convient de garder un repos absolu; le point de côté contraint le pleurétique à mettre le moins possible les muscles thoraciques en mouvement.

Il était bien essentiel à la conservation de la république des organes que chaque partie pût ainsi révéler ses souffrances à celle dont les attributions ont pour objet principal de mettre les autres dans les rapports convenables avec leurs excitans, de faire selon le besoin et l'occasion un choix parmi ces excitans, relatif à leur qualité, à leur quantité, au temps de leur emploi. La douleur est l'un des principaux moyens qui conduisent à ce résultat. Nous verrons pourtant que le cerveau possède encore le pouvoir de prendre connaissance des autres symptômes des maladies par la voie des sens; l'expérience apprend bientôt que certains changemens opérés dans l'organisation, dans la manifestation des phénomènes qui en dépendent, annoncent un état contraire à l'harmonie des lois de l'économie.

Plusieurs parties paraissent tellement privées de sensibilité que jamais elles ne sont douloureuses; telles sont les aponeuroses, les tendons, les ongles, l'épiderme et les poils. Les premières et les seconds mis à nu à la suite de plaies ou de suppurations, s'exfolient, tombent par lambeaux, et sont alors coupés sans que le malade en sente la moindre impression; les ongles et l'épiderme, dans quelques désorganisations chroniques, sont de même incisés, cautérisés sans douleur. Pour les poils, le fait de leur insensibilité est un peu moins certain : ainsi, par exemple, des auteurs assurent que des malades ont souffert de l'ablation de leurs cheveux atteints de la plique. M. Alibert rapporte l'observation d'une femme qui a offert ce phénomène. Cependant si l'on fait attention que dans cette maladie le bulbe des cheveux est spécialement affecté et la peau de la tête souvent très douloureuse, on pourra peut être attribuer, avec une sorte de raison, la sensation éprouvée à l'ébranlement que ces parties auront éprouvé pendant la section capillaire. Du reste, le fait, quoique difficilement admissible, n'est pourtant pas impossible ; les poils sont même doués de plus de vie que les ongles et l'épiderme.

Ici se représente une question déjà indiquée précédemment : le cerveau peut-il être douloureux, la céphalalgie existe-t-elle quelquefois immédiatement dans cet organe ? Le raisonnement et l'observation me paraissent tendre à la résoudre négativement.

Dans toute opération sensoriale nous voyons trois choses : 1°. excitation d'une partie sensible ; 2°. transmission de l'impression au cerveau par le moyen d'un nerf ; 3°. perception cérébrale ; et si l'une vient à manquer, il n'y a pas de sensation ; sous ce rapport, le cerveau isolé de l'action nerveuse n'est plus susceptible que de réminiscence, de rappeler des idées, de former des combinaisons par réflexion. Si la douleur pouvait naître dans le cerveau, elle serait la seule sensation de son espèce, et ferait une exception unique dans les opérations intellectuelles. Mais le raisonnement n'aurait que bien peu de poids dans la solution de cette question, si des faits pathologiques ne venaient à son appui. Or il résulte d'expériences physiologiques, que la compression cérébrale ne fait pas souffrir; elle jette dans l'assoupissement ou cause des convulsions. L'ablation de portions cérébrales superficielles n'est pas ressentie par l'animal, ni par l'homme, car l'on a vu chez lui des portions de cet organe sortir à travers des perforations du crâne, être incisées sans accidens graves; si l'instrument tranchant est porté vers les parties inférieures, vers les gros troncs nerveux de sa base, la mort est prompte, quelquefois précédée de mouvemens convulsifs. La substance cérébrale n'a pas été plus sensible à l'action de liqueurs excitantes, narcotiques, etc. mises immédiatement en contact avec elles. Il faut donc que les impressions sensoriales lui soient transmises par les voies naturelles, par les extrémités sentantes des nerfs. D'autres faits, non moins remarquables, résultent de ce que toutes les céphalalgies, même celles qui dépendent d'affections cérébrales que provoquent les affections morales, les travaux de l'esprit, sont ordinairement plus ou moins superficielles et ressenties à la peau, au péricrâne, dans les os, ou un peu plus profondément; très rarement elles paraissent occuper le centre de la tête. Je crois donc très probable, sinon certain, que le cerveau ne perçoit point de douleur née dans son intérieur, et que les céphalalgies auxquelles il donne naissance sont produites par l'affection sympathique qu'il détermine sur ses enveloppes, lesquelles ont des nerfs propres à lui transmettre les impressions qu'elles reçoivent. De la sorte, elles seraient l'écho de ses souffrances, et les lui feraient ensuite connaître par la sensation qui partirait de leur tissu. Deux de ces membranes, existant dans les cavités cérébrales intérieures, nous donneraient l'explication des céphalalgies profondes. Ce mode d'action et de réaction nous fournirait aussi les raisons pourquoi toutes les affections du cerveau ne sont pas accompagnées de maux de tête; il doit en effet arriver quelquefois que lui seul étant souffrant, et ses enveloppes non influencées par lui, celles-ci ne réfléchissent point des impressions qu'elles n'ont pas reçues.

b. La douleur présente un très grand nombre de variétés dans sa nature, son caractère propre, relatives à trois conditions de son existence, les dispositions du cerveau, le tissu affecté, et la nature de l'affection. D'après cela elle a reçu différens noms, différentes qualifications, tels que les suivans : *cuisson*, *prurit*, *démangeaison*, *gêne*, *malaise*, *formication*, *picotement*, *frisson*, *douleur pulsative*, *pungitive*, *gravative*, *brûlante*, *sourde*, *vive*, *lancinante*, *obtuse*, *térébrante*, etc.

Les dispositions cérébrales ont la même influence sur la perception de cette sensation que sur toutes les autres; en sorte qu'il est inutile d'insister sur ce point. Ainsi, toutes choses égales d'ailleurs, les personnes les plus sensibles seront celles qui ressentiront plus vivement les impressions des organes malades; l'idée seule de la souffrance donne des attaques aux vaporeux; les femmes et les enfans, plus que les hommes et les vieillards, sont affectés par cette cause. Toutes les fois, au contraire, que la sensibilité cérébrale est peu développée et quelquefois presque nulle, comme chez les idiots, chez les habitans des climats très chauds ou très froids, chez ceux de nos climats dont les occupations laissent dans l'inaction le centre sensitif, ils sont peu impressionnables, peu sensibles à la douleur. Les idiots ne se plaignent jamais de leurs maladies; beaucoup d'aliénés, de suicides, offrent le même phénomène. Une fois que l'on a fait la section des nerfs d'un membre chez un animal, il n'a plus la conscience de tout ce qu'on peut faire sur la portion qui a cessé de communiquer avec le cerveau; je crois pourtant que cette section ne devrait pas la priver pour toujours de tout sentiment; car puisque toutes les parties reçoivent, avec leurs vaisseaux, des filets du trisplanchnique, et que dans certains cas ces nerfs deviennent capables de transmettre des impressions de douleur, il pourrait se faire que la jambe paralysée, si elle venait à éprouver des irritations inflammatoires, fût susceptible de donner naissance à cette sensation. Ce n'est là, au reste, qu'une simple conjecture; je ne sais si l'observation a fourni des faits propres à éclairer ce point de doctrine. En général la douleur excitée dans les organes éloignés est d'autant plus vivement, complétement perçue, que le cerveau est sympathiquement moins affecté, conserve ses facultés plus intactes. C'est en partie là la cause pour laquelle les douleurs névralgiques, goutteuses, rhumatismales, sont si aiguës et si insupportables, et celles des inflammations intenses des principaux organes, du poumon, de l'estomac, etc. sont et moins fortes et moins durables. C'est que, dans le premier cas, le cerveau reste ordinairement sain, tandis que, dans le second, il perd promptement la faculté de sentir, de percevoir.

Outre que chaque tissu est douloureux à sa manière, tous ne sont pas également susceptibles de le devenir. Je dis tissus, et non organes, ceux-ci pouvant être formés de plusieurs de ceux-là, lesquels, quoique modifiés par leur position, n'en vivent pas moins comme ceux qui ont la même organisation; c'est ce que nous présentent les séreuses, les muqueuses, les muscles. Quels que soient leurs usages particuliers, on peut poser en principe que plus les tissus reçoivent de nerfs, et notamment de nerfs cérébraux, plus ils sont sensibles aux impressions pathologiques, plus ils sont douloureux; et on les classera, d'après cela, ainsi qu'il suit: aponeuroses, tendons, ligamens, os, ganglions lymphatiques, glandes, muqueuses, muscles, séreuses, peau, nerfs. Les tendons, les aponeuroses ne sont jamais sensibles; les os, lorsqu'ils sont sains, ne font non plus nullement souffrir quand ils sont coupés ou fracturés ; ce n'est que dans certaines maladies cancéreuses qu'ils acquièrent une sensibilité des plus vives. Les opérateurs savent très bien que si, dans ces cas, où l'amputation est le seul moyen de guérison, le malade ressent des douleurs dans l'os lorsqu'on le scie, c'est un mauvais signe qui annonce que le mal n'est point totalement enlevé, et qu'on a à craindre une rechute. Les ligamens sont insensibles à l'action du bistouri ; ce n'est que dans une distension forcée, un tiraillement, qu'ils manifestent de la douleur ; on sait combien les entorses sont à la fois pénibles et dangereuses par les accidens qui les suivent quelquefois. Les maladies des ganglions lymphatiques sont ordinairement lentes et indolentes ; et lorsqu'elles ont une marche aiguë, rarement dénotent-elles leur existence par d'autres signes que des changemens de forme, de volume, de couleur, etc. Parmi les glandes, deux sont extrêmement sensibles dans leurs affections ; ce sont les mamelles et le testicule. Au sujet de ce dernier, M. Hallé a fait une remarque sur le caractère de la douleur dans les organes animés par les nerfs du trisplanchnique ; là, cette sensation est en général plus obtuse, moins vive, quoique très accablante ; une contusion, une simple pression du testicule, *brisent les forces*, *coupent la respiration*, etc. Cette remarque est loin d'être générale. Les principales muqueuses sont peu douloureuses, comme on l'observe dans les catarrhes nazal et bronchique, dans les gastro-interites. L'otite pourtant est caractérisée par des douleurs horribles. Les rhumatismes aigus ou chroniques, le déchirement de fibres musculaires, par la nature de la sensation qui les caractérise, indiquent que les muscles sont très sensibles. Les séreuses présentent des dispositions opposées à celles des muqueuses; la pleurésie, la péritonite, la péricardite, les irritations des synoviales, occasionnent des souffrances très vives. La peau, l'un des organes les plus fournis de nerfs, est aussi douée d'une grande sensibilité; l'instant le plus difficile à supporter dans une opération est celui où l'on pratique la première incision, celle qui divise le tissu cutané. Mais aucun tissu malade n'est aussi douloureux que les nerfs qui communiquent directement avec le cerveau; les névralgies, les piqûres, les sections nerveuses incomplètes, les dilacérations des parties qui en contiennent beaucoup, la ligature du cordon testiculaire, attestent la vérité de cette assertion. Quant aux nerfs de la vie d'assimilation, on ne sait rien sur leurs dérangemens. Des expériences de Bichat, de Scarpa, ont appris que les ganglions de cet appareil sont insensibles à l'action de l'instrument tranchant et du cautère actuel.

Si la douleur varie suivant la nature des tissus, elle ne varie pas moins suivant la nature des maladies. Ainsi elle est pungitive dans les phlegmasies aiguës des séreuses, gravative dans le phlegmon, lancinante dans le cancer, sourde dans les phlegmasies chroniques; la formication caractérise certaines affections cérébrales; la gale est accompagnée de démangeaisons, la brûlure légère de cuisson, etc. etc.; rien n'est plus divers, plus opposé, plus difficile à peindre que les sensations singulières qu'accusent les vaporeux. Elles varient même aux diverses périodes d'une maladie.

c. Je n'ai que peu de choses à dire touchant les phénomènes cérébraux qui accompagnent ou suivent la perception de la douleur; ils diffèrent peu, en effet, de ceux que nous avons assignés aux sensations et aux affections morales pénibles avec lesquelles elle a de l'analogie. Il suffira donc de les énoncer à peu près sans commentaire.

L'insomnie, la céphalalgie, la faiblesse des facultés morales et intellectuelles, la concentration de toutes les forces de la pensée sur un même point, la tristesse, la morosité, les plaintes, et quelquefois les pleurs et les cris, sont le partage de l'être souffrant. Si la douleur est vive, comme par exemple, pendant une opération longue et difficile, elle est suivie d'un état d'affaissement proportionné à son intensité, à sa durée, et aux dispositions de l'individu; l'opéré est ordinairement pâle, défaillant; *le cœur lui manque*, il a des envies de vomir, souvent il tombe en syncope; ses muscles ne peuvent plus le supporter ni le conduire; il désire le repos; son cerveau, trop violemment excité, a besoin de sommeil, ou reste dans un état de stupeur, de somnolence, de rêvasserie. Chez quelques individus, dans les premières heures qui suivent l'opération, il survient des syncopes fréquentes, du délire, des mouvemens convulsifs, et plus tard un véritable tétanos. Les plaies déchirées, les douleurs de l'enfantement, quelques affections très aiguës, et qui débutent inopinément, produisent de semblables effets. Dans ces cas l'adynamie et l'atonie des forces cérébrales succèdent quelquefois avec une rapidité extrême à la surexcitation qui a précédé, et la mort ne tarde pas à venir. La douleur de l'enfantement agite, ébranle tellement le cerveau, qu'il est très-fréquent de voir à la suite des couches, les causes morales les plus légères altérer, troubler les fonctions de cet organe, provoquer le développement de la folie, de l'hystérie, de l'hypochondrie, etc. Si la douleur est continue, comme dans la plupart des affections aiguës, le cerveau ainsi excité sans relâche, soumis encore à d'autres influences morbides, devient, comme nous le verrons, un nouveau foyer pathologique, moteur de tous les désordres généraux plus ou moins graves, cause immédiate de l'adynamie et de l'ataxie, et d'une foule d'autres phénomènes.

C'est en excitant la sensation douloureuse qu'agissent les vésicans, rubéfians, etc., employés pour réveiller l'action cérébrale dans les affections comateuses, soporeuses; le plus souvent loin de diminuer le mal, ils ne font qu'ajouter à l'irritation déjà existante. Ce n'est guère que dans les léthargies hystériques ou cataleptiques qu'ils peuvent être mis en usage sans inconvénient. Le docteur Mitivié m'a cité l'exemple d'un enfant depuis trois jours dans une léthargie avec convulsions sans fièvre, qu'il rappela subitement à une connaissance entière, par l'application d'un fer chaud à la plante des pieds.

Hippocrate a dit : *Duobus doloribus simul obortis, non in eodem loco, vehementior obscurat alterum.* Ceci signifie, je pense, que le cerveau impressionné de deux côtés en même temps, est forcé de diriger son attention sur *l'impression la plus forte*, ou plutôt que cette impression seule l'excite assez pour qu'il en ait conscience, et non, comme le disent des commentateurs, *que la maladie* la plus douloureuse fait cesser ou diminuer celle qui l'est moins ; elle ne fait, comme l'exprime très bien Hippocrate, que l'obscurcir, la masquer, la faire oublier. Cette remarque sur l'existence simultanée de deux sensations douloureuses inégales en force, est, au reste, applicable à toutes les sensations possibles : deux sens ne peuvent agir avec la même énergie en même temps ; les uns sont inactifs, quand un autre s'exerce avec application, est frappé de plus vives irritations.

Je place ici quelques mots sur les effets des commotions électriques.

Il n'est personne qui n'ait ressenti les effets d'une décharge électrique, et qui ne sache combien est vive, prompte, et quelquefois pénible, la sensation qui en résulte. La simple étincelle n'a qu'une action purement cutanée ; l'endroit atteint semble piqué, et rougit légèrement. Lorsqu'une décharge électrique est trop forte, ce qui est relatif à la nature, à la force de résistance de l'animal, elle peut anéantir l'action cérébrale, et tuer sur-le-champ. C'est ce qui arrive aux animaux qui servent de conducteurs pour que l'électricité atmosphérique se mette en équilibre avec l'électricité terrestre dans les momens d'orage : c'est ce qu'il est facile de faire au moyen de la bouteille de Leyde. Des auteurs pensent que la mort occasionnée par la foudre provient d'un état d'asphyxie par privation d'air respirable. Mais les expériences faites sur les animaux démontrent que c'est en anéantissant l'action cérébrale, et par là l'action des muscles inspirateurs que la commotion électrique cause la mort. Entre ces deux extrêmes, les effets de l'étincelle et une commotion mortelle, se présentent une foule de phénomènes cérébraux plus ou moins importans et divers selon les individus, et la somme d'influence qui les produit. Ce sont de l'étonnement, de la surprise, si l'on ne s'attendait à rien ; quelquefois des vertiges, de la céphalalgie, une faiblesse intellectuelle, un accès de convulsions, une gêne dans les mouvemens respiratoires, une lassitude dans tout le système musculaire ; l'on a vu des paralysies générales ou partielles causées ou guéries par l'électricité ; des apoplexies en ont été la suite, etc.

FIN DU PREMIER VOLUME.

TABLE DES MATIÈRES

CONTENUES DANS LE PREMIER VOLUME.

FIN DE LA TABLE DU PREMIER VOLUME.

www.ingramcontent.com/pod-product-compliance
Ingram Content Group UK Ltd.
Pitfield, Milton Keynes, MK11 3LW, UK
UKHW022324190726
13856UKWH00001B/194